# 脳卒中の教科書

鈴木 誠
SUZUKI Makoto

## やさしく理解できるリハビリテーション

HUMAN PRESS

**Insighe into Stroke Rehabilitation**
（ISBN 978-4-908933-23-3　C3047）

By Makoto Suzuki

2019. 9. 2　1st ed

©Human Press, 2019
Printed and Bound in Japan

**Human Press, Inc.**
167-1 Kawakami-cho, Totsuka-ku, Yokohama, 244-0805, Japan
E-mail : info@human-press.jp

## 序論──3つの視点

# リハビリテーションは何を目指すか？

　この問いに，われわれセラピストはどのように答えることができるのだろうか．そして，われわれセラピストは，どのように対象者の役に立てるのだろうか．本書では，「人と環境の相互作用」「個別的な実践」「個別性の中にある法則」という3つの視点を根底に据え，このことについて考えていきたいと思う．

## 1つ目の視点：人と環境の相互作用

　しばしば，セラピストは対象者に「何かできるようになりたいことはありますか？」と希望を直接尋ねる．対象者が希望した行動には，支援の目標となるべき「意味」があると考えるわけである．たしかに，対象者の希望はその行動の必要性を裏づける要因になるため，対象者の希望を聴取して支援の目標を決定する方法は有効である．しかし，われわれは常に将来の目標を見据えながら意識的に自らの行動を制御しているのだろうか．

　例えば，対象者Aさんのベッド柵を強くたたく音が聞こえてきたとする．ガンガンガンという大きな音を聞いた奥さんが，料理の手を止めて台所からベッドに駆け寄ってくる．

> Aさん：「遅いんだよ．ばかやろう」
> 奥さん：「どうしたの？　トイレ？」
> Aさん：「違うに決まってんだろう」
> 奥さん：「どこか痛いところがあるの？」
> Aさん：「ねえよ」

　その後，30分ほどかけて奥さんはAさんをようやくなだめ，台所に戻る．重いため息がこぼれる．10分後，再びAさんのベッド柵をたたく音が聞こえてくる．ガンガンガン．奥さんは洗っていたお皿をシンクに投げ入れ，ベッドに駆け寄る．

　Aさんがベッド柵をたたくことや暴言は，意味がある行動といえるのだろうか．なぜ，Aさんはベッド柵をたたくことをやめないのだろうか．この疑問について考えるために，Aさんがベッド柵をたたいたことによって何が起こっているのか

iii

を想像してみる．すると，Aさんがベッド柵をたたいた時に奥さんがAさんのところに駆け寄ってきていたことに気づく．つまり，Aさんがベッド柵をたたき，暴言を吐けば吐くほど奥さんからたくさんの声をかけられ，奥さんが近くにいる時間が長くなるという関係になっているのである．

　Aさんがベッド柵をたたくことや暴言は間違いなく奥さんを苦しめ，介護負担を大きくしている．しかし，一方で驚くべきことに，Aさんのそのような不適切な行動を支えていたのは奥さん自身だったともいえるのである．そして，Aさんのベッド柵をたたくことや暴言には，それが維持されるだけの「意味」があるとも考えられる．

　人の随意的な行動が維持される背景には，本人や周囲の人がそれを意識しているかどうかにかかわらず，なんらかの原因があるのだと思う．行動が維持される原因を「意味」と考えると，意味のない行動は存在しないようにも思えてくる．

　もちろん，対象者の希望する行動が明確な場合，その行動を支援の目標にすることは有効である．しかし，われわれは常に将来の目標を見据えながら，意識的に自らの行動を制御しているわけではない．日常の多くの行動は，本人が意識しているかどうかにかかわらず，環境の変化に応じて柔軟に増減しているのである．セラピストは，そのような人と環境の相互作用を紐解き，人の行動の「意味」についてより分析的に考える必要がある．

　本書では，「疾病」「機能」「行動」という対象者の内にある要因と，「環境」という対象者の外にある要因を客観的に捉え，どのようなリハビリテーションを行ったら対象者と環境の相互作用を「よりよい状態」にできるのかを考えていきたいと思う．

## 2つ目の視点：個別的な実践

　では，「よりよい状態」とは，どのような状態なのだろうか？　その人がその人らしく生活を送っているかどうかの程度を生活の質（QOL：Quality of Life）という．QOLが高い状態というのは，対象者と環境の相互作用が適した状態になっていると言い換えることができる．

　QOLという言葉を聞いて，「あいまいな言葉だな」と感じる人も多いのではないかと思う．たしかに，QOLというのはイメージしづらい概念である．なぜ，われわれはQOLをイメージしづらいのだろうか．

　それは第1に，QOLは疾病，認知機能や運動機能の障害，行動の障害，環境に関するさまざまなものの影響を受けて変化するからである．例えば，脳出血による出血部位や出血量がまったく同じだったとしても，それによって引き起こされる運

動機能障害の程度は人によってさまざまである．また，脳出血による運動機能障害の程度がまったく同じだったとしても，どのように手足を使うかという体の動かし方によって生活上の行動障害の程度は異なってくる．さらに，どのような福祉用具を使用するかによって生活上の制約もまったく異なってくる．

第2に，QOLはその人それぞれの生活スタイル，経験，考え方などによって影響を受けて変化するからである．例えば，指先の感覚障害がまったく同じ人が2人いたとしても，一方の人がバイオリニストで，もう一方の人が陸上選手だったとしたら，2人の感じるQOLはまったく異なるものになることが想像できる．また，同一の人でも疾病を発症してすぐの時期と1年後では，目指すQOLの姿は異なるものになる．

このように，リハビリテーションが目指すQOLの向上は，疾病，機能障害，行動障害，環境の影響を受けて変化し，また人それぞれの経験や考え方によっても変化する相対的なものである．そのように考えると，リハビリテーションが目指すものはつかみどころがなく不安定なもののように感じられる．しかし，このような目標の個別性の高さこそがリハビリテーションの特徴であるともいえる．

本書では，脳血管障害発症後の長い過程の中で一人ひとりの対象者のQOLを向上するために，「個別性」の高いリハビリテーションをどのように実践したらよいかということを考えていきたいと思う．

## 3つ目の視点：個別性の中にある法則

では，「個別性」とは何だろうか？　たしかにリハビリテーションの対象者が有している症状や障害は個別性が強く多様である．はたして個別性が強いということは，それぞれの対象者の症状や障害を別々のものとして捉える必要があるということを意味しているのだろうか．

図1に3名の対象者における日常生活自立度の得点を示す．3名の対象者の得点は異なっているが，これらの得点の相違が個別性の強さの実体なのだろうか．もし，3名の対象者の得点が図2のように改善したらどうだろう．図2に示された異なる得点の変化をみていると，それぞれの日常生活自立度の経過を，まったく別々の事象として捉える必要があるように思えてくる．これらの得点の変化が，個別性の強さの実体なのだろうか．

実際の得点の変化に回帰曲線を追加してみると（図3），3名の対象者の回帰曲線の傾きと定数が異なっていることがわかる．やはり，得点の大きさと変化の程度の両方が個別性の強さの実体であり，セラピストは各対象者の日常生活をまったく

序論—3つの視点

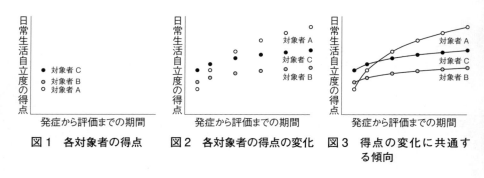

図1　各対象者の得点　　図2　各対象者の得点の変化　　図3　得点の変化に共通する傾向

別々の事象として捉える必要があるのだろうか．

　しかし，図3の曲線をよく眺めてみると気づかされることがある．たしかに，3名の対象者の得点の大きさと変化の程度はまったく異なっている．ただし，これらの曲線を眺めていると，3名とも発症の初期には得点の変化量が大きく，発症から時間が経過するにつれて得点の変化量が小さくなるという対数に似た共通の傾向を示していることに気づかされる．

　つまり，われわれが「個別性が強い」としてまったく別々に考えていた個々の対象者の症状や障害の背景に，対数曲線に近似した変化という共通の法則が隠れているということになる．「個別」と「別々」とは違うわけである．この法則に気がつくと，例えば初期の2時点の得点から対数の傾きと定数を計算して，将来の予測値を計算して求めることも可能になる．

　本書では，脳血管障害を発症した対象者に対する個別性の高いリハビリテーションに共通する基本的な考え方や知識について考えていきたいと思う．

　本書の出版に際しては，ヒューマン・プレスの濱田亮宏氏にたいへんお世話になった．温かく手を差し伸べ続けてもらったことに，心より感謝申し上げる．また，この本が世に出るまでにとても多くの人の力をお借りした．この場をお借りしてお礼申し上げる．そして何より，本書を手にとってくださった読者の皆様に心よりお礼申し上げる．本書が皆様の明日からのリハビリテーションへお役に立てることを切に願っている．

2019年7月吉日

東京家政大学 健康科学部

鈴木　誠

# 目　次

第 I 章

# 知識に基づく系統的な情報収集のポイント

**第1節　診断名の確認が最初の一歩** ……………………………………… 2
　1.　虚血とは組織に対する血液供給の不足である …………………………… 3
　2.　出血とは血管外への血液の流出である ………………………………… 8

**第2節　症状のイメージが効果を導く次の一歩** ……………… 10
　1.　脳梗塞の症状をイメージする ………………………………………… 11
　　1) アテローム血栓性梗塞は主幹動脈の粥状硬化に起因する ………… 11
　　　a.　意識障害は上行性網様体賦活系の損傷より生じる　16
　　　b.　運動麻痺は皮質脊髄路の損傷により生じる　16
　　　c.　痙縮はγ運動線維の脱抑制により生じる　18
　　　d.　触圧覚と深部覚は前脊髄視床路の損傷により障害される　20
　　　e.　温痛覚は外側脊髄視床路の損傷により障害される　21
　　　f.　脳神経の損傷により運動・感覚・自律神経が障害される　22
　　　g.　認知機能の障害により判断・学習・感情に関する多様な症状が生じる　38
　　2) 心原性脳塞栓性梗塞は
　　　心腔内血栓が脳動脈を閉塞することに起因する ………………… 40
　　　a.　内頸動脈の塞栓により
　　　　意識障害・運動麻痺・感覚障害・構音障害が生じる　44
　　　b.　中大脳動脈の塞栓により
　　　　運動麻痺・感覚障害・構音障害・認知機能障害が生じる　44
　　　c.　後大脳動脈の塞栓により同名半盲が生じる　45
　　　d.　前大脳動脈の塞栓により運動麻痺・発動性障害・情動障害が生じる　47
　　　e.　椎骨・脳底動脈の塞栓により
　　　　意識障害・運動麻痺・脳神経障害が生じる　47
　　3) ラクナ梗塞は脳深部に生じる直径15 mm以下の脳組織の壊死である …… 48
　2.　脳出血は脳実質内で生じる出血である ………………………………… 51
　　1) 被殻出血により運動麻痺・感覚障害・半側空間無視が生じる ………… 54
　　2) 視床出血により運動麻痺・感覚障害・認知機能障害が生じる ………… 54

vii

3) 小脳出血により企図振戦が生じる ……………………………… 55

4) 橋出血により脳神経障害・運動麻痺・感覚障害・企図振戦が生じる …… 55

3. くも膜下出血とは，くも膜下腔で生じる出血である ……………… 56

## 第3節　予後予測に役立つ病歴 …… 59

1. 脳血管障害の病歴は日常生活の自立度に影響する ………………… 60

2. 合併症の病歴は脳血管障害の再発に影響する ……………………… 62

1) 高血圧により脳血管障害の再発リスクが高まる …………………… 63

2) 脂質異常症により脳血管障害の再発リスクが高まる ……………… 64

3) 糖尿病により脳血管障害の再発のスクが高まる ………………… 65

4) 心房細動により脳血管障害の再発リスクが高まる ………………… 67

5) 慢性腎臓病により脳血管障害の再発リスクが高まる ……………… 67

## 第4節　症状の予測に役立つ脳画像 …… 70

1. CT検査で脳出血やくも膜下出血の病巣を確認する ……………… 71

2. MRI検査で脳梗塞の病巣を確認する ……………………………… 71

3. 脳解剖と病巣の位置から症状を予測する ………………………… 73

1) 頭頂レベルの画像に中心前回・中心後回・頭頂連合野がみえる ……… 74

2) 放線冠レベルの画像に放線冠・中心前回・頭頂連合野がみえる ……… 76

3) 基底核レベルの画像に前頭葉・側頭葉・頭頂葉・後頭葉がみえる …… 78

4) 中脳レベルの画像に中脳と側頭葉内側がみえる ………………… 80

5) 橋レベルの画像に橋と小脳がみえる ……………………………… 80

6) 延髄レベルの画像に延髄がみえる ………………………………… 81

## 第5節　リハビリテーション計画に必要なリスク情報 …… 82

1. 血圧によって脳血流が保たれる …………………………………… 84

2. 心拍数は血圧に影響を及ぼす ……………………………………… 85

3. 不整脈は血圧に影響を及ぼす ……………………………………… 87

4. 血糖低下に注意する ………………………………………………… 89

5. 低栄養に注意する …………………………………………………… 91

6. 脱水に注意する ……………………………………………………… 94

## 第6節　リハビリテーション目標に直結する生活障害の把握 …… 94

1. 運動機能障害により日常生活の自立度が低下する ……………… 95

2. 認知機能障害により日常生活の自立度が低下する ································ 96
3. 介護者・経済・家屋に関する状況は自宅復帰の可否に影響する ·········· 97


第Ⅱ章

# 安全で的確な評価のポイント

## 第1節　リハビリテーションに必要なバイタルサインの評価 ··· 104
1. 意識レベルと自覚症状を確認して
   脳虚血・心不全・低血糖を推測する ································ 104
2. 血圧を測定して運動の中止基準と照らし合わせる ·········· 105
3. 心拍数を測定して運動の中止基準と照らし合わせる ·········· 107
4. 経皮的動脈血酸素飽和度 (SpO$_2$) を測定して
   運動の中止基準と照らし合わせる ································ 107

## 第2節　症状を具体化するための
## 運動機能・認知機能に対する評価 ······························ 108
1. 運動機能の評価によって多様な運動機能の障害を把握する ················ 109
   1) 運動麻痺を評価する ································ 109
   2) 体性感覚を評価する ································ 122
   3) 運動失調を評価する ································ 123
   4) 関節可動域を評価する ································ 129
   5) 運動耐容能を評価する ································ 129
   6) 脳神経を評価する ································ 131
      a. 視野を検査する　132
      b. 眼球運動を検査する　132
      c. 顔面の感覚を検査する　132
      d. 表情筋の運動を検査する　135
      e. 平衡覚を検査する　136
      f. 咽頭筋の運動を検査する　136
      g. 胸鎖乳突筋の筋力を検査する　138
      h. 僧帽筋の筋力を検査する　138
      i. 舌の運動を検査する　138
2. 認知機能の評価により多様な症状を把握する ································ 139

| 1）認知症を評価する | 139 |
|---|---|
| 2）失語を評価する | 140 |
| 3）記憶障害を評価する | 141 |
| 4）半側空間無視を評価する | 141 |
| 5）失行・失認を評価する | 142 |
| 6）注意障害を評価する | 143 |
| 7）うつを評価する | 143 |

## 第3節　行動評価でわかる日常生活の問題点 … 145

| 1．機能と行動は閾値を含む非線形の関係にある | 145 |
|---|---|
| 2．日常生活自立度のスクリーニング検査により全体像を把握する | 152 |
| 1）基本的日常生活を評価する | 152 |
| 2）手段的日常生活を評価する | 156 |
| 3）対象者の希望を聴取する | 158 |
| 4）認知症を有した対象者の日常生活を評価する | 159 |
| 5）失語を有した対象者の日常生活を評価する | 162 |
| 6）注意障害を有した対象者の日常生活を評価する | 163 |
| 7）記憶障害を有した対象者の日常生活を評価する | 163 |
| 8）半側空間無視を有した対象者の日常生活を評価する | 163 |
| 3．対象者・介護者の希望や行動の難易度をもとに標的行動を決定する | 163 |
| 4．行動を詳細に評価して対象者に説明する | 166 |
| 1）潜時の測定により行動開始の遅延を明確に評価する | 167 |
| 2）所要時間の測定により行動の遅延を明確に評価する | 167 |
| 3）行動頻度の測定により自発的行動を明確に評価する | 167 |
| 4）行動要素数の測定により行動要素の問題を的確に評価する | 168 |
| 5）行動比率の測定により自発的行動の種類を明確に評価する | 170 |

## 第III章

# 予後予測に基づく総合的アプローチのポイント──効果のある総合的な支援

## 第1節　評価結果に基づくリハビリテーション計画 … 176

| 1．現状を整理することにより機能と行動の関連性を分析する | 176 |
|---|---|

1) 標的行動に関連する機能障害を抽出する ⋯⋯⋯⋯⋯⋯⋯⋯⋯ 176

2) 新しい行動レパートリーの獲得状況を把握する ⋯⋯⋯⋯⋯⋯⋯ 177

2. 予後を予測してリハビリテーションの見通しを立てる⋯⋯⋯⋯⋯⋯⋯ 179

1) シナプスの再組織化が機能の改善に影響する ⋯⋯⋯⋯⋯⋯⋯⋯ 180

2) 機能障害の予後に基づいてリハビリテーションの目標を決める ⋯⋯ 181

3) 行動障害の予後に基づいてリハビリテーションの目標を決める ⋯⋯ 182

4) 具体的な予後を予測する ⋯⋯⋯⋯⋯⋯⋯⋯⋯⋯⋯⋯⋯⋯⋯⋯⋯ 183

# 第2節　リハビリテーション計画に基づく総合的な支援 ⋯⋯ 187

1. 機能訓練により機能が向上する ⋯⋯⋯⋯⋯⋯⋯⋯⋯⋯⋯⋯⋯⋯⋯ 188

1) 機能の改善に伴って行動が改善する ⋯⋯⋯⋯⋯⋯⋯⋯⋯⋯⋯⋯ 188

2) 先行・後続刺激を整備して機能訓練を定着させる ⋯⋯⋯⋯⋯⋯⋯ 189

2. 運動機能訓練により多様な運動機能障害が改善する ⋯⋯⋯⋯⋯⋯ 192

1) レジスタンストレーニングは筋力を高める ⋯⋯⋯⋯⋯⋯⋯⋯⋯⋯ 192

2) バランストレーニングはバランス能力を高める ⋯⋯⋯⋯⋯⋯⋯⋯ 198

3) ストレッチングは関節可動域を拡大させる ⋯⋯⋯⋯⋯⋯⋯⋯⋯⋯ 201

4) 有酸素運動トレーニングは運動耐容能を高める ⋯⋯⋯⋯⋯⋯⋯⋯ 204

5) 上肢の使用訓練は運動麻痺を改善させる ⋯⋯⋯⋯⋯⋯⋯⋯⋯⋯⋯ 206

　　a．目標指向型運動を行う　206

　　b．CI療法を行う　206

　　c．経皮的電気刺激を行う　211

　　d．反復経頭蓋磁気刺激を行う　212

　　e．経頭蓋直流電流刺激を行う　213

　　f．ミラーセラピーを行う　214

　　g．ロボットアシスト訓練を行う　214

6) 嚥下訓練は嚥下障害を改善させる ⋯⋯⋯⋯⋯⋯⋯⋯⋯⋯⋯⋯⋯ 214

　　a．間接嚥下訓練を行う　214

　　b．直接嚥下訓練を行う　216

3. 認知機能訓練により多様な認知機能障害が改善する ⋯⋯⋯⋯⋯⋯ 219

1) 回想法・運動療法は記憶障害・行動障害・心理症状を改善させる ⋯⋯ 219

2) 言語訓練と環境整備はコミュニケーション障害を軽減させる ⋯⋯⋯ 219

3) 記憶訓練と環境整備は記憶障害を改善させる ⋯⋯⋯⋯⋯⋯⋯⋯⋯ 222

4) 視覚走査訓練は半側空間無視を改善させる ⋯⋯⋯⋯⋯⋯⋯⋯⋯⋯ 223

5) 手がかり刺激と難易度を調整した訓練は失行・失認を改善させる ⋯⋯ 224

xi

6）注意訓練は注意障害を改善させる ················ 224

　　7）薬物療法はうつを改善させる ················ 224

　4.　**行動練習により新しい行動連鎖を獲得する** ················ 227

　　1）オペラント行動は三項随伴性により成立する随意的行動である ········· 227

　　2）分化強化は特定の行動に強化刺激を提示して

　　　行動学習を図る方法である ················ 232

　　　　a．プロンプトにより対象者が失敗する確率を減らす　234

　　　　b．強化刺激により行動学習を促進する　235

　　　　c．予測報酬誤差により行動が増減する　238

　　　　d．報酬予測誤差に応じてドーパミンニューロンが活動する　242

　　　　e．課題提示の方法により学習効果が高まる　244

　　　　f．行動内在的強化刺激により学習効果が維持される　245

　　3）適切な行動を増やすことにより不適切な行動を減らす ················ 246

　　4）見通しを提示して動機づけを高める ················ 250

　　5）強化スケジュールを工夫して行動の定着を図る ················ 251

　　6）セルフマネジメントにより行動を維持する ················ 252

　5.　**栄養・水分を管理することにより脳血管障害の再発を予防する** ········· 253

　6.　**褥瘡ケアにより褥瘡を改善させる** ················ 255

　7.　**家屋改修や福祉用具により日常生活の障害を軽減する** ················ 257

　8.　**介護者への支援により介護負担を軽減する** ················ 268

## 第3節　リハビリテーション効果の検証 ················ 270

　1.　支援条件を組み立てる方法 ················ 270

　2.　測定結果の傾向を把握する方法 ················ 274

　3.　リハビリテーション効果を分析する方法 ················ 274

　　索引　················ 285

第 I 章

知識に基づく系統的な
情報収集のポイント

# 第1節 診断名の確認が最初の一歩

リハビリテーションを始める前に，まず対象者の診断名を確認する必要がある．なぜならば，脳血管障害（cerebrovascular disease）には脳梗塞（brain infarction），脳出血（brain hemorrhage），くも膜下出血（subarachnoid hemorrhage）などの病型があり，それらの病型によって出現する症状が大きく異なるからである（**図1-1**）．**図1-2**には脳血管障害を発症した対象者に対するリハビリテーションの手順を示

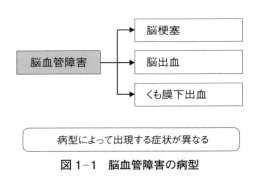

図1-1 脳血管障害の病型

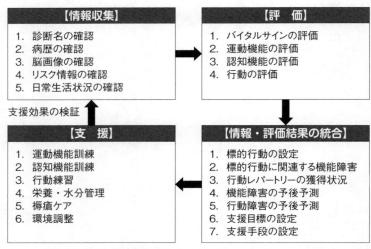

図1-2 脳血管障害に対するリハビリテーションの流れ

第1節 ● 診断名の確認が最初の一歩

す．診断名を確認して各病型に応じた症状をイメージすることが，リハビリテーションにおける評価や支援を的確に実施するための「最初の一歩」になる．

　そもそも，脳血管障害とはどのような疾患なのだろうか？　脳血管障害とは，虚血（ischemia）または出血（hemorrhage）によって脳の組織が障害された状態のことをいう．ここでは，脳血管障害に関する基礎的な内容について考えてみたい．

---

## Clinical Points

**①** 脳血管障害とは，虚血または出血によって脳の組織が障害された状態のことをいう

**②** 脳血管障害には脳梗塞，脳出血，くも膜下出血などの病型があり，病型によって出現する症状が大きく異なる

**③** 診断名を確認して各病型に応じた症状をイメージすることが，リハビリテーションにおける評価や支援を的確に実施するための最初の一歩になる

---

## 1. 虚血とは組織に対する血液供給の不足である

　虚血は脳血管障害の直接的な原因になるが，虚血とはどのような状態なのだろうか．**図1-3**に示すように，虚血とは血管の狭窄や閉塞によって組織に対する血液の供給が不足した状態をいう．では，虚血の時にどのようにして脳の組織が障害されるのだろうか．

　脳の組織は，血液から酸素と栄養を受け取りながら活動している．組織が虚血の状態の時，**図1-4**に示すように神経細胞の周囲に存在しているグリア細胞の中に蓄えられているグリコーゲンという糖（エネルギー源）がグルコースに分解される．

　分解されたグルコースは，解糖系，クエン酸回路，電子伝達系によってアデノシン三リン酸（ATP：adenosine triphosphate）というエネルギーに変わる．この時，クエン酸回路の代謝率は，それに続く電子伝達系で必要とされる酸素によって規定されている．そのため，虚血の状態ではグルコースが分解されて形成されたピルビン酸がクエン酸回路に入ることができず，乳酸が生成されることになる（**図1-5**）．そして，乳酸の蓄積によって脳内が急速に酸性化され，脳細胞死が引き起こされると考えられている[1]．これが，脳の組織が障害される一つの原因となっている．

　また，脳の組織が虚血の状態になると，グリア細胞からグルタミン酸が過剰に放出されることが知られている（**図1-6**）[1]．グルタミン酸は，神経細胞（neuron）で

3

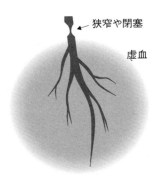

図1-3 虚血

虚血とは，血管の狭窄や閉塞によって組織に対する血液の供給が不足した状態である

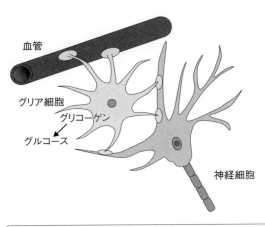

神経細胞の周囲に存在しているグリア細胞の中に蓄えられているグリコーゲンがグルコースに分解される

図1-4 虚血時のグリア細胞

生産される神経伝達物質の一つで，シナプスにおいて標的細胞(target cell)を興奮させる．シナプスとは，神経細胞が他の神経細胞と接して信号連絡を行っている接合部のことをいう．神経伝達物質を分泌する神経細胞はシナプス前(presynaptic)と呼ばれ，標的細胞はシナプス後(postsynaptic)と呼ばれる．脳内のシナプス後膜には，$\alpha$-amino-3-hydroxy-5-methyl-4-isoxazole propionate(AMPA)受容体とN-methyl-D-aspartate(NMDA)受容体があり，グリア細胞のシナプス前末端から

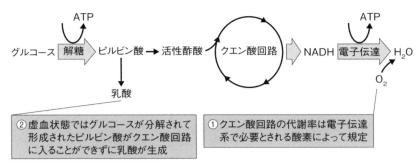

図 1-5 乳酸の生成
ATP：アデノシン三リン酸，NADH：nicotinamide adenine dinucleotide

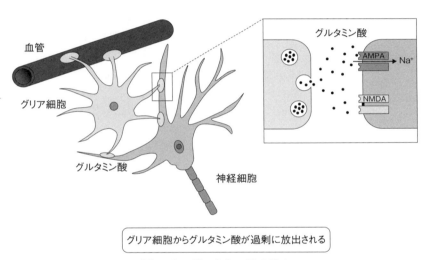

図 1-6 グルタミン酸の放出
AMPA：α-amino-3-hydroxy-5-methyl-4-isoxazole propionate, NMDA：N-methyl-D-aspartate

放出されたグルタミン酸は両者に結合する．AMPA 受容体にグルタミン酸が結合すると，チャネルからナトリウムイオン（$Na^+$）が細胞内に流入してシナプス後膜に興奮性シナプス後電位（EPSP：excitatory postsynaptic potential）を発生させる（図 1-7a）．

一方，NMDA チャネルでは，通常マグネシウムイオン（$Mg^{2+}$）によって $Na^+$ と $Ca^{2+}$ が流入できなくなっている（図 1-7a）．しかし，シナプス前末端からグルタミン酸が大量に放出され，同一あるいは近隣のシナプスにある AMPA 受容体が活性

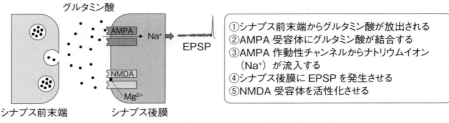

a. AMPA受容体を介したシナプス後膜の興奮

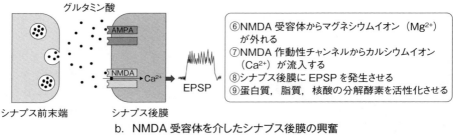

b. NMDA受容体を介したシナプス後膜の興奮

図1-7　カルシウムイオンの流入

AMPA：α-amino-3-hydroxy-5-methyl-4-isoxazole propionate，NMDA：N-methyl-D-aspartate，EPSP：興奮性シナプス後電位

化されると，NMDAチャネルの$Mg^{2+}$が外れて$Na^+$と$Ca^{2+}$が細胞内に流入する（図1-7b）．これによって，シナプス後膜に大きなEPSPが生じる[2]．本来，このようなNMDA受容体の活性化に伴う$Na^+$および$Ca^{2+}$の細胞内流入は，AMPA受容体数やシナプス伝達効率の増加などに関与していると考えられている．しかし一方で，細胞内の$Ca^{2+}$濃度の急速な増加によって，蛋白質，脂質，核酸の分解酵素が活性化され，結果として細胞骨格，膜脂質，核酸が破壊されて細胞死を生じることも指摘されている[3]．これが，脳の組織が障害されるもう一つの原因となっている．

さらに，細胞内への$Ca^{2+}$の大量流入に伴って一酸化窒素合成酵素が活性化され，フリーラジカルを生成することが知られている[4]．フリーラジカルとは，原子核の周りにある電子が対になっていない状態の原子をいう（図1-8）．フリーラジカルにおいて原子は外部から電子を1個奪うか，自分の電子を外部に1個与えて安定化しようとするため，周囲の細胞を構成する蛋白質や脂質に対する反応性が強く，細胞毒性を有すると考えられている．このような細胞毒性の高いフリーラジカルの生成によっても，細胞死を生じることが示唆されている[4]．

また，脳の組織が障害されると，ペルオキシレドキシン（peroxiredoxin）という

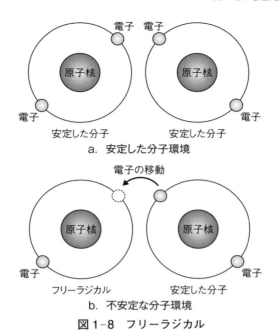

図1-8 フリーラジカル

酵素が壊死した脳細胞の外に放出され，免疫細胞であるマクロファージを活性化させて炎症を引き起こすことが知られている（図1-9）[5]．本来，炎症は細菌やウイルスといった異物や壊死した細胞などを排除して生体の恒常性を維持しようとする反応である．しかし，ペルオキシレドキシンによって活性化したマクロファージが炎症性サイトカインを産生すると，炎症がさらに促進される．サイトカインとは，細胞が情報を伝達する際に使用するタンパク質のことをいう．サイトカインによって細胞増殖や細胞死などに関する細胞の情報伝達が制御され，その結果として生体の恒常性が維持されている．サイトカインの中でも，炎症に関与するものを炎症性サイトカインという．マクロファージによって産生された炎症性サイトカインが炎症を促進すると，壊死した組織の周囲にある正常な組織を傷つけて脳梗塞の領域を拡大させることが指摘されている[5]．

　このように虚血に伴う脳細胞死は，脳組織の活動に必要な酸素と栄養の不足に伴い，乳酸の蓄積による脳内の酸性化，$Ca^{2+}$の細胞内大量流入による蛋白質，脂質，核酸分解酵素の活性化，マクロファージの活性化による炎症の促進などをきたすことによって生じると考えられている（図1-10）．

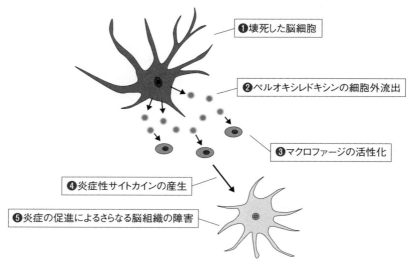

図1-9　炎症による脳梗塞領域の拡大

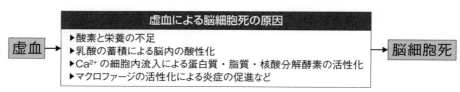

図1-10　虚血による脳細胞死

## 2. 出血とは血管外への血液の流出である

　出血も脳血管障害の直接的な原因になるが，出血とはどのような状態なのだろうか．図1-11に示すように，出血とは血液が血管の外へ流れ出ることをいう．脳血管障害における出血は，動脈硬化（arterial sclerosis）などによって脆くなった血管壁が破綻して血液が血管の外に流れ出ることによって生じる．動脈硬化とは，動脈の内壁が肥厚して柔軟性が低下した状態をいう．

　では，出血の時にどのようにして脳の組織が障害されるのだろうか．出血が起こると脳の組織内に血液が貯留する．これを血腫（hematoma）という．この血腫が脳の組織を圧迫することによって，脳細胞死が引き起こされると考えられている（図1-12）[6]．

　また，血腫による脳組織の圧迫のほかに，血液成分に組織が暴露されることによっ

第 1 節 ● 診断名の確認が最初の一歩

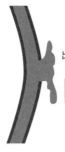

出血

出血とは，動脈硬化などによって脆くなった血管壁が破綻して血液が血管の外に流れ出ること

図 1-11　出血

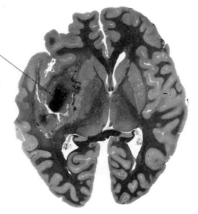

出血による血腫が脳細胞を直接破壊している

図 1-12　血腫 (文献 6) より引用)

て，血腫周辺の組織が傷害されることが知られている．なかでも，血液成分の一つであるトロンビンというタンパク質分解酵素が，ミクログリアを活性化することによって細胞死を生じることが知られている (図 1-13)[7]．通常，血液脳関門 (blood brain barier) によって脳には免疫防御の機能を有する白血球が侵入できないようになっている[8]．ミクログリアとはグリア細胞の一種で，脳内において免疫防御を担っている細胞であるが，ミクログリアの活性化に伴ってフリーラジカルや炎症性サイトカインが産生されることが指摘されている[9]．その結果，虚血の項目で述べたように，フリーラジカルや炎症性サイトカインが正常な組織を傷つけ，脳細胞死を生じさせると考えられている (図 1-8, 1-9)．このようにして出血に伴う脳細胞死は，血腫による脳組織の圧迫やトロンビンによるミクログリアの活性化などによって生じると考えられている (図 1-14)．

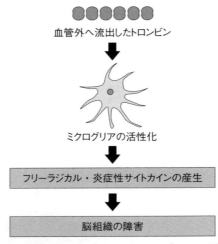

図1-13　トロンビンによるミクログリアの活性化

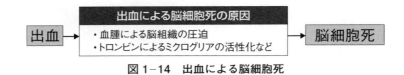

図1-14　出血による脳細胞死

## 第2節
## 症状のイメージが効果を導く次の一歩

　脳血管障害では，虚血や出血の部位および大きさなどに応じて多様な症状が出現する．そのため，リハビリテーションにおける評価や支援に先立って，対象者の症状をイメージしておく必要がある．

　症状をイメージする際には，第一に診断名や病歴を確認して想定される典型的な症状をイメージする．第二に，脳画像検査などを確認することによって，イメージをより対象者に合わせた具体的なものにしていく（図1-2の情報収集）．第三に，リハビリテーションにおける観察や検査によってイメージを修正しながら絞り込み，明確化していく（図1-2の評価）．診断名を確認した時に，セラピストがイメージすべき典型的な症状を以下にまとめる．

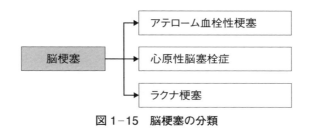

図1-15 脳梗塞の分類

## 1. 脳梗塞の症状をイメージする

虚血による脳組織の壊死を脳梗塞という．脳梗塞は，主としてアテローム血栓性梗塞（atherothrombotic infarction），心原性脳塞栓症（cardioembolic infarction），ラクナ梗塞（lacunar infarction）に分類される（図1-15）[10]．

### 1）アテローム血栓性梗塞は主幹動脈の粥状硬化に起因する

表1-1にアテローム血栓性梗塞の特徴をまとめる．ここでは，アテローム血栓性梗塞の典型的な症状について考えてみたい．

### Clinical Points

① 虚血による脳組織の壊死を脳梗塞という
② 脳梗塞は，主としてアテローム血栓性梗塞，心原性脳塞栓症，ラクナ梗塞に分類される
③ アテローム血栓性梗塞とは，主幹動脈の粥状硬化によって動脈が閉塞されて生じる直径15 mm以上の脳組織の壊死のことをいう
④ アテローム血栓性梗塞では，運動麻痺，痙縮，触圧覚・深部覚・温痛覚の障害，脳神経の障害，半側空間無視，記憶障害，失語症が生じうる

アテローム血栓性梗塞とは，主幹動脈の粥状硬化によって動脈が閉塞されて生じる直径15 mm以上の脳組織の壊死のことをいう（図1-16）．粥状硬化とは，動脈の内膜に粥腫（plaque）と呼ばれるコレステロールや，脂肪からなる塊が沈着して内腔が狭くなった状態をいい，アテローム硬化とも呼ばれる．

粥腫によって動脈の内腔が狭くなると，血管が収縮した際に容易に血流が途絶え

表1-1 アテローム血栓性梗塞の特徴

| 概 念 | ・主幹動脈の粥状硬化によって，動脈が閉塞されて生じる直径15 mm以上の脳組織の壊死である |
|---|---|
| 特 徴 | ・数時間ないし数日かかって進行する<br>・粥腫の破綻や動脈塞栓による場合は急速に進行する |
| 好発部位 | ・皮質または皮質下<br>・側副血行路により血流が保たれている場合は境界領域 |
| 症 状 | ・病巣と反対側の運動麻痺，痙縮，感覚障害，脳神経障害<br>・半側空間無視，記憶障害，失語症<br>・大型の梗塞や脳幹の梗塞では意識障害 |

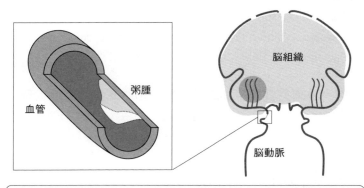

アテローム血栓性梗塞とは，主幹動脈の粥状硬化によって動脈が閉塞されて生じる直径15 mm以上の脳組織の壊死である

図1-16 アテローム血栓性梗塞

て虚血を生じる（図1-17a）．また粥腫が破綻した場合，血管壁の微小な損傷に対する血液凝固の反応によって，血栓という血液の塊が形成され，この血栓が動脈を閉塞することによっても虚血が生じる（図1-17b）．動脈壁の血栓がはがれて末梢の動脈を閉塞し，虚血が生じる場合もある（図1-17c）．これを血管原性塞栓（artery to artery embolism）という．

アテローム血栓性梗塞では，一般に数時間から数日かかって症状が進行するが，粥腫の破綻による血栓の形成や血管原性塞栓の場合には，短時間のうちに症状が進行する．また通常は，中大脳動脈，後大脳動脈，椎骨脳底動脈といった主幹動脈の閉塞によって，皮質や皮質下に梗塞をきたす（図1-18）．

ここで，脳の主幹動脈について確認しておきたい（図1-19）．脳は左右の内頸動脈と椎骨動脈の計4本の血管によって灌流されており，左右の内頸動脈は中大脳動

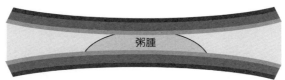
a. 血管が収縮した際に動脈が閉塞

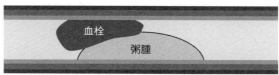
b. 血栓によって動脈が閉塞

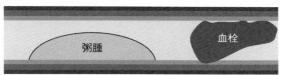
c. 動脈壁の血栓がはがれて末梢の動脈を閉塞

図1-17　動脈の閉塞

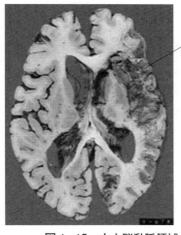

図1-18　中大脳動脈領域の脳梗塞（文献6）より引用）

脈と前大脳動脈に分かれて，大脳の前方3分の2を灌流している．また，左右の椎骨動脈は合流して脳底動脈を形成し，脳幹と小脳に分枝を出した後に，左右の後大脳動脈に分かれて大脳後部を灌流している．主幹動脈が閉塞した場合，閉塞部より

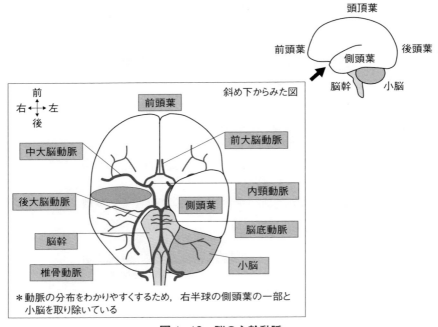

図1-19　脳の主幹動脈

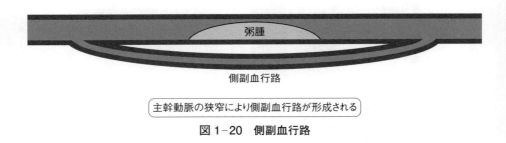

図1-20　側副血行路

末梢の灌流領域の血流が遮断されて虚血が生じる．また，主幹動脈の内腔が狭くなった場合，血液循環を維持するために新しい迂回血管が形成されることがある（図1-20）．この迂回血管を側副血行路という．側副血行路によってなんとか血流が保たれている場合，血圧の低下に伴って動脈の境界領域や終末領域に梗塞をきたす（図1-21）．このような，異なる血管支配領域の境界部分の灌流低下によって生じる梗塞を分水界梗塞（watershed infarction）という．

アテローム血栓性梗塞では，一般に意識障害（disturbance of consciousness）は

a. 前大脳動脈と中大脳動脈の境界領域

 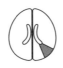 

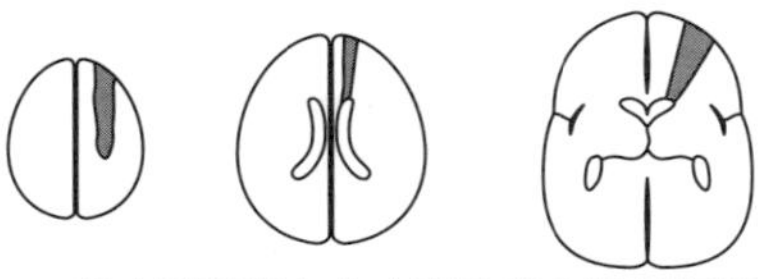

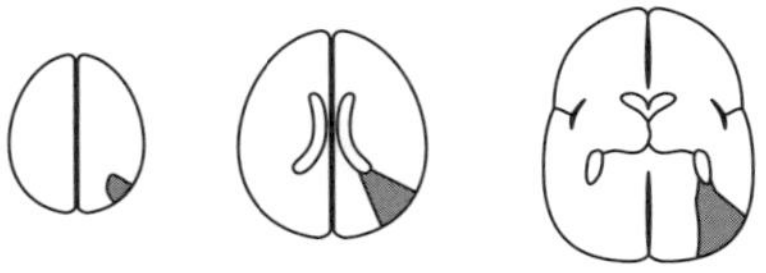

b. 中大脳動脈と後大脳動脈の境界領域

 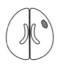 

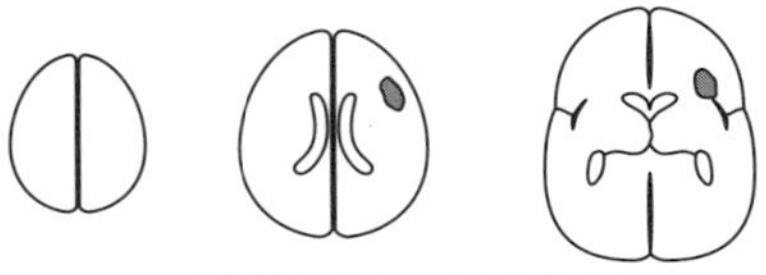

c. 深部と表層の境界領域

図 1-21　分水界梗塞の認められる部位

少ないとされているが，大型の梗塞や脳幹の梗塞では意識障害をきたす．また，病巣と反対側の上下肢に運動麻痺，痙縮，触圧覚，深部覚，温痛覚の障害が生じる．病巣が脳幹に及ぶと，瞳孔や眼球運動の異常などの脳神経に関する症状が生じる．さらには，半側空間無視，記憶障害，失語などの病巣部位に応じた多様な認知機能障害（cognitive dysfunction）が生じることもある．したがって，これらの症状についてもう少し詳しく考えてみたい．

### Clinical Points

① 意識障害とは，上行性網様体賦活系の損傷による自己と環境に対する認識の障害のことをいう
② 運動麻痺とは，皮質脊髄路の損傷による随意運動の障害のことをいう
③ 痙縮とは，γ運動線維の脱抑制による伸張反射の亢進のことをいう
④ 触圧覚や深部覚の障害は，前脊髄視床路の損傷によって生じる
⑤ 温痛覚の障害は，外側脊髄視床路の損傷によって生じる

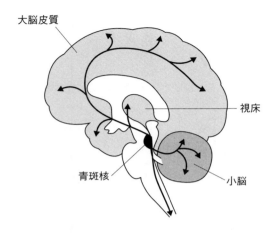

**図1-22 青斑核から起始する上行性網様体賦活系**
橋にある青斑核から起始して大脳皮質，視床，小脳などの広範囲の脳部位に投射し，脳全体の活動性を高めて覚醒レベルを上昇させる

### a 意識障害は上行性網様体賦活系の損傷により生じる

　意識とは，自己と周囲の環境を認識している状態をいう．意識障害によって自己と環境に対する認識が障害されると，環境からの刺激に対する反応が低下したり，質問に対する応答内容に障害をきたすなどの症状が生じる．

　意識に関連する脳部位としては，上行性網様体賦活系（ARAS：ascending reticular activation system）が想定されている．ARASは，橋にある青斑核（図1-22）や，中脳から延髄にかけてある縫線核群（図1-23）から起始し，大脳皮質，視床，小脳などの広範囲の脳部位に投射する経路によって構成されている．例えば，外界から音や光などの刺激が与えられると感覚神経が興奮し，その信号が脳幹網様体に達してARASを刺激する．その結果，脳全体の活動性が高まり，意識レベルが上昇する．つまり，ARASに関するいずれかの部位の損傷によって意識障害が生じる．

### b 運動麻痺は皮質脊髄路の損傷により生じる

　運動に関連する脳部位として皮質脊髄路（corticospinal tract）がある．皮質脊髄路（corticospinal tract）は，前頭葉にある一次運動野から放線冠，内包，脳幹を経て脊髄を降下し，脊髄の前角で四肢や体幹の筋を支配する$\alpha$運動線維とシナプスを形成する（図1-24）．運動に関する経路のため，神経細胞の興奮は一次運動野から筋へと伝わる．また，この経路に関する多くの線維が延髄で交叉する．そのため，

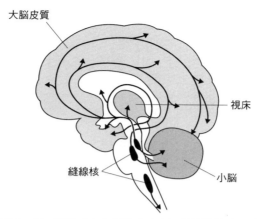

**図 1-23　縫線核から起始する上行性網様体賦活系**
中脳から延髄にある縫線核群より起始して大脳皮質全体，視床，小脳などの広範囲の脳部位に投射し，脳全体の活動性を高めて覚醒レベルを上昇させる

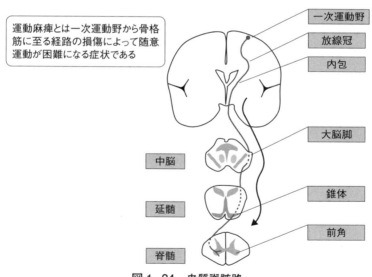

運動麻痺とは一次運動野から骨格筋に至る経路の損傷によって随意運動が困難になる症状である

**図 1-24　皮質脊髄路**

アテローム血栓性梗塞によって一次運動野から延髄に至るいずれかの部位が損傷されると，損傷部位と反対側にある四肢や体幹の骨格筋に一次運動野からの信号が届かなくなり，それによって随意運動が困難になる．このように，一次運動野から骨格筋に至る経路の損傷によって随意運動が困難になる症状を運動麻痺という．

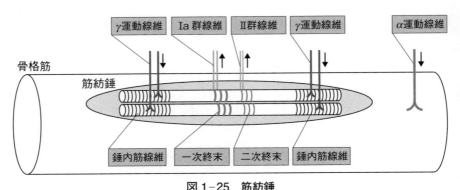

図 1-25　筋紡錘
矢印は信号の伝達方向を示す

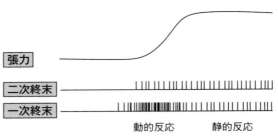

図 1-26　筋の伸張に対する筋紡錘の反応

## c　痙縮はγ運動線維の脱抑制により生じる

　骨格筋の内部には，筋紡錘と呼ばれる器官が存在している．筋紡錘は，錘内筋線維，γ運動線維，一次終末と二次終末によって構成されている（図 1-25）．γ運動線維は，錘内筋を支配している運動神経である．また，一次終末と二次終末は筋の長さを検知する感覚神経である．例えば，筋が引き伸ばされつつある状態では，主に筋長が変化する速度に比例して一次終末の活動が増加する（図 1-26）．このことから，筋の長さが変化する速さを一次終末が主に検知していると考えられている．また，このような一次終末の反応を動的反応という．

　一方，筋を伸張して一定の長さを保持した状態では，一次終末と二次終末の両方の活動が筋の長さに比例して増加する．このことから，筋の長さについては一次終末と二次終末の両方が検知していると考えられ，このような一次終末と二次終末の反応を静的反応という．

　筋が伸張されることによって一次終末や二次終末が興奮すると，その活動電位が

第2節 ● 症状のイメージが効果を導く次の一歩

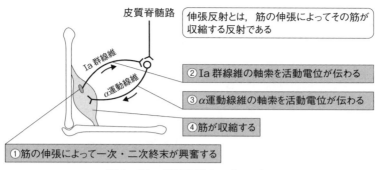

図1-27 伸張反射のメカニズム

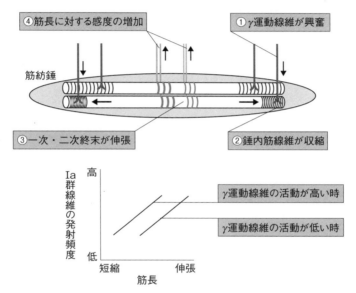

図1-28 γ運動線維の興奮による筋紡錘の反応

Ia群線維の軸索を伝わってα運動線維とのシナプスで神経伝達物質を放出する（図1-27）．これによりα運動線維の膜電位が閾値に達すると，活動電位がα運動線維の軸索を伝わってシナプス終板に終板電位を発生させる．シナプス終板とは，神経末端と筋線維の接合部のことをいう．この終板電位が閾値に達すると，骨格筋で活動電位が発生して筋が収縮する．このような筋の伸長に伴う神経と骨格筋の一連の活動を伸張反射 (stretch reflex) という．また，γ運動線維が興奮すると錘内筋線維が収縮し，一次終末と二次終末を引き伸ばす（図1-28）．これによって，筋長

19

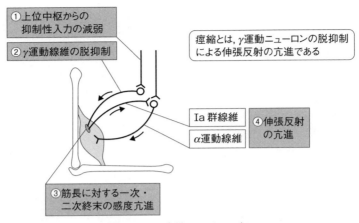

図1-29 痙縮のメカニズム

の変化に対する一次終末と二次終末の反応が増強する．つまり，γ運動線維は筋長の変化に対する一次終末と二次終末の感度を調節しているわけである．

γ運動線維は，中枢神経から抑制の信号を受けている．そのため，脳血管障害によって中枢神経に損傷をきたした場合，γ運動線維に対する抑制が減弱（脱抑制）することで伸張反射が亢進すると考えられている（図1-29）[12]．その結果，脳血管障害による運動麻痺では多くの場合，筋の脱力のみでなくγ運動線維の脱抑制による伸張反射の亢進を伴う．このようなγ運動線維の脱抑制による伸張反射の亢進のことを痙縮という．

### d 触圧覚と深部覚は前脊髄視床路の損傷により障害される

アテローム血栓性梗塞によって前脊髄視床路（ventral crticospinal tract）に損傷をきたすと，病巣と反対側にある手足や体幹に触圧覚や深部覚の障害を生じる．触圧覚に関する刺激に対しては，皮膚にあるマイスナー小体，メルケル盤，パチニ小体，ルフィニ終末といった受容器が応答する（図1-30）．これらの受容器が興奮して生じた信号は，Ⅱ群線維といわれる有髄の末梢神経を介して前脊髄視床路に伝わる（図1-31）．前脊髄視床路では，脊髄後索を上行して延髄でシナプスを形成した後に交叉し，視床を経て一次体性感覚野に至る経路で，四肢および体幹の触圧覚や深部覚を一次体性感覚野に伝える．

また，深部覚には筋の長さや筋の張力に関する知覚などがある．筋の長さに関する刺激に対しては，痙縮の項で述べたように筋紡錘にある一次終末や二次終末が応

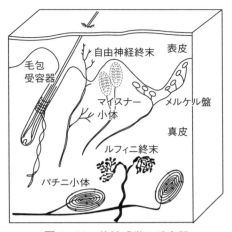

図1-30 体性感覚の受容器

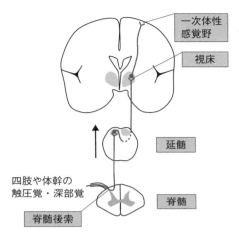

図1-31 前脊髄視床路

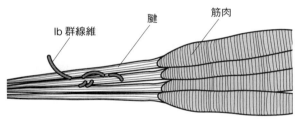

図1-32 腱受容器

答する(図1-25).一次終末はIa群線維,二次終末はⅡ群線維といわれる有髄の末梢神経を介して前脊髄視床路に信号を伝える(図1-31).

一方,筋の張力に関する刺激に対しては腱受容器が応答する(図1-32).腱受容器は筋と腱の移行部に存在し,筋線維の収縮に応じて興奮する.腱受容器の興奮は,Ib群線維といわれる有髄の末梢神経を介して前脊髄視床路に信号を伝える(図1-31).そのため,視床から一次体性感覚野に至る前脊髄視床路に関するいずれかの部位が損傷されると,損傷部位と反対側にある四肢や体幹の触圧覚および深部覚に障害が生じる.

### e 温痛覚は外側脊髄視床路の損傷により障害される

温痛覚に関する刺激に対しては,自由神経終末が応答する(図1-30).自由神経終末が興奮して生じた信号は,Ⅲ群線維といわれる有髄の末梢神経や,Ⅳ群線維と

第Ⅰ章●知識に基づく系統的な情報収集のポイント

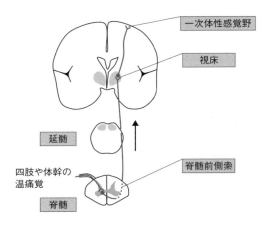

図 1-33　外側脊髄視床路

いわれる無髄の末梢神経を介して外側脊髄視床路（lateral corticospinaltract）に伝わる（図1-33）．外側脊髄視床路は，脊髄で交叉した後に脊髄前側索を上行し，視床を経て一次体性感覚野に至る経路で，四肢および体幹の温痛覚を伝える．そのため，視床から一次体性感覚野に至るいずれかの部位が損傷されると，損傷部位と反対側にある四肢や体幹に温痛覚障害が生じる．

### f　脳神経の損傷により運動・感覚・自律神経が障害される

　アテローム血栓性梗塞によって脳幹に損傷をきたすと，脳神経に関するさまざまな症状が生じる（表1-2）．脳神経とは，脳から出る12対の神経である（図1-34）．2対の神経は中枢神経，他の10対は末梢神経に分類される．機能の面からは，体性運動，体性感覚，特殊感覚（嗅覚，視覚，聴覚，平衡感覚，味覚），自律神経に分類される．ここでは，それぞれの脳神経の機能について考えてみたい．

#### Clinical Points

① 嗅神経は，嗅覚に関与する
② 視神経は，視覚に関与する
③ 動眼神経は，眼球運動・眼瞼挙上・瞳孔収縮に関与する
④ 滑車神経は，眼球運動に関与する
⑤ 三叉神経は，顔面の感覚・咀嚼に関与する

第2節 ● 症状のイメージが効果を導く次の一歩

⑥ⅶ 外転神経は，眼球運動に関与する

⑦ⅶ 顔面神経は，表情筋の運動と味覚・腺の調節に関与する

⑧ⅶ 内耳神経は，聴覚・平衡覚に関与する

⑨ⅶ 舌咽神経は，咽頭筋の運動・腺の調節・味覚・血圧の調節に関与する

⑩ⅶ 迷走神経は，臓器活動・内臓痛覚・咽頭筋運動・咽頭感覚に関与する

⑪ⅶ 副神経は，頸部と肩の運動に関与する

⑫ⅶ 舌下神経は，舌の運動に関与する

### （1）嗅神経は，嗅覚に関与する

　嗅神経は，特殊感覚（嗅覚）の機能をもっている脳神経である（表1-2）．感覚に関する経路のため，末梢の感覚受容器の興奮を大脳に伝える．

　嗅覚受容細胞が嗅上皮と呼ばれる薄い細胞の層にあり，匂いの刺激に対して興奮する（図1-35）．嗅覚受容細胞（一次線維）の軸索は嗅球で，二次線維とシナプスを形成する（図1-36）．二次線維は嗅索を通り，側頭葉の嗅皮質および視床を介して，眼窩前頭野に至る．これらの脳領域は，においの弁別，動機づけ，記憶の役目を担っている．そのため，この経路のいずれかが損傷されると，嗅覚消失，嗅覚低下，嗅覚過敏，嗅覚錯誤などの症状をきたす．

### （2）視神経は，視覚に関与する

　視神経は，特殊感覚（視覚）の機能をもっている脳神経であり（表1-2），網膜にある視細胞（杆体と錐体）が，光刺激に対して興奮する（図1-37）．主として暗所では杆体が活動し，明所では錐体が活動する．

　その経路は，網膜の鼻側と耳側で異なっている．網膜の鼻側からの神経線維は交叉して視索の内側を走行し，反対側の視床にある外側膝状体に至る（図1-38a）．網膜の耳側からの神経線維は，交叉せずに視索の外側を走行し，同側の視床にある外側膝状体に至る．また，外側膝状体からは視放線と呼ばれる後頭葉の一次視覚野へ投射する軸索が出ている．

　一次視覚野以降は，背側路・腹側路と呼ばれる2つの視覚処理経路に分かれる（図1-38b）．背側路は一次視覚野から頭頂葉へ至る経路で，動いている対象物の知覚や眼球運動などに関与している．腹側路は一次視覚野から側頭葉へ至る経路で，対象物の形や色の認知に関与している．

　この視索から視放線に至る経路に損傷をきたすと，損傷と同側にある眼球の耳側網膜と，反対側にある眼球の鼻側網膜からの信号が一次視覚野に伝わらなくなり，

第Ⅰ章 ●知識に基づく系統的な情報収集のポイント

表 1-2 脳神経と機能

| 番号 | 名称 | 主な機能 | 脳神経核の部位 | 症状 |
|---|---|---|---|---|
| Ⅰ | 嗅神経 | ・嗅覚 | ― | ・嗅覚障害 |
| Ⅱ | 視神経 | ・視覚 | ― | ・視野障害（同名半盲，両耳側半盲，1/4半盲） |
| Ⅲ | 動眼神経 | ・眼球運動と眼瞼挙上<br>・瞳孔の収縮（副交感神経性の調節） | ・中脳 | ・眼瞼下垂<br>・眼球運動障害（斜視，複視）<br>・瞳孔散大<br>・対光反射消失 |
| Ⅳ | 滑車神経 | ・眼球の運動 | ・中脳 | ・眼球運動障害（斜視，複視） |
| Ⅴ | 三叉神経 | ・顔面の触覚<br>・咀嚼筋運動 | ・橋 | ・顔面の感覚障害（脱失，鈍麻，過敏）<br>・ワレンベルク症候群 |
| Ⅵ | 外転神経 | ・眼球の運動 | ・橋 | ・眼球運動障害（斜視，複視） |
| Ⅶ | 顔面神経 | ・表情筋の運動（閉眼を含む）<br>・舌前部2/3の味覚<br>・涙，唾液分泌（副交感神経性の調節） | ・橋 | ・下顔面筋の運動麻痺（ベル現象，睫毛徴候）<br>・舌の前部2/3の味覚障害 |
| Ⅷ | 内耳神経 | ・聴覚<br>・平衡覚 | ・橋<br>・延髄 | ・平衡覚障害（ロンベルク徴候）<br>・聴覚障害（難聴） |
| Ⅸ | 舌咽神経 | ・咽頭筋の運動<br>・唾液分泌（副交感神経性の調節）<br>・舌後部1/3の味覚<br>・頸動脈洞の血圧変化の検知 | ・延髄 | ・嚥下障害（球麻痺，偽性球麻痺，カーテン現象）<br>・咽頭神経痛<br>・構音障害<br>・舌後部1/3の味覚障害 |
| Ⅹ | 迷走神経 | ・心拍減少，気道収縮，消化促進（副交感神経性の調節）<br>・内臓痛覚<br>・咽頭筋の運動 | ・延髄 | ・嗄声<br>・呼吸困難<br>・嚥下障害（球麻痺，偽性球麻痺）<br>・構音障害 |
| Ⅺ | 副神経 | ・頸部と肩部の運動 | ・延髄 | ・頸部と肩の運動麻痺（胸鎖乳突筋麻痺，僧帽筋麻痺） |
| Ⅻ | 舌下神経 | ・舌の運動 | ・延髄 | ・舌の運動麻痺（舌偏倚） |

同名半盲（hemianopia）といわれる損傷と反対側の視野障害が出現する．

（3）動眼神経は，眼球運動・眼瞼挙上・瞳孔収縮に関与する

　動眼神経は，体性運動（眼球運動，眼瞼挙上）と自律神経（瞳孔収縮）の機能をもっている脳神経である（表1-2）．動眼神経の脳神経核は中脳にある．

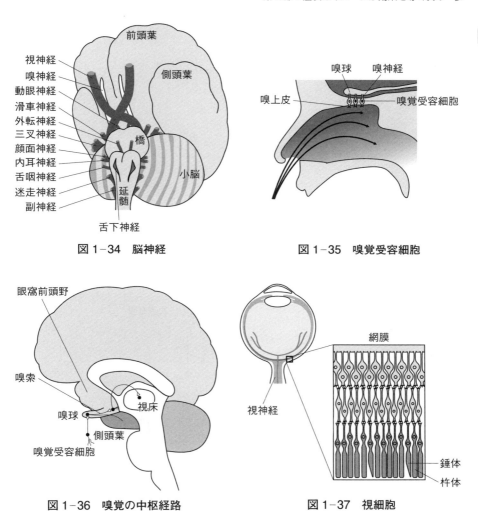

図 1-34 脳神経

図 1-35 嗅覚受容細胞

図 1-36 嗅覚の中枢経路

図 1-37 視細胞

　その経路は，一次運動野の神経線維が反対側の動眼神経核で α 運動線維とシナプスを形成し（**図 1-39**），上直筋，下直筋，内直筋，下斜筋，眼瞼挙上筋，瞳孔括約筋を支配している（**図 1-40**）．一次運動野から脳神経核に至る体性運動に関する経路は，皮質延髄路（corticobulbar tract）と呼ばれている．この体性運動に関する神経は，中枢（一次運動野）からの信号を末梢（筋）に伝える．なお上直筋，下直筋，内直筋，下斜筋などの眼球運動をつかさどる筋肉を外眼筋という．また，眼瞼挙上筋は眼瞼の挙上，瞳孔括約筋は瞳孔の収縮に関与している．

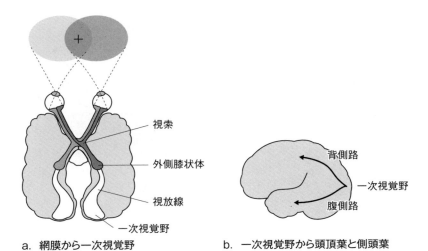

a. 網膜から一次視覚野　　　b. 一次視覚野から頭頂葉と側頭葉

図 1-38　視覚の中枢経路

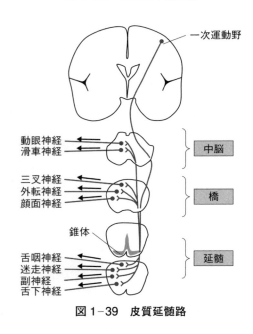

図 1-39　皮質延髄路

　動眼神経の障害によって上直筋，内直筋，下斜筋に運動麻痺をきたした場合，内側，内側上方，上方の注視障害や複視（double vision）をきたす．複視とは，ものが二重にみえる症状をいう．また眼瞼挙上筋に運動麻痺が生じた場合は眼瞼下垂を

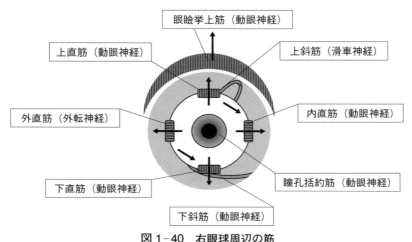

図 1-40　右眼球周辺の筋
矢印は眼球および眼瞼の運動方向を示す

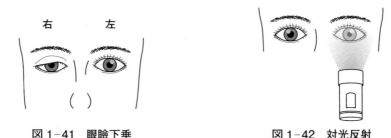

図 1-41　眼瞼下垂
右上眼瞼の下端が右瞳孔を覆っている

図 1-42　対光反射
瞳孔に光をあてることによって瞳孔が狭くなる

きたす（図 1-41）．さらに，瞳孔括約筋に運動麻痺が生じた場合は瞳孔の散大と対光反射（図 1-42）の消失をきたす．

　瞳孔の収縮は，自律神経（automatic nerve）が働くことによって起こるため，ここで自律神経について確認しておきたい．末梢神経系には，体性末梢神経系と内臓末梢神経系がある（図 1-43）．体性末梢神経系は，主に随意運動の調節と皮膚の感覚に関与している．それに対して内臓末梢神経系は，内臓，腺，血管を自動的に調節している．内臓末梢神経系は直接的な意識制御下にないことから，自律神経系とも呼ばれている．自律神経系は，さらに交感神経系と副交感神経系に分けられる．交感神経系は，脊柱に沿って交感神経節を形成している（図 1-44）．反対に副交感神経は，動眼神経，顔面神経，舌咽神経，迷走神経によって支配されており，交感

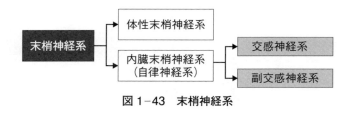

図 1-43　末梢神経系

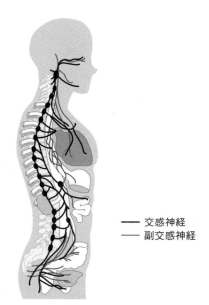

── 交感神経
── 副交感神経

図 1-44　自律神経系（交感神経と副交感神経）

神経系と副交感神経系は生理学的に相反する影響を身体に及ぼしている（図1-45）．

(4) 滑車神経は，眼球運動に関与する

　滑車神経は，体性運動（眼球運動）の機能をもっている脳神経である（表1-2）．滑車神経の脳神経核は中脳にある．その経路は，一次運動野の神経線維が皮質延髄路を経て，反対側の滑車神経核で滑車神経とシナプスを形成し（図1-39），上斜筋を支配している（図1-40）．滑車神経は，動眼神経とともに眼球運動に関与している．滑車神経に運動麻痺をきたした場合，内側下方の注視障害や複視が生じる．

(5) 三叉神経は，顔面の感覚・咀嚼に関与する

　三叉神経は，体性感覚（顔面の感覚）と体性運動（咀嚼）の機能をもっている脳神

第2節 ● 症状のイメージが効果を導く次の一歩

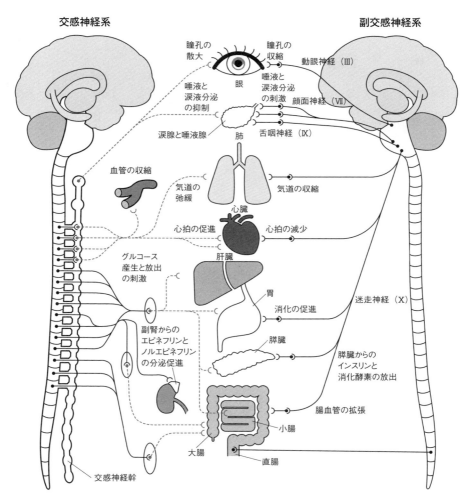

図1-45 自律神経系の機能

経である（**表1-2**）．三叉神経の脳神経核は橋と延髄にある．

　体性感覚については，眼神経，上顎神経，下顎神経の3本に分枝した左右の三叉神経がそれぞれ，額，頬と鼻，下顎などの触圧覚と温痛覚に関する刺激に応答する（**図1-46**）．触圧覚の刺激に対しては，皮膚にあるマイスナー小体，メルケル盤，パチニ小体，ルフィニ終末といった受容器が興奮し，その信号を三叉神経に伝える（**図1-30**）．**図1-47**に示すように，触圧覚に関する三叉神経は橋でシナプスを形成した後に神経線維が交叉し，視床を経て頭頂葉の一次体性感覚野に至る．この経

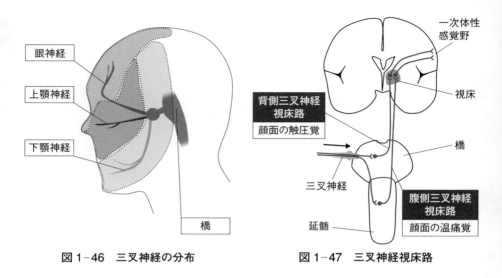

図1-46 三叉神経の分布　　　図1-47 三叉神経視床路

路を，背側三叉神経視床路（dorsal trigeminothelamic tract）という．一方，顔面の温痛覚に関する刺激に対しては，自由神経終末が興奮し，その信号を三叉神経に伝える（図1-30）．その後，温痛覚に関する三叉神経は延髄でシナプスを形成した後に神経線維を交叉し，視床を経て頭頂葉の一次体性感覚野に至る（図1-47）．この経路を，腹側三叉神経視床路（ventral trigeminothelamic tract）という．そのため，一次感覚野から橋までのいずれかの部位が損傷されると，損傷と反対側にある顔面の触圧覚および温痛覚が障害される．

体性運動については，一次運動野の神経線維が皮質延髄路を経て，反対側の三叉神経核で三叉神経とシナプスを形成し（図1-39），咀嚼に関する咬筋，側頭筋，翼突筋を支配している（図1-48）．

(6) 外転神経は，眼球運動に関与する

外転神経は，体性運動（眼球運動）の機能をもっている脳神経である（表1-2）．外転神経の脳神経核は橋にある．この経路は一次運動野の神経線維が皮質延髄路を経て，反対側の外転神経核で外転神経とシナプスを形成し（図1-39），外直筋を支配している（図1-40）．外転神経に運動麻痺をきたした場合，外側の注視障害や複視が生じる．

(7) 顔面神経は，表情筋の運動と味覚・腺の調節に関与する

顔面神経は，体性運動（表情筋の運動），特殊感覚（舌前部2/3の味覚），自律神経（涙腺や唾液腺の調節）の機能をもっている脳神経である（表1-2）．顔面神経の

第 2 節 ● 症状のイメージが効果を導く次の一歩

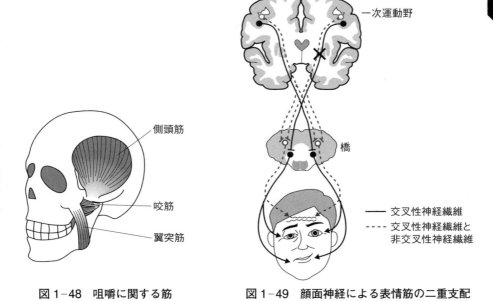

図 1-48 咀嚼に関する筋　　図 1-49 顔面神経による表情筋の二重支配

脳神経核は橋にある．

　体性運動については，一次運動野の神経線維が皮質延髄路を経て，反対側の顔面神経核（上部核と下部核）で顔面神経とシナプスを形成し（図 1-39），表情筋を支配している．顔面上部の表情筋は，上部核からの交叉性神経線維と非交叉性神経線維によって二重支配されており，顔面下部の表情筋は下部核からの交叉性神経線維のみによって支配されている（図 1-49）．そのため中枢性の神経障害の場合，反対側の非交叉性神経線維は損傷されないため，額にしわを寄せることは可能である．しかし，顔面下部には運動麻痺が生じるため，瞼・頬・口唇の動きに障害をきたす．例えば，眼輪筋に運動麻痺をきたした場合，瞼を閉じようとしても障害側の眼を完全に閉じることができず，上転した眼の球結膜が白くみえるベル現象という症状（図 1-50）や，障害側のまつげが外からよくみえる睫毛徴候という症状（図 1-51）が生じる．また，頬，口唇，舌などの運動麻痺によって語音（言語に関する音声）をつくることに障害をきたした場合は構音障害（dysarthria）と呼ばれる症状が生じる．構音障害では，言語の理解，書字，読書には障害をきたさない．

　特殊感覚については，味蕾の中にある味覚受容細胞が味覚の刺激に対して興奮する（図 1-52）．図 1-53 に示すように，味覚受容細胞の軸索は延髄にある味覚核と

31

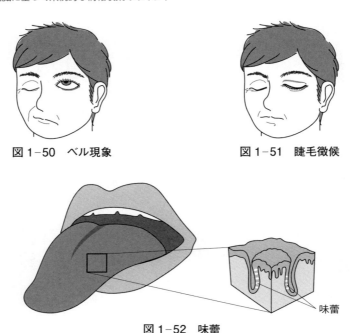

図1-50　ベル現象　　　　　　　図1-51　睫毛徴候

図1-52　味蕾

視床を介して一次体性感覚野に至る．味覚の経路は，基本的に反対側に交叉しない．また，顔面神経に損傷をきたすと，舌の前部2/3の味覚障害が生じる．

自律神経については，橋の上唾液核からのニューロンが涙腺や鼻腺に至り，副交感神経として涙や唾液の分泌を促進する（図1-45）．

(8) 内耳神経は，聴覚・平衡覚に関与する

内耳神経は，特殊感覚（聴覚と平衡覚）の機能をもっている脳神経である（表1-2）．内耳神経の中でも，聴覚の脳神経核は橋，平衡覚の脳神経核は延髄にある．

音波が鼓膜を動かすと，その振動が耳小骨，卵円窓に伝わり，卵円窓の膜の運動が蝸牛内の液体を動かして聴覚受容細胞の反応を引き起こす（図1-54）．聴覚受容細胞の軸索（蝸牛神経）は，橋の蝸牛神経核，中脳の下丘，視床の内側膝状体を介して側頭葉の一次聴覚野に至る（図1-55）．聴覚の経路が障害されると，難聴などの聴覚障害が生じる．

平衡覚については，前庭迷路にある耳石器が重力と頭の傾きを，半規管が頭の回転を検知する（図1-56）．耳石器と半規管からの軸索（前庭神経）は，延髄にある前庭神経核でシナプスを形成する．前庭神経核からの出力は小脳，視床，中脳，橋へ至り，筋緊張や姿勢の調節，平衡の調節，眼球運動の調節などに関与している（図1-

第2節 ● 症状のイメージが効果を導く次の一歩

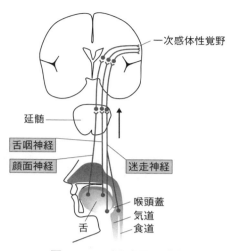

図1-53 舌と喉頭の感覚

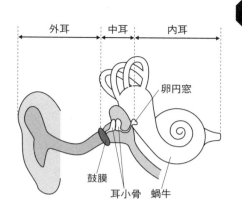

図1-54 音波の知覚

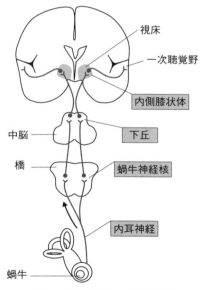

図1-55 聴覚の中枢経路

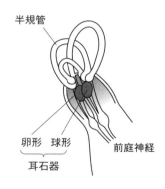

図1-56 平衡覚

57).そのため前庭覚の経路が障害されると,めまいや平衡感覚の障害が生じる.

(9) 舌咽神経は,咽頭筋の運動・腺の調節・味覚・血圧の調節に関与する

舌咽神経は,体性運動(咽頭筋の運動),自律神経(唾液腺の調節),特殊感覚(舌

33

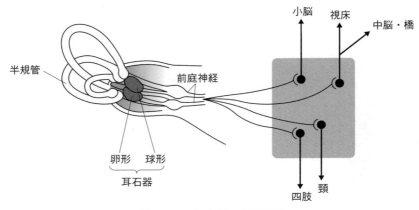

図1-57 平衡覚の中枢経路

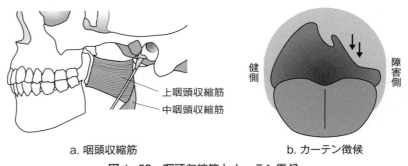

a. 咽頭収縮筋　　　　　　　b. カーテン徴候

図1-58 咽頭収縮筋とカーテン徴候

後部1/3の味覚)，体性感覚（頸動脈洞の血圧変化の検知）の機能をもっている脳神経である（**表1-2**）．舌咽神経の脳神経核は延髄にある．

　体性運動については，一次運動野からの神経線維が皮質延髄路を経て，延髄の疑核と呼ばれる脳神経核でシナプスを形成し（**図1-39**），咽頭筋を両側性にて支配している．上咽頭収縮筋（**図1-58a**）の一側に運動麻痺が生じると，麻痺側の咽頭後壁が斜め上方の非麻痺側に引っ張られているようにみえるカーテン徴候という症状をきたす（**図1-58b**）．また，延髄の病変によって舌咽神経，迷走神経，舌下神経が両側性に障害され，構音や嚥下の障害が生じた状態を球麻痺と呼び，両側性の皮質延髄路（脳神経核より中枢）の障害によって構音や嚥下が障害されることを偽性球麻痺と呼ぶ．図1-59に，嚥下に伴って食塊が移動する様子を示す．食事をする際には，まず咀嚼によって口腔内に食塊を形成する（**図1-59a**；咀嚼期）．次に，

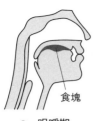 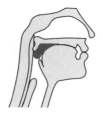 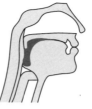 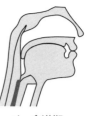

a. 咀嚼期　　　　b. 口腔期　　　　c. 咽頭期　　　　d. 食道期

**図1-59　咀嚼期から食道期にいたる食塊の移動**

舌の運動によって食塊を咽頭に送り込む（図1-59b；口腔期）．その際，口蓋筋や咽頭筋によって口腔と鼻咽腔が遮断される．口腔期に続く咽頭期は反射によって行われ（図1-59c），舌による食塊の後下方への押し込み運動，咽頭収縮筋の蠕動様運動，喉頭の挙上による喉頭蓋の気道閉鎖の相互作用によって食塊が咽頭を通過する．その後，食道入口部が開き，食塊が食道へ送られる（図1-59d；食道期）．球麻痺や偽性球麻痺では，このような一連の嚥下反射が障害される．

自律神経については，一次運動野の神経線維が皮質延髄路を経て，延髄の下唾液核でシナプスを形成して耳下腺に至り，副交感神経として唾液の分泌を促進する（図1-45）．

特殊感覚については，舌の後部1/3の味蕾の中に舌咽神経に関する味覚受容細胞があり（図1-52），味覚受容細胞の軸索が延髄にある味覚核と視床を介して一次体性感覚野に至る（図1-53）．顔面神経と同様に，味覚の経路は基本的に反対側に交叉しない．

体性感覚については，血圧の上昇に伴って血管壁が伸展すると，頸動脈洞にある圧受容器が興奮し，求心性の信号が舌咽神経を経て延髄にある循環中枢に送られる（図1-60）．循環中枢からの信号は，脊髄にある交感神経核に抑制性の信号を送り，その結果，血管の拡張と心拍数の減少が起こって血圧を低下させる．循環系の調節は，神経性の調節（自律神経を介する調節）と体液性の調節（ホルモンなどの液性物質を介する調節）に大別されるが，舌咽神経による血圧の調節は神経性調節に分類される．

（10）迷走神経は，臓器活動・内蔵痛覚・咽頭筋運動・喉頭感覚に関与する

迷走神経は，体性感覚（内臓の痛覚，喉頭蓋・気道・食道の感覚），体性運動（咽頭筋の運動），自律神経（心臓・肺・腹部臓器の活動）の機能をもっている脳神経である（表1-2）．迷走神経の脳神経核は延髄にある．

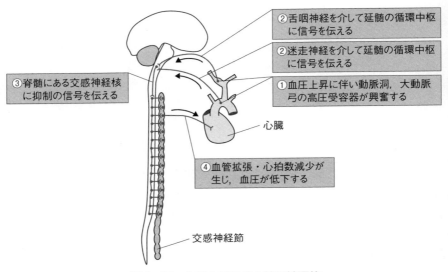

図1-60　血圧上昇に伴う神経性調節

体性感覚については，臓器にある自由神経終末が痛覚の刺激に対して興奮する（図1-30）．自由神経終末からの痛覚の情報は，脊髄で交叉した後に前側索を上行し，視床を経て大脳皮質中心後回の一次体性感覚野に至る（図1-33）．また，喉頭蓋，気道，食道の粘膜からの感覚情報は，延髄の脳神経核と視床を経て一次体性感覚野に至る（図1-53）．

体性運動については，一次運動野からの神経線維が皮質延髄路を経て，延髄の疑核と呼ばれる脳神経核でシナプスを形成し（図1-39），咽頭筋を両側性に支配している．迷走神経の枝の一つは，いったん胸郭まで下行してから再び上行し，咽頭筋に至ることから反回神経と呼ばれている（図1-61）．大動脈瘤や腫瘍などによって反回神経が圧迫されると，嗄声と呼ばれるかすれ声や呼吸困難などが生じる．また，前述の舌咽神経で述べたように，延髄の病変によって舌咽神経，迷走神経，舌下神経に障害をきたした場合に球麻痺が生じ，両側性の皮質延髄路に障害をきたした場合に偽性球麻痺が生じる．

自律神経については，血圧の上昇に伴って大動脈弓にある圧受容器が興奮し，求心性の信号が迷走神経と循環中枢を介して，交感神経核に抑制性の信号を送り，心拍数の減少と血圧の低下をもたらす（図1-60）．

## （11）　副神経は，頸部と肩の運動に関与する

副神経は，体性運動（肩，上腕，頸部の運動）の機能をもっている脳神経である（表

第2節 ● 症状のイメージが効果を導く次の一歩

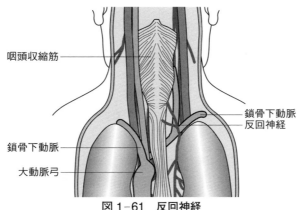

図1-61 反回神経

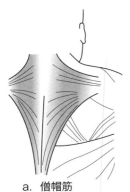

a. 僧帽筋

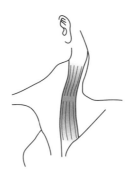

b. 胸鎖乳突筋

図1-62 僧帽筋と胸鎖乳突筋

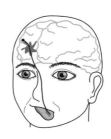

図1-63 舌偏倚
舌を突き出すと麻痺側（病巣と反対側）に舌が偏る

1-2)．副神経の脳神経核は延髄にある．この経路は，一次運動野の神経線維が反対側の副神経核でシナプスを形成し（図1-39），僧帽筋と胸鎖乳突筋を支配している（図1-62）．副神経が損傷されると，僧帽筋と胸鎖乳突筋に筋力低下が生じる．

（12） 舌下神経は，舌の運動に関与する

舌下神経は，体性運動（舌の運動）の機能をもっている脳神経である（表1-2）．舌下神経の脳神経核は延髄にある．この経路は，一次運動野の神経線維が反対側の舌下神経核でシナプスを形成し（図1-39），舌筋群を支配している．舌下神経が損傷されると，舌偏倚（図1-63）と構音障害が生じる．

第Ⅰ章 ●知識に基づく系統的な情報収集のポイント

## ◤g 認知機能の障害により判断・学習・感情に関する多様な症状が生じる

　アテローム血栓性梗塞では，皮質脊髄路（図1-24），皮質延髄路（図1-39），前脊髄視床路（図1-31），外側脊髄視床路（図1-33）の損傷による病巣と反対側の運動麻痺や感覚障害に加えて，半側空間無視，記憶障害，失語などの梗塞部位に応じた多様な認知機能の障害が生じる．ここでは，認知機能の障害について考えてみたい．

---

### ◤Clinical Points ▶

①☞ **半側空間無視とは，視空間の片方（半側）にある対象が無視される症状をいう**

②☞ **記憶障害とは，過去の体験や情報などを脳内に保存し，必要に応じてそれを再生する過程が障害された状態をいう**

③☞ **失語とは，いったん獲得された言語の表出や理解が脳損傷によって障害された状態をいう**

---

### (1) 半側空間無視によって視空間の片方(半側)にある対象が無視される

　半側空間無視とは，視空間の片方（半側）にある対象が無視される症状をいい，多くの場合，右大脳半球の病巣により左半側の空間が無視される．図1-64に示すように，左半側空間無視の場合，花全体を眺めると左側にある花を見落としてしまう．また，右側の花だけをみた場合にも，右側の花の左半分を見落としてしまう．このように左半側空間無視では，全体の左側だけでなく，個々の対象物に対して左側のみを見落とす症状を示す．

### (2) 記憶障害によって記銘・保持・想起が障害される

　記憶障害とは，過去の体験や情報などを脳内に保存し，必要に応じてそれを再生する「記銘-保持-想起」の過程が障害された状態をいう（図1-65）．例えば，記憶の保持時間に焦点をあてた場合，記憶は即時記憶（数十秒），近似記憶（数分から数時間），遠隔記憶（数年）に分類される．また，記憶される情報のタイプに焦点をあてた場合，記憶は手続き記憶と陳述記憶に分類される．手続き記憶とは，行動の技術や習慣などのように非言語的に「記銘-保持-想起」が行われる記憶のことをいう．一方，陳述記憶は視覚的・聴覚的なイメージを説明する場合などのように，言語的に「記銘-保持-想起」が行われる記憶のことをいう．さらに陳述記憶は，エピソード記憶と意味記憶に分けられる．エピソード記憶は時間や場所の情報が付随した個

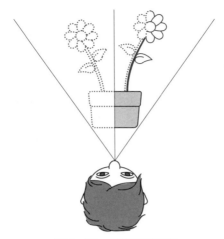

**図 1-64　半側空間無視**
半側空間無視とは視空間の半側にある対象が無視される症状

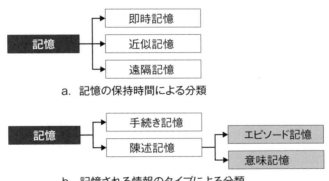

a．記憶の保持時間による分類

b．記憶される情報のタイプによる分類
**図 1-65　記憶障害**
　記憶障害とは，過去の体験や情報などを脳内に保存し，必要に応じてそれを再生する過程が障害された状態をいう

人的な思い出に相当する記憶で，意味記憶は個人的な時間や場所の情報が付随しない知識に相当する記憶である．

### (3) 失語によって言語の表出や理解が障害される

　失語とは，いったん獲得された言語の表出や理解が脳損傷によって障害された状態をいい，聞く・話す・読む・書くのすべての能力が障害される．これは，優位半

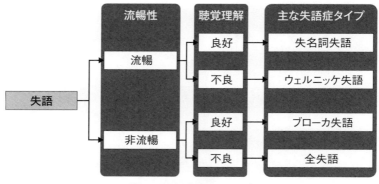

図1-66 失語のタイプ

球（右利き手の人の大部分は左半球が優位半球，左利き手の人の30〜40％は右半球が優位半球）の損傷によって生じうる．構音障害あるいは聴覚障害によっても言語に障害をきたすが，これらの障害は，話すあるいは聞く能力に障害が限定される点で失語とは異なる．また，失語は聞く・話す・読む・書くの各領域における障害の程度によって，さまざまなタイプに分類される（図1-66）．まず，発話の流暢性によって流暢なタイプと非流暢なタイプに分けられ，さらに聴覚理解と復唱能力によって失名詞失語，ウェルニッケ失語，ブローカ失語，全失語などに分類される．

### 2）心原性脳塞栓症は心腔内血栓が脳動脈を閉塞することに起因する

表1-3に心原性脳塞栓症の症状をまとめる．ここでは，心原性脳塞栓症の典型的な症状について考えてみたい．

**Clinical Points**

① 心原性脳塞栓症とは，心腔内の血栓が脳の動脈に飛来し，血管を閉塞することによって生じる脳組織の壊死である

② 心房細動とは，心房が洞結節からの刺激に応じて規則正しい興奮収縮を行わず，心房自体で発生した刺激に応じて不定の興奮を繰り返す状態をいう

③ 心原性脳塞栓症では，病巣と反対側の運動麻痺・感覚障害・脳神経障害に加え，病巣部位に応じた多様な認知機能障害が生じうる

第 2 節 ● 症状のイメージが効果を導く次の一歩

表 1-3　心原性脳塞栓症の特徴

| 概　念 | ・心腔内の血栓が脳動脈を閉塞することによって生じる脳組織の壊死である |
|---|---|
| 特　徴 | ・85 歳以上の高齢者に多い<br>・突発的に発症し，数分以内に症状が完成する<br>・再発や症状の進行が多い |
| 好発部位 | ・閉塞動脈の還流域に一致した皮質を含む境界明瞭な大梗塞 |
| 症　状 | 【内頸動脈の塞栓】<br>・病巣と反対側の運動麻痺，感覚障害，構音障害，眼球共同偏椅，意識障害<br>【中大脳動脈の塞栓】<br>・病巣と反対側の運動麻痺，感覚障害，構音障害，半側空間無視，記憶障害，失語症<br>【後大脳動脈の塞栓】<br>・半盲，記憶障害，観念失行，視覚性失認<br>【前大脳動脈の塞栓】<br>・病巣と反対側の運動麻痺，発動性障害，情動障害，尿失禁<br>【椎骨脳底動脈の塞栓】<br>・眼球運動障害，瞳孔異常，傾眠，せん妄，幻覚，半盲，健忘，ワレンベルグ症候群 |

　心原性脳塞栓症とは，心房細動などの疾患に起因して生じた心腔内の血栓が脳の動脈に飛来し，血管を閉塞することによって生じる脳組織の壊死である（図 1-67）.

　心房細動について理解するために,ここで心臓の活動について確認しておきたい.心臓は左心と右心からなる. 左心から送り出された血液は，体循環を経て右心に入り，さらに右心から送り出された血液が肺循環を経て左心に戻る（図 1-68）. 体循環は，身体の各組織に酸素や栄養物質を輸送するとともに，組織で産生された二酸化炭素などの代謝産物を運び去る. 肺循環は，組織から送られてきた二酸化炭素と酸素のガス交換を行う.

　このような血液循環を可能にするためには，心筋が収縮しポンプとして働く必要がある. 図 1-69 に示すように，心筋の収縮は心臓の電気的活動に依存している. まず，右心房にある洞房結節という心筋組織が自発的興奮を繰り返し，その信号を心房，房室結節，プルキンエ（purkinje）線維を経由して，心室筋に伝える. 心電図（electrocardiogram）とは，このような心臓の電気的活動を重ね合わせてグラフに表したものである（図 1-69）. 心電図は，まず P 波という小さな波から始まる. P 波は心房の収縮を反映している. 続いて，QRS 波が出現する. QRS 波は，心房からの信号がプルキンエ線維を経て，心室筋に伝わる過程を反映している. P 波の始まりから Q 波の始まりまでの時間を表す PQ 時間は，心房の興奮が心室へ伝わるまでの時間を示している. その後，T 波が出現する. T 波は，心室の再分極（活

41

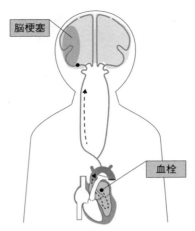

図1-67　心原性脳塞栓症

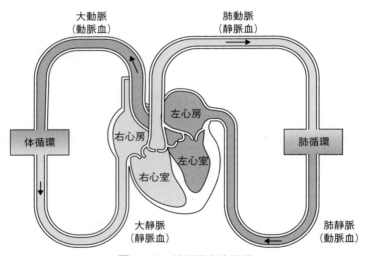

図1-68　肺循環と体循環

動電位を発生した後にもとの静止膜電位へ戻る過程)を反映している．P波からT波までの一連の波が，1回の心臓の収縮と拡張を表している．また，R波の頂点と次のR波の頂点までの時間を示すR-R間隔から心拍数を計算することができる．

　心房細動とは，心房が洞房結節からの刺激に応じて規則正しい興奮収縮を行わず，心房自体で発生した刺激に応じて不定の興奮を繰り返す状態をいう(図1-70)．P波がなく，その代わりに心房の無秩序な興奮を示すf波がみられ，R-R間隔が不

第 2 節 ● 症状のイメージが効果を導く次の一歩

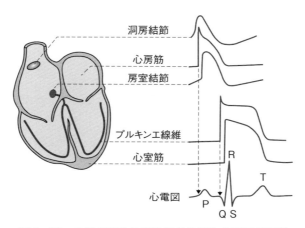

図 1-69　心臓各部位の活動電位波形と心電図の関係

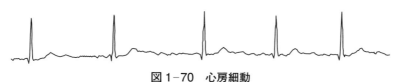

図 1-70　心房細動
P 波の代わりに f 波を認め，R-R 間隔が不定である

規則なのが特徴である．

　心房細動では，トロンビンという酵素が血流の乱れによって流出・希釈されずに心房内に一定時間とどまる．トロンビンは，血液凝固に関わる蛋白質であるフィブリノーゲンをフィブリンに変える作用を有している（図 1-71）．トロンビンの作用によって心房内で生成されたフィブリンは，血小板と重合して血栓をつくる．そのため，心房細動では心房におけるトロンビン濃度の増加によって血栓が形成されやすくなる．その結果，心房内で生成された血栓が遊離して脳の動脈に飛来し，血管を閉塞することによって心原性脳塞栓症が生じる[13~17]．

　心原性脳塞栓症では，複数の血栓によって多発性の病巣を形成する場合や，血栓の融解による血管の再開通に伴って出血性梗塞に移行する場合がある．特に 85 歳以上の高齢者に多く，突発的な発症の後，数分以内に症状が完成する．入院中の再発や症状の進行が多いことも指摘されている．健常な動脈が突然閉塞されるため，閉塞動脈の還流域に一致した皮質を含む境界明瞭な大梗塞をきたすことが多い．次に各主幹動脈における典型的な症状を考えてみたい．

43

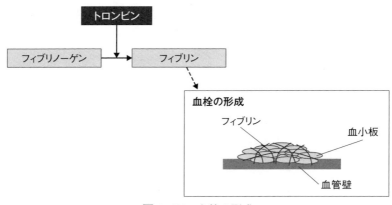

図1-71　血栓の形成

### a 内頸動脈の塞栓により意識障害・運動麻痺・感覚障害・構音障害が生じる

　内頸動脈の塞栓では，高度の意識障害を伴う．また，皮質脊髄路（図1-24），前脊髄視床路（図1-31），外側脊髄視床路（図1-33）の損傷により病巣と反対側の運動麻痺，感覚障害，構音障害などをきたす．さらに，皮質延髄路（図1-39）の損傷によって眼球共同偏倚が出現することもある．

　眼球共同偏倚とは，左右の眼球が一方向を向いた位置をとることをいう．左右の眼球において水平方向への共同した運動は，主に動眼神経と外転神経の協調した作用によって行われる（図1-72）．動眼神経の脳神経核は中脳にあり，一次運動野の神経線維が反対側の動眼神経核でシナプスを形成して上直筋，内直筋，下斜筋を支配している（図1-40）．また，外転神経の脳神経核は橋にあり，一次運動野からの神経線維が反対側の外転神経核でシナプスを形成して外直筋を支配している．そのため，反対側に交叉する以前に中枢の神経線維が内頸動脈の塞栓によって損傷を受けることによって，両方の眼球が同時に損傷部位と同側の方向を注視したような眼位をとる（図1-73）．

### b 中大脳動脈の塞栓により運動麻痺・感覚障害・構音障害・認知機能障害が生じる

　中大脳動脈の塞栓では，皮質脊髄路（図1-24），前脊髄視床路（図1-31），外側脊髄視床路（図1-33）の損傷による病巣と反対側の運動麻痺，感覚障害，構音障害に加えて，半側空間無視（図1-64），記憶障害（図1-65），失語（図1-66），観念運

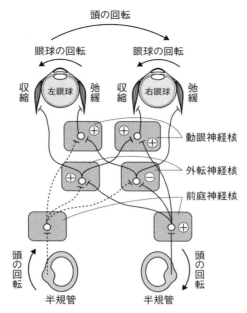

図1-72 水平眼球運動の神経経路
プラスは興奮性のシナプス，マイナスは抑制性のシナプスを示す．例えば，頭部を時計回りに回旋した場面，前庭神経核からの信号が左眼球の外直筋を収縮すると同時に，右眼球の内直筋を収縮する．また，外転神経核における抑制性のシナプスを介して左眼球の内直筋を弛緩すると同時に，右眼球の外直筋を弛緩する

動失行（図1-74）などの梗塞部位や範囲に応じた多様な認知機能障害が生じうる．

観念運動失行とは，社会的慣習性の高い身振り手振りの運動を言語命令または視覚性模倣命令によって行うことができない状態とされている[18]．図1-74に示す例のように，観念運動失行ではジャンケン，バイバイ，手招きなどのような道具を使用しない身振り手振りの運動を行うことができなくなる．近年では，観念運動失行はパントマイム失行とも呼ばれている．

### c 後大脳動脈の塞栓により同名半盲が生じる

後大脳動脈の塞栓では，同名半盲（図1-38）を生じることが多い．しかし，運動麻痺をきたすことは少ないとされている．また，記憶障害（図1-65），観念失行（図1-75），視覚性失認（図1-76）が生じることもある．

観念失行とは，運動麻痺や感覚障害などに起因する動作障害によるものでない，道具使用の障害をいう[18]．図1-75に示す例のように，観念失行では日常生活でよ

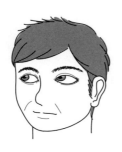

**図1-73 眼球共同偏倚**
両側の眼球が一側を見つめるような位置に偏倚する

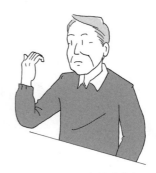

**図1-74 観念運動失行**
バイバイの模倣で，手掌を自分に向けて指を屈伸している様子

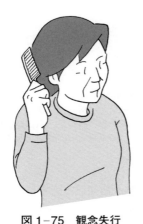

**図1-75 観念失行**
櫛の歯を上にして髪の毛をとかそうとしている様子

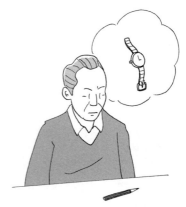

**図1-76 視覚性失認**
鉛筆をみて時計と認識してしまう様子

く使用している道具の名前や用途を正確に述べることができるにもかかわらず，その使用方法がわからなくなる．近年では，観念失行は使用失行とも呼ばれている．

　視覚性失認とは，物をみてもそれが何だかわからないが，その物に触れたり，その物の出す音を聞けば，直ちにそれが何であるかわかる状態を呼び，物体失認，相貌失認，街並失認などがあるとされている[19]．**図1-76**に示す例のように，物体失認では鉛筆をみただけでは，それを認識することができない，あるいは他のものと誤認してしまう．しかし，鉛筆を手で持ったりすれば，それが鉛筆であることを認識することができる．

第2節 ● 症状のイメージが効果を導く次の一歩

### d 前大脳動脈の塞栓により運動麻痺・発動性障害・情動障害が生じる

　前大脳動脈の塞栓では，皮質脊髄路（図1-24）の損傷により病巣と反対側の下肢に強い運動麻痺が生じる．また，発動性障害や情動障害，尿失禁が生じることもある．発動性障害とは，自発的な運動が減退する症状を呼び，重度の場合には無動・無言の状態になる．情動障害とは，喜怒哀楽などの感情の制御が困難な状態を呼ぶ．

### e 椎骨・脳底動脈の塞栓により意識障害・運動麻痺・脳神経障害が生じる

　椎骨・脳底動脈の塞栓では，高度の意識障害に加えて，皮質脊髄路（図1-24），皮質延髄路（図1-39），三叉神経視床路（図1-47）の損傷などによって四肢の運動麻痺や多様な脳神経の障害による症状（表1-2）が生じる．

　脳底動脈遠位部が閉塞すると，後大脳動脈の灌流領域である中脳，視床，後頭葉，側頭葉に梗塞をきたし，眼球運動障害，瞳孔異常，半盲，せん妄（delirium），健忘（amnesia）などが生じることがある．これを脳底動脈先端症候群という．せん妄とは，意識障害が一過性に変動する状態を呼び，睡眠・覚醒リズムの障害，思考・記憶・見当識の障害，不安や興奮などが日内で変動する．健忘とは，陳述記憶が障害された状態のことを呼ぶ．

　また，延髄の外側が損傷されると，そこを走行している腹側三叉神経視床路（図1-47），外側脊髄視床路（図1-33），舌咽神経と迷走神経，下小脳脚（図1-77）などが同時に障害を受け，損傷と同側にある顔面の温痛覚障害，損傷と反対側にある四肢や体幹の温痛覚障害，損傷部位と同側の軟口蓋・咽頭筋の運動麻痺，運動失調（ataxia）などが生じる．このような延髄外側の損傷によって起こる症状を，ワレンベルグ症候群と呼ぶ．ワレンベルグ症候群では，延髄の内側を通る皮質脊髄路（図1-24）や前脊髄視床路（図1-31）は障害されないため，四肢の運動麻痺や深部覚の障害を認めないのが特徴である．

　ここで，運動失調について確認しておきたい．運動失調とは，正確かつ円滑な運動ができなくなった状態をいう．運動を正確かつ円滑に行うためには，運動に関与する主動筋，桔抗筋，協同筋などの複数の筋を適切なタイミングと強さで収縮させなければならない．このような複数の筋の協調的な活動を制御しているのが，小脳を中心とする神経回路である．

　小脳は，上小脳脚・中小脳脚・下小脳脚によって脳幹と結合している（図1-77）．上小脳脚は，主として小脳から中脳へ向かう遠心性線維で構成されている．中小脳脚は主として橋から小脳に向かう求心性線維，下小脳脚は橋および脊髄から

47

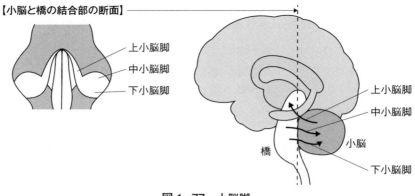

図 1-77　小脳脚

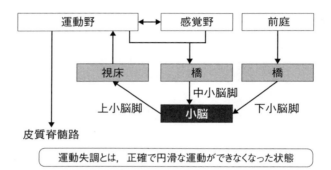

図 1-78　運動の協調性に関与する神経経路

小脳に向かう求心性線維で構成されている．

　図 1-78 に示すように，運動野や感覚野などからの信号は橋に入力され，中小脳脚を介して小脳に送られる．次に，小脳から上小脳脚を介して同側の視床に信号が出力され，運動野に戻る．この神経回路により，小脳は一次運動野からの信号に基づいて，次の身体の状態を予測して同側の一次運動野にフィードバック信号を送り，運動の方向，タイミング，強さに関して運動を微調整している．そのため，小脳，橋，視床のいずれかの部位が損傷されると，損傷部位と同側にある複数の筋の協調的な活動が障害され，運動が不正確でぎこちないものになってしまう．

## 3）ラクナ梗塞は脳深部に生じる直径 15 mm 以下の脳組織の壊死である

　表 1-4 にラクナ梗塞の症状をまとめる．ここでは，ラクナ梗塞の典型的な症状について考えてみたい．

表1-4 ラクナ梗塞の特徴

| 概 念 | ・脳深部に生じる直径15 mm以下の脳組織の壊死である |
|---|---|
| 特 徴 | ・穿通枝動脈の高血圧性変化を基盤に発症する |
| 好発部位 | ・前脈絡叢動脈，外側線条体動脈，内側線条体動脈，視床膝状体動脈，傍正中橋動脈など |
| 症 状 | ・意識障害が少ない<br>・しばしば無症状<br>・多発性の場合には血管性認知症や血管性パーキンソニズム |

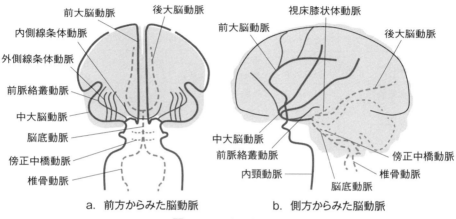

a. 前方からみた脳動脈　　b. 側方からみた脳動脈

図1-79　穿通枝動脈

### Clinical Points

① ラクナ梗塞とは，脳深部に生じる直径15 mm以下の脳組織の壊死をいう

② ラクナ梗塞では，しばしば無症候のことがあるが，多発性ラクナ梗塞の場合は血管性認知症や血管性パーキンソニズムが生じる

　ラクナ梗塞とは，脳深部に生じる直径15 mm以下の脳組織の壊死をいう．通常，ラクナ梗塞は穿通枝動脈の高血圧性変化を基盤に発症するが，主幹動脈のアテローム硬化の結果として生じることもある．穿通枝動脈とは，内頸動脈，前大脳動脈，中大脳動脈，後大脳動脈，脳底動脈から分岐し，脳の深部に血液を供給している細い動脈をいう（図1-79）．主な穿通枝動脈には，内頸動脈から分岐する前脈絡叢動脈，

第Ⅰ章 ●知識に基づく系統的な情報収集のポイント

表1-5　認知症の症状

| 症　状 | | 日常生活で観察される行動 |
|---|---|---|
| 中核症状 | 記憶障害 | ・約束を忘れる<br>・物の置き場所がわからなくなる<br>・同じことをはじめて話すかのように繰り返し話す |
| | 失　語 | ・会話の中で「あれ」「それ」といった指示語が増える（喚語困難）<br>・いいたい語とは別の語をいう（語性錯語）<br>・他人がいった語や句を繰り返す（反響言語）<br>・物の名前がわからない<br>・言語の理解が難しい |
| | 視覚性失認 | ・物をみてもそれが何だかわからない |
| | 地誌的失見当識 | ・熟知しているはずの場所や風景がわからない<br>・家の中やよく知った近所でも迷う |
| | 観念失行 | ・道具が上手に使えない<br>・道具の誤った使い方がみられる |
| | 遂行機能障害 | ・計画を立てて行動することができない |
| 周辺症状 | 暴言・暴力 | ・根拠なしに人にいいがかりをつける<br>・人を罵る<br>・人を殴る，引っかく，噛みつく |
| | 徘　徊 | ・やたらに歩き回る |
| | 不　穏 | ・落ち着きなくやたらに手足を動かす<br>・理由なく金切り声をあげる |
| | アパシー | ・以前に行っていた趣味や日常の活動に興味を示さなくなる |
| | うつ症状 | ・表情の変化が乏しい<br>・物事を楽しめない<br>・周囲に興味を示さない<br>・食欲がない<br>・よく眠れない |
| | 不　安 | ・一人になるのを怖がり，家の中にいても介護者につきまとう |
| | 妄　想 | ・自分の現金などを誰かが盗んだという（物盗られ妄想）<br>・自分の配偶者が浮気をしているという（嫉妬妄想） |

前大脳動脈から分岐する内側線条体動脈，中大脳動脈から分岐する外側線条体動脈，後大脳動脈から分岐する視床膝状体動脈，脳底動脈から分岐する傍正中橋動脈などがある．

　ラクナ梗塞では，しばしば無症候のことがある．また，ラクナ梗塞を繰り返した多発性ラクナ梗塞の場合，血管性認知症や血管性パーキンソニズムが生じる．

　認知症とは，一度正常に達した認知機能が後天的な脳の障害によって持続的に低

第2節●症状のイメージが効果を導く次の一歩

下し，日常生活や社会生活に支障をきたすようになった状態をいう．かつて，認知症は進行性で非可逆性の経過を示すとされていたが，現在では多くの疾患に起因する症候群と捉えられ，不変や改善の経過を示すものも認知症に含まれている．なかでも，脳血管障害による認知症を血管性認知症（vascular dementia）と呼ぶ．血管性認知症は，脳の損傷部位に応じた多様な症状を示す（表1-5）．症状の中核をなすのは，記憶障害，失語，失行，失認などの認知機能障害である．

　パーキンソン症候群とは，動作緩慢，筋固縮（強剛），姿勢反射障害，静止時振戦などのパーキンソン病の症状に類似した症状をいう．パーキンソン症候群を呈する疾患の中でも，脳血管障害によるパーキンソン症候群を血管性パーキンソニズム（vascular parkinsonism）という．血管性パーキンソニズムは，基底核や大脳白質の多発性ラクナ梗塞などによって生じ，上肢の機能が比較的保たれているにもかかわらず，歩行が著明に障害される（lower-body parkinsonism），振戦が少ない，認知症の合併が多い，パーキンソン病よりも進行が速い，レボドパ製剤（脳内でドーパミンへ変化するパーキンソン病治療薬）に対する反応性が乏しい，高血圧の合併が多いという特徴を有している[20]．

## 2. 脳出血は脳実質内で生じる出血である

　表1-6に脳出血の特徴をまとめる．ここでは，脳出血の典型的な症状について考えてみたい．

**Clinical Points**

① 脳出血は，高血圧，脳動静脈奇形，脳動脈瘤などを基盤として発症する脳実質内での出血である
② 脳出血は，被殻，視床，小脳，脳幹に好発する
③ 脳出血では，病巣と反対側の運動麻痺，痙縮，感覚障害，半側空間無視，記憶障害，失語症，病巣側の企図振戦，脳神経障害などの病巣に応じた多様な症状が生じる

　脳出血は，高血圧，脳動静脈奇形，脳動脈瘤などを基盤として発症する脳実質内への出血である（図1-11）[10]．脳実質とは，硬膜・くも膜・軟膜といった髄膜や脳脊髄液を除く，大脳・小脳・脳幹などの部位を呼ぶ．

　高血圧とは，遺伝的素因や動脈硬化などのさまざまな要因によって心拍出量や血

51

表 1-6 脳出血の特徴

| 概　念 | ・脳実質内での出血である |
|---|---|
| 特　徴 | ・高血圧，脳動静脈奇形，脳動脈瘤などが基盤として発症する |
| 好発部位 | ・被殻，視床，小脳，橋 |
| 症　状 | 【被殻出血】<br>・病巣と反対側の運動麻痺，痙縮，感覚障害，半側空間無視<br>【視床出血】<br>・病巣と反対側の運動麻痺，痙縮，感覚障害，半側空間無視，記憶障害，失語症<br>【小脳出血】<br>・病巣側の企図振戦，めまい，嘔吐，頭痛<br>【橋出血】<br>・脳神経障害，運動麻痺，感覚障害，企図振戦 |

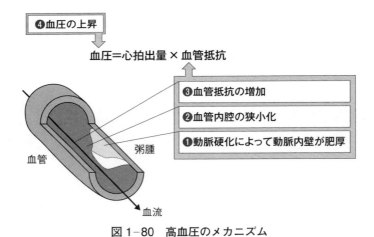

図 1-80　高血圧のメカニズム

管抵抗が慢性的に増加した状態をいう．血圧は，心拍出量と血管抵抗の積で表されるが，動脈硬化によって動脈内壁が肥厚すると，血管内腔が狭くなって血管抵抗が増加し，高血圧をきたす（図 1-80）．

　脳動静脈奇形とは，脳の動脈と静脈が毛細血管を介さず，異常に吻合する先天性の疾患である．通常，動脈が分枝して毛細血管となり，この毛細血管とその周囲にある組織で構成される血管床という領域で，毛細血管から周囲の組織に酸素や栄養物質を渡すとともに，周囲の組織から二酸化炭素などの代謝産物を受けとって，それを静脈に戻している（図 1-81）．脳動静脈奇形では動脈の一部が毛細血管にうまく分枝することができなくなり，ナイダス（nidus）という異常な血管の塊を介して，

第2節●症状のイメージが効果を導く次の一歩

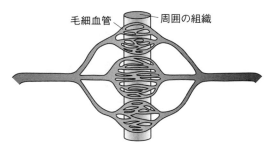

図1-81　毛細血管

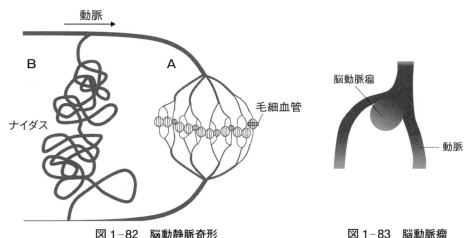

図1-82　脳動静脈奇形　　　　　　　図1-83　脳動脈瘤

通常は，動脈と静脈が毛細血管でつながっている（A）．脳動静脈奇形では，動脈の一部が毛細血管にうまく分枝することができず，ナイダスを介して動脈と静脈がつながる（B）

動脈と静脈が直接的につながってしまう（図1-82）．そのため，脳動静脈奇形を流れる血液は血管床を介して，酸素や栄養物質を受け渡すことができず，また毛細血管に分散される動脈の圧力が直接静脈に加わることになる．その結果，高血圧によって血管に負荷がかかった場合に血管が破綻し，脳出血が生じる．

　脳動脈瘤とは，脳内の血管壁の一部が皮薄化して瘤状に膨隆し，その中に血液が満たされたものである（図1-83）．脳動静脈奇形と同様に，高血圧によって血管に負荷がかかった場合に瘤が破綻し，脳出血が生じる．

　高血圧を基盤として発症する高血圧性脳出血は，脳底部の主幹動脈から分岐している細い穿通枝動脈の破綻によって生じることが多いため，その灌流域である被殻

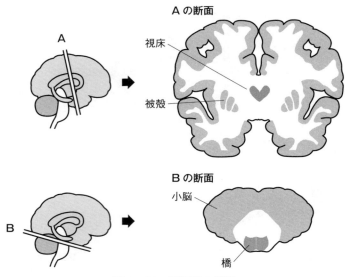

図1-84　脳深部の構造

(40％)，視床(30％)，小脳(5～10％)，脳幹(5～10％)に好発する(図1-84)．次に各脳部位における症状を考えてみたい．

### 1) 被殻出血により運動麻痺・感覚障害・半側空間無視が生じる

被殻出血では，隣接する皮質脊髄路の損傷により病巣と反対側に運動麻痺(図1-24)と痙縮(図1-29)が生じ，前脊髄視床路(図1-31)や外側脊髄視床路(図1-33)の損傷により病巣と反対側にある手足や体幹の感覚障害が生じる．感覚障害よりも運動麻痺の程度が強いことが多いとされている．また，半側空間無視(図1-64)が生じることもある．

### 2) 視床出血により運動麻痺・感覚障害・認知機能障害が生じる

視床出血では，被殻出血と同様に病巣と反対側の運動麻痺(図1-24)，痙縮(図1-29)，感覚障害(図1-31，1-33)が生じる．その際，運動麻痺よりも感覚障害が強いことが多いとされている．また，病巣が上部脳幹に及ぶと，皮質延髄路(図1-39)の損傷により瞳孔や眼球運動の異常などの脳神経に関する症状(表1-3)をきたし，半側空間無視(図1-64)，記憶障害(図1-65)，失語(図1-66)が生じることもある．

第 2 節 ● 症状のイメージが効果を導く次の一歩

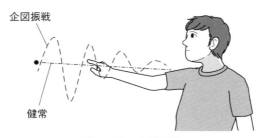

図 1-85　企図振戦

### 3) 小脳出血により企図振戦が生じる

　小脳出血では，小脳を中心とした神経回路（図 1-78）の損傷により病巣と同側に運動失調，めまい，嘔吐，頭痛が生じる．特に小脳出血では，運動に伴う律動的な振動運動を認め，目標物に肢が近づくにつれてその振動は顕著になる．このような運動に伴う振動的な運動を企図振戦という（図 1-85）．

### 4) 橋出血により脳神経障害・運動麻痺・感覚障害・企図振戦が生じる

　橋出血では，皮質延髄路（図 1-39）や三叉神経視床路（図 1-47）の損傷による脳神経症状（表 1-2），運動麻痺（図 1-24），痙縮（図 1-29），感覚障害（図 1-31，1-33），企図振戦（図 1-78，図 1-85）をきたす．橋出血によって重度の四肢麻痺と構音障害が生じると，意思の表出が瞬きと眼球運動でしかできない閉じ込め症候群に陥る．

　また，橋の吻側部にある排尿調節中枢は，仙髄の排尿中枢を下行性に調節して残尿のない排尿を行わせることに寄与している（図 1-86）．例えば，膀胱に尿が貯留し始めると，膀胱内壁が伸展して骨盤神経を興奮させ，腰仙髄の排尿中枢に信号が伝えられる．その結果，膀胱を支配している下腹神経（交感神経）が反射性に興奮して膀胱を弛緩させるとともに内尿道括約筋を収縮させて尿を貯留する．この時，陰部神経（運動神経）も同時に興奮して外尿道括約筋の緊張を高めて尿の漏出を抑えている．

　通常は，膀胱内の尿量が増えると，膀胱伸展による求心性情報は大脳皮質感覚野に伝えられて尿意を感じる．それと同時に，求心性の情報が橋の排尿中枢を経て脊髄内を下行し，骨盤神経を興奮させて膀胱を収縮させるとともに内尿道括約筋を弛緩させる．さらに，大脳皮質運動野からの下行性情報が外尿道括約筋を弛緩させて尿の尿道通過を可能にして排尿が起こる．これらの神経経路のいずれかに損傷をき

55

第Ⅰ章●知識に基づく系統的な情報収集のポイント

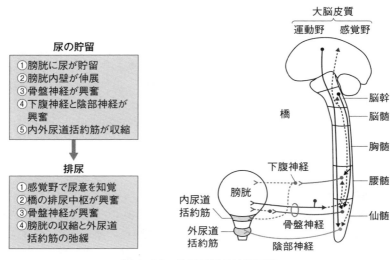

図1-86 排尿反射の神経回路

たした場合,排尿障害が生じる.

## 3. くも膜下出血とは,くも膜下腔で生じる出血である

表1-7にくも膜下出血の症状をまとめる.ここでは,くも膜下出血の典型的な症状について考えてみたい.

### Clinical Points
① くも膜下出血とは,くも膜下腔で生じる出血のことをいう
② くも膜下出血では,脳神経障害以外の症状は一過性とされている
③ 脳脊髄液の吸収障害をきたすと,水頭症が生じる

くも膜下出血とは,くも膜下腔で生じる出血のことをいう[10].脳は,外側から硬膜,くも膜,軟膜という3枚の膜で覆われている(図1-87).くも膜と軟膜の間の腔をくも膜下腔と呼び,ここに動脈,静脈,脳脊髄液が存在している.くも膜下腔にある動脈が出血を起こすことによって,くも膜下出血が生じる.

くも膜下出血は,外傷や脳出血による続発性出血と,脳動静脈奇形(図1-82)や脳動脈瘤(図1-83)による原発性出血に分類される.原発性出血は,脳動脈瘤の破

表1-7 くも膜下出血の特徴

| 概　念 | ・くも膜下腔で生じる出血である<br>・外傷や脳出血による出血（続発性出血）<br>・脳動脈瘤や動静脈奇形による出血（原発性出血） |
|---|---|
| 特　徴 | ・脳動脈瘤は40～60歳に多い<br>・脳動静脈奇形は20～40歳に多い |
| 好発部位 | ・ウィリス動脈輪 |
| 症　状 | ・脳神経の障害以外の症状は一過性<br>・症状が持続する場合は，脳実質内で生じる出血や脳梗塞の合併<br>・脳血管攣縮，水頭症を合併 |

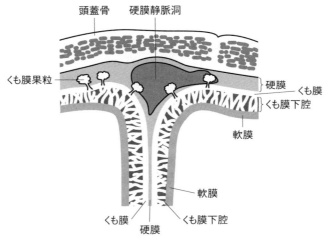

**図1-87　脳の被膜とくも膜下腔**
くも膜下出血とは，くも膜下腔で生じる出血のことである

綻によるものが多いとされている．また，脳動脈瘤による出血は40～60歳に多く，脳動静脈奇形による出血は20～40歳に多く出現する．

　好発部位は，ウィリス動脈輪（図1-88）である．図1-19で確認したように，左右の内頸動脈は中大脳動脈と前大脳動脈に分かれ，左右の椎骨動脈は合流して脳底動脈を形成し，脳幹と小脳に分枝を出した後に，左右の後大脳動脈に分かれている．脳底部の血管をさらに詳しくみてみると，図1-88に示すように左右の前大脳動脈は前交通動脈で結ばれ，内頸動脈と後大脳動脈は後交通動脈で結ばれており，これによって脳底部の動脈が環状に連結されている．これをウィリス動脈輪という．なお，

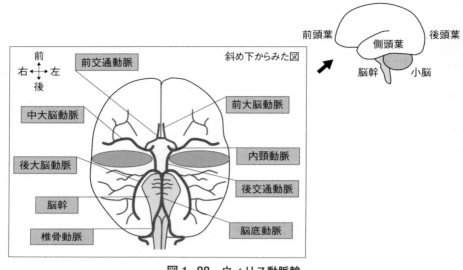

図 1-88　ウィリス動脈輪

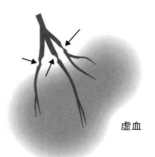

図 1-89　脳血管攣縮
矢印の部分に脳血管攣縮が認められる

　ウィリス動脈輪は一側の内頸動脈が閉塞した時の側副血行路として機能している．
　一般に，くも膜下出血では脳神経障害（表1-2）以外の症状は一過性とされているため，症状が持続する場合には脳実質内への出血や脳梗塞の合併が疑われる．また，脳血管攣縮はくも膜下出血の発症から2週間以内に多いとされている（図1-89）[21]．脳血管攣縮では，血管が一過性に異常収縮して組織に虚血が生じる．
　さらに，脳脊髄液の吸収障害によって水頭症が生じる．脳は脳脊髄液で満たされ

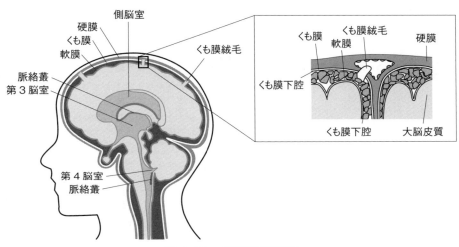

**図 1-90 脳脊髄液の還流**
側脳室，第3脳室，第4脳室にある脈絡叢から分泌された脳脊髄液は，くも膜下腔に出てくも膜絨毛から静脈に排出される

た空間の中に浮かんでおり，外部からの衝撃を受けにくくなっている．側脳室，第3脳室，第4脳室にある脈絡叢から分泌された脳脊髄液は，くも膜下腔に出てくも膜絨毛から静脈中に排出される（図1-90）．くも膜下出血によって脳脊髄液の吸収障害が生じると，脳室内に脳脊髄液が貯留することによって脳室が拡大し，脳への圧力が上昇する．これを水頭症と呼ぶ．この水頭症によって，認知機能障害，歩行障害，失禁などの症状が出現する．

# 第3節 予後予測に役立つ病歴

　診断名（症状）を確認したら，併せて病歴も確認する（図1-2）．カルテより確認すべき病歴のポイントを表1-8に示す．脳血管障害の発症からリハビリテーション開始までの期間と，症状の予後の間には密接な関連がある．また，脳血管障害は動脈硬化を基盤にして発症するため，動脈硬化の危険因子に関する既往が脳血管障

第Ⅰ章 ● 知識に基づく系統的な情報収集のポイント

表 1-8　カルテより確認する病歴のポイント

| 脳血管障害の病歴 | ・脳血管障害の既往 | ・日常生活に関する自立度の予後に影響 |
| | ・発症からリハビリテーション開始までの期間 | ・期間の延長に伴い廃用性筋萎縮，関節拘縮，深部静脈血栓症，褥瘡などの合併症が生じる可能性が増加 |
| | ・脳血管障害の発症からの期間 | ・脳血管障害の発症から 1 年を超える維持期では，経年的に日常生活の自立度が低下 |
| 合併症の病歴 | ・高血圧 | ・血圧が高くなるほど発症のリスクが増加<br>・発症急性期の血圧が高いほど予後が不良 |
| | ・脂質異常症 | ・総コレステロールが 1 mmol/L（38.7 mg/dL）増加すると，脳梗塞の発症が 25％増加<br>・LDL コレステロールが 1 mmol/L（38.6 mg/dL）低下すると，脳梗塞発症が 17％低下 |
| | ・糖尿病 | ・空腹時血糖値が 1 mmol/L（18 mg/dL）低下することによって脳血管障害の発症リスクは 19％低下 |
| | ・心房細動 | ・心房細動を有している対象者の脳梗塞発症率は年間で約 5％（心房細動を有さない人の 2 ～ 7 倍高い） |
| | ・慢性腎臓病 | ・クレアチニン・クリアランスが 70 mL/分に比べ，40 ～ 70 mL/分では脳血管障害発症のハザード比が1.9，40 mL/分未満ではハザード比が 3.1 |

害の発症に影響を及ぼす（図 1-91）．ここでは，病歴を確認するためのポイントについて考えてみたい．

**Clinical Points**

①　リハビリテーションの評価および支援の計画を立案する際には，年齢，脳血管障害の既往，動脈硬化の危険因子に関する既往，脳血管障害の発症からリハビリテーション開始までの期間を把握する必要がある

②　動脈硬化とは，動脈の内壁が肥厚し柔軟性が低下した状態をいう

③　動脈硬化の危険因子には，高血圧，脂質異常症，糖尿病などがある

④　心房細動，脳動静脈奇形，脳動脈瘤は，心原性脳塞栓症やくも膜下出血の危険因子になる

## 1. 脳血管障害の病歴は日常生活の自立度に影響する

　年齢や脳血管障害の既往などが日常生活に関する自立度の予後に影響を及ぼすこ

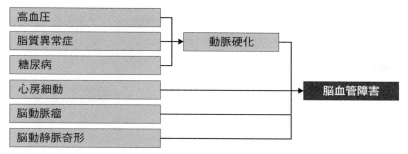

図 1-91　脳血管障害の危険因子

とが知られている[22~25]．また，脳血管障害の急性期においては，発症からリハビリテーション開始までの期間が延長することに伴って廃用性筋萎縮（disuse muscle atrophy）が進行するとともに，関節拘縮（arthrogryposis），深部静脈血栓症（deep vein thrombosis），褥瘡（decubitus）などの合併症が生じる可能性が高まる．

　臥床によって重力負荷が低下すると，筋が不活動状態に陥って萎縮し，筋力が低下する．このような不活動に起因する筋の萎縮を廃用性筋萎縮という．抗重力筋（体幹や下肢の骨格筋群）の場合，臥床 1 日あたり筋力が約 1％低下する．一方，非抗重力筋（上肢や手指の骨格筋群）の場合，20 日間を超すような臥床によって筋力が低下するといわれている[26]．

　関節拘縮とは，固定や安静などによって皮膚，骨格筋，関節包，靱帯などの関節周囲にある軟部組織の柔軟性が低下し，関節可動域の制限をきたした状態をいう．例えば，ラットの足関節をギプス固定すると，1 週間で関節可動域の制限が生じ，ギプス固定の期間を延長するにつれて関節可動域の制限も進行することが知られている[27]．

　深部静脈血栓症とは，長期臥床や脱水による血流うっ滞などによって，主に下肢の深部静脈に血栓が生じ，還流障害をきたした状態をいう．安静臥床による深部静脈血栓は下腿の静脈に好発するとされ[28]，一般的には片側の下肢の浮腫や膝関節伸展・足関節背屈に伴う腓腹部の疼痛を認める．また，深部静脈血栓症は肺塞栓症を生じさせる危険因子である．

　褥瘡とは，長期臥床などによって骨の突出部の皮下組織が接触局所で圧迫されて血行不良になり，壊死に陥った状態をいう．褥瘡の発生には，栄養状態の低下に加えて，体位変換や座位保持などの起居・移動能力の低下，関節拘縮，発汗や失禁による皮膚湿潤などの複数の要因が関与すると考えられている（図 1-92）[29]．また，

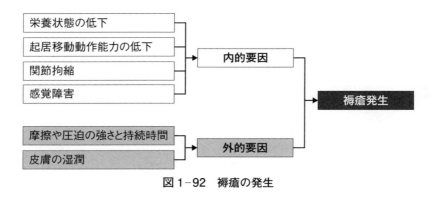

図1-92 褥瘡の発生

側頭部,耳介,肩峰部,肩甲骨部,肋骨角部,腸骨稜部,大転子部,腓骨頭部,内果部,外果部などが褥瘡の好発部位とされている.

以上の臥床に伴う合併症に加えて,脳血管障害の発症から1年を超えるような維持期においては,経年的に日常生活の自立度が低下することが指摘されている[30,31].そのため,年齢,脳血管障害の既往の有無,脳血管障害の発症からリハビリテーション開始までの期間を把握したうえで,リハビリテーションの評価および支援の計画を立案する必要がある.

## 2. 合併症の病歴は脳血管障害の再発に影響する

脳血管障害発症の基盤になっている動脈硬化とは,動脈の内壁が肥厚し柔軟性が低下した状態をいう.動脈硬化の危険因子には,高血圧(図1-80),脂質異常症,糖尿病,慢性腎臓病(chronic kidney disease)などがある.これらの疾患は,喫煙,食べすぎ,多量飲酒,運動不足などの生活習慣と密接に関連している.そのため,薬物治療に加えて生活習慣を改善させる必要があると考えられている[32].また,心房細動(図1-70),脳動静脈奇形(図1-82),脳動脈瘤(図1-83)は,心原性脳塞栓症やくも膜下出血の危険因子である.

高血圧,脂質異常症,糖尿病などによって動脈の内皮細胞が傷つくと,内皮細胞の下に変性した低比重リポタンパク(LDL:low density lipoprotein)が蓄積し,それを排除しようとしてマクロファージがLDLを取り込む(図1-93).その結果,LDLを取り込んだマクロファージが血管に蓄積して動脈硬化が生じると考えられている[33].また,近年では細胞内の小胞体にストレスが加わることによってC/EBP homologous protein(CHOP)と呼ばれるタンパク質が増加して血管の炎症を誘発し,動脈硬化が生じることも指摘されている[34].

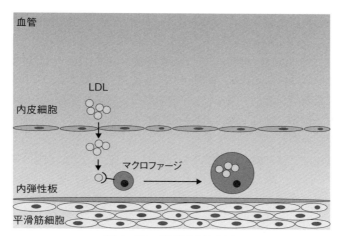

図1-93 動脈硬化の発生

　動脈硬化に伴って動脈内壁が肥厚して血流が遮断されることによって脳梗塞が生じ，血管の柔軟性および強度が低下して血管が破綻することにより脳出血が生じる．そのためリハビリテーションに際しては，脳血管障害の病歴に加えて動脈硬化の危険因子に関する病歴を確認しておく必要がある．以下に，合併症の病歴を確認した時にセラピストがイメージすべき内容をまとめる．

### 1）高血圧により脳血管障害の再発リスクが高まる

　高血圧は，脳血管障害の主要な危険因子であり，血圧が高くなるほど発症のリスクが高くなる（表1-8）．また，脳血管障害発症前の高血圧の既往に加え，発症直後には精神的・身体的ストレス，疼痛，嘔気，膀胱の充満，低酸素血症などのさまざまな要因によって血圧が上昇するとされている[35]．発症急性期の血圧が高いほど予後が不良であるという指摘もある[36]．

　脳出血やくも膜下出血では，高血圧によって血腫の増大，再破裂，脳浮腫（脳内に水分が過剰に貯留して容積が増大した状態）の増悪が生じる．高血圧の状態が続くと，心臓の左室は強い圧力で全身に血液を送り出し続けなくてはならず，左室肥大が生じる．また，高血圧によって網膜の血管が損傷を受けると，網膜への血液供給が不足して網膜症が生じる．さらに，高血圧によって腎臓の血管に動脈硬化が生じて腎臓への血流量が低下すると，腎間質の線維化と糸球体の硬化が進行し高血圧性腎症が生じる．そのため高血圧性脳出血では，左室肥大，高血圧性網膜症，高血圧性腎症などの合併症を伴うことが多いとされている．

第Ⅰ章 ●知識に基づく系統的な情報収集のポイント

　アテローム血栓性梗塞やラクナ梗塞では，血圧が高いほうが脳の灌流圧を保つために有利と考えられているが，遺伝子組み換え組織プラスミノゲン・アクティベータ（rt-PA：recombinant tissue-type plasminogen activator）の静脈内投与による血栓溶解療法による再開通後は，高血圧による出血に注意する必要があるといわれている．血栓溶解療法とは，発症後 4.5 時間以内の脳梗塞に対して閉塞血管の再灌流を促し，虚血領域の細胞を救済する目的で行われる治療で，日本脳卒中学会により治療指針が定められている[37]．

　心原性脳塞栓症では，出血性梗塞や脳浮腫を伴う場合などに血圧が高くなるといわれている[38]．また，脳血管障害が重症な対象者では頭蓋内圧が上昇していることがあり，過度の血圧低下によって脳灌流圧が低下し，脳虚血を増悪させるリスクがある．

　発症直後にみられる血圧上昇は 1〜2 日で自然に低下し，1〜2 週間程度で徐々に発症前の血圧に戻ってくる[39)〜41)]．脳血管障害のガイドライン[21]では，脳出血急性期の血圧を収縮期血圧 180 mmHg 未満または平均血圧 130 mmHg 未満に維持することが推奨されている．一方，脳梗塞急性期では収縮期血圧が 220 mmHg 以上または拡張期血圧が 120 mmHg 以上の高血圧を持続する場合などに限り，慎重な降圧療法を行うことが推奨されている．また，脳梗塞の維持期では 140/90 mmHg 未満を維持することが推奨されている．

## 2）脂質異常症により脳血管障害の再発リスクが高まる

　脂質異常症とは，血液中に含まれる脂質が過剰，もしくは不足している状態をいう（図 1-94）．脂質は水に溶解しないため，脂質の一種であるコレステロールはタンパク質と複合体を形成してリポタンパクとして血液中で輸送される．リポタンパクは，比重の重さによって高比重リポタンパク（HDL：high density lipoprotein）と LDL に分類され，HDL に運搬されるコレステロールを HDL コレステロール，LDL に運搬されるコレステロールを LDL コレステロールと呼ぶ．HDL は血管壁に蓄積したコレステロールを肝臓に運搬するのに対し，LDL は肝臓のコレステロールを体内に運搬する．そのため LDL コレステロールが増加すると，体内に運搬されるコレステロールが増加して動脈硬化を促進する．一方，HDL コレステロールが増加すると肝臓に運搬されるコレステロールが増加して動脈硬化を防止する．

　脂質異常症は，アテローム血栓性梗塞の危険因子であり[42, 43]，総コレステロールが 1 mmol/L（38.7 mg/dL）増加すると，脳梗塞の発症が 25％増加するといわれている（表 1-8）[44]．また，HDL コレステロールの低下によって脳梗塞の発症率が高

64

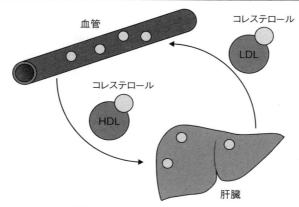

図1-94 コレステロールの運搬

まることが報告されている[45,46]．一方，LDLコレステロールが 1 mmol/L（38.6 mg/dL）低下すると，脳梗塞発症が17％低下したという報告もある[47]．

### 3）糖尿病により脳血管障害の再発リスクが高まる

糖尿病とは，インスリンの作用不足（インスリン分泌不全やインスリン抵抗性）によって血液中のグルコース（糖質）の濃度が慢性的に上昇した状態をいう．また，血液中のグルコース濃度が高い状態を高血糖という．インスリンは，糖質，タンパク質，脂質の合成と貯蔵を促進するホルモンである．なかでも，インスリンによるグルコースの細胞内への取り込みに関与するのは，筋や脂肪細胞にある GLUT 4（glucose transporter 4）と呼ばれるタンパク質である図1-95のように，インスリンが作用すると細胞内にプールされているGLUT 4が細胞膜上に移動してグルコースの輸送を行う．血中のグルコース濃度は，グルコースの供給と利用の調節によって維持されている（図1-96）．血糖は，食事による糖質の摂取や肝臓における糖の生成などによって供給され，血中のグルコース濃度を上昇させる．一方，血中のグルコースは全身における解糖（図1-5），筋におけるグリコーゲンの合成，脂肪組織における脂肪の合成などに利用される．このバランスが崩れて，供給が利用を上回ると高血糖をきたす．

高血糖時の症状として，口渇，多飲，多尿，体重減少，疲労感などがあり，重篤な場合には昏睡に至ることもある．高血糖状態では，糖が尿中に排出されて浸透圧

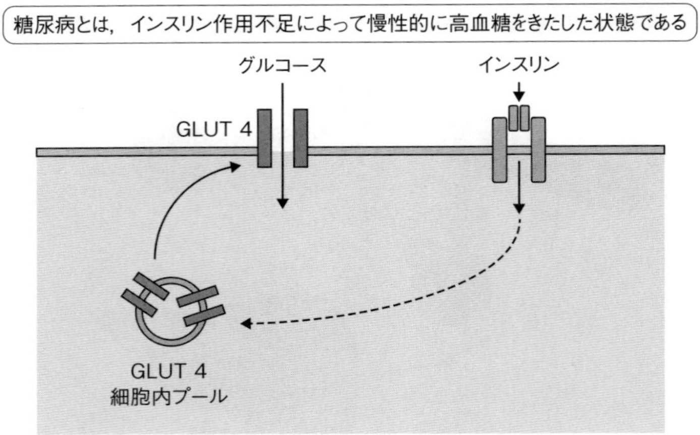

糖尿病とは，インスリン作用不足によって慢性的に高血糖をきたした状態である

図1-95　インスリン受容体と細胞反応

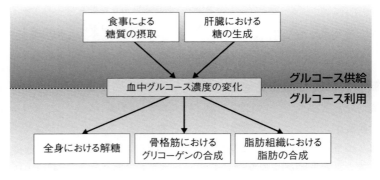

図1-96　グルコースの供給と利用

のバランスが崩れることに加え，尿細管に対するインスリン作用の低下によって糸球体で濾過された原尿の再吸収が減少するため多尿になり，脱水，口渇，多飲を引き起こす．また，高血糖状態が長期間にわたると，網膜症，腎症，神経障害をはじめとして，心筋梗塞，下肢閉塞性動脈硬化症，壊疽が生じる．

1型糖尿病は，インスリンを分泌する膵臓のB細胞が損傷されてインスリンの分泌不全をきたし，血中のインスリンが欠乏することによって起こる．一方，2型糖尿病は，主としてグルコースの刺激に対するインスリン分泌反応の低下と，組織におけるインスリン感受性の低下（インスリン抵抗性）によって起こる．インスリン抵抗性には，インスリンに対するGLUT 4の作用障害などが関与していると考え

第3節 ● 予後予測に役立つ病歴

られている[48].

　糖尿病もまた脳血管障害の発症と関連しており[13, 49]，空腹時血糖値が1 mmol/L（18 mg/dL）低下することによって，脳血管障害の発症リスクは19%低下するといわれている（**表1-8**）[50]．また，HbA1cと脳梗塞の発症率に関連があることも知られている[51]．HbA1cとは，血液中のヘモグロビンとブドウ糖が結合した物質である．高血糖の状態では，ヘモグロビンと結合する糖が増えてHbA1cが多くなる．なお，血液中のHbA1c値により血液検査の日から1〜2カ月前の血糖状態を推定できる．

　一方で，血糖を厳格にコントロールしても脳血管障害の発症率が低下しないことも指摘されており[52]，糖尿病の管理だけでなく，高血圧，脂質異常症，肥満，喫煙などの危険因子を包括的にコントロールすることが推奨されている[53].

## 4）心房細動により脳血管障害の再発リスクが高まる

　心房細動（**図1-70**）は，心原性脳塞栓症の主要な危険因子である[13〜17]．心房細動を有している対象者の脳梗塞発症率は年間で約5%であり，心房細動を有さない人の2〜7倍高いとされている（**表1-8**）[17, 54, 55].

## 5）慢性腎臓病により脳血管障害の再発リスクが高まる

　慢性腎臓病は，腎臓になんらかの異常所見が見出される，あるいは糸球体流過量（GFR：glomerular filtration rate）が<60 mL/分/1.73 m² 未満の状態が3カ月以上持続するものとされている[56].

　腎臓は，①水分・電解質バランスの保持，②老廃物の排出，③血圧の調節，④赤血球の産生，⑤活性化ビタミン$D_3$の産生に関与している．腹大動脈から分かれた腎動脈は葉間動脈，弓状動脈，小葉間動脈を経て腎小体に入り，毛細血管が集まって糸球体をつくる（**図1-97**）．糸球体は尿細管に続いているボーマン嚢に囲まれており，この糸球体とボーマン嚢を合わせた部分を腎小体という．腎小体は血漿の濾過を行っている．そのため，糸球体濾過量が腎臓の機能を反映する値として使用されている．

　腎小体で濾過された血漿の濾液は，尿細管中に運ばれる．近位尿細管はヘンレの係蹄を経て遠位尿細管となり，集合管に入る（**図1-97**）．なお，腎小体と尿細管を合わせたものをネフロンという．**図1-98**に示すように，糸球体濾液が尿細管や集合管を流れる間にナトリウム，リン，カリウム，カルシウムなどの電解質を再吸収したり，血液成分や管壁の細胞が産生する物質を管内に分泌したりして尿が生成される．これによって体内の水分と電解質のバランスが一定に保たれている．また，

67

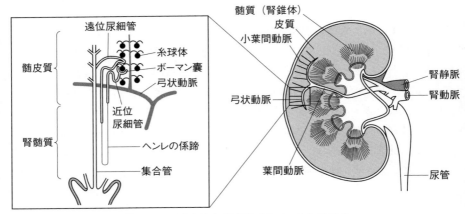

図1-97 腎小体と尿細管（ネフロン）の構成

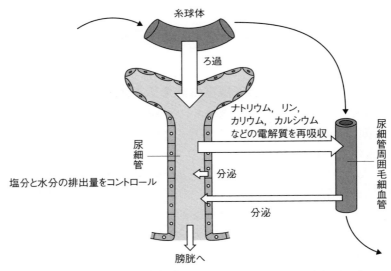

図1-98 腎小体と尿細管（ネフロン）における尿生成機序の概要

　尿細管や集合管で塩分と水分の排出量をコントロールすることは血圧の調整にも役立っている．血圧が高い時には，塩分と水分の排出量を増加させることによって血圧を低下させ，血圧が低い時には塩分と水分の排出量を減少させることによって血圧を上昇させる．
　さらに，腎臓の細動脈壁にある傍糸球体細胞からレニンという酵素が分泌され，これが血液中のアンジオテンシノーゲンからアンジオテンシンⅠという物質をつく

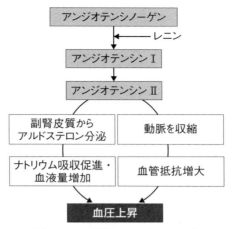

図1-99 腎臓による血圧上昇作

る（図1-99）．アンジオテンシンⅠはアンジオテンシン変換酵素によりアンジオテンシンⅡに変換される．アンジオテンシンⅡは，全身の動脈を収縮させるとともに，副腎皮質からアルドステロンを分泌させる．アルドステロンは，ナトリウムを体内に溜める働きがあり，これによって循環血液量が増加するとともに心拍出量と末梢血管抵抗が増加して血圧が上昇する．これをレニン・アンジオテンシン・アルドステロン系（RAAS：renin-angiotensin-aldosterone system）という[57]．

腎臓では，血液中の尿素窒素（blood urea nitrogen），クレアチニン（creatinine），尿酸など老廃物を濾過して，余分な水分とともに尿として体外に排出しているが，筋から生成されたクレアチニンは腎糸球体で濾過された後，ほとんど再吸収されずに尿へ排泄される．クレアチニン・クリアランス（creatinine clearance）は，腎臓がクレアチニンを含む血液を1分間あたり濾過する能力を反映し，「式1」のように血液中と尿中のクレアチニン量の比に基づいて計算される．

▶ $Ccr = (Ucr \times V)/Per$ ……………………………………（式1）
Ccr：クレアチニン・クリアランス，Ucr：尿中のクレアチニン濃度，V：尿量，Per：血液中のクレアチニン濃度

また，腎臓はエリスロポエチンというホルモンを分泌し，骨髄における赤血球の産生を促進している．加えて，腎臓は骨にカルシウムを沈着させるために必要なビタミンDを活性型ビタミン$D_3$に変える働きも有している．

第Ⅰ章 ● 知識に基づく系統的な情報収集のポイント

慢性腎臓病の合併により脳梗塞, 心血管疾患, 心不全の発症率が高くなり, 腎機能が低下するほど, それらの発症率は高くなるとされている[58]. 慢性腎臓病を合併した場合, 脳血管障害発症のリスクが男性で 1.63 倍, 女性で 1.51 倍高まるという報告や[59], GFR が 60 mL/分/1.73m$^2$ 未満の対象者では, それ以上の対象者に比べて脳血管障害発症のリスクが男性で 1.98 倍, 女性で 1.85 倍になるという報告がある[60]. また, クレアチニン・クリアランスの正常参考値は 70〜130 mL/分とされているが, 40〜70 mL/分の場合には 70 mL/分の場合よりも脳血管障害発症のハザード比が 1.9 となり, 40 mL/分未満ではハザード比が 3.1 となることが知られている[61].

これらの背景には, 貧血, レニン・アンジオテンシン系の活性化, カルシウム・リン代謝異常による全身の動脈硬化といった慢性腎臓病に特有の病態が関与していると考えられている.

# 第4節
# 症状の予測に役立つ脳画像

脳血管障害は, 脳の損傷部位に応じて多様な症状をきたす. そのため, リハビリテーションにおける評価や支援に先立って CT（computed tomography）や MRI（magnetic resonance imaging）などの脳画像を確認し, 異常信号の位置や分布から症状を予測する必要がある（図1-2）. 診断名（症状）と病歴を確認することに併せて, 脳画像を確認することによって, 対象者の症状に関するイメージを明確化していく. ここでは, 脳画像を確認する際のポイントついて考えてみたい.

## Clinical Points

① CT では血腫が高吸収に描出され, MRI の T2 強調像や拡散強調像では梗塞巣が高信号域に描出される

② 脳画像の横断面には, 頭頂レベル, 放線冠レベル, 基底核レベル, 中脳レベル, 橋レベル, 延髄レベルがある

③ 脳画像を確認する際には, 横断面の各レベルにおける脳解剖と病巣の位置および大きさを対比させ, 予想される症状をイメージする

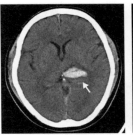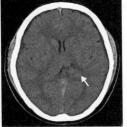

a. 発症直後　　b. 発症から1カ月以降

図1-100　脳出血のCT

## 1. CT検査で脳出血やくも膜下出血の病巣を確認する

　脳出血やくも膜下出血と診断された場合，CT所見を確認する．CTとは，X線を頭部に照射し，その透過度を白黒の濃淡に置き換えて画像化するものである．放射線を透過しにくいものはより白色となり，高吸収域(high density area)と呼ばれる．逆に透過しやすいものはより黒色となり，低吸収域(low density area)と呼ばれる[62]．CTでは，発症直後の血腫が高吸収に描出される(図1-100a)．発症から1週目ごろには，血腫の辺縁部が液化することに伴って血腫周囲の高吸収濃度が低下し始める．発症後2週目ごろから液化した血液成分が徐々に吸収され，高吸収域が縮小する．発症から1カ月以降には，出血巣が低吸収域に描出される(図1-100b)．

　脳出血の場合，穿通枝動脈の灌流域である被殻，視床，小脳，脳幹が好発部位であることを念頭におき，血腫の位置，大きさ，進展範囲，脳浮腫の程度を確認する．

　くも膜下出血はウィリス動脈輪に好発するため，血腫が脳幹周囲の脳槽や脳溝に沿った高吸収域として描出されることが多い(図1-101)．

　脳梗塞の場合，発症6時間以内のCTでは病巣を明瞭に捉えることができない．発症6時間〜7日目になると，梗塞巣が明瞭な低吸収域として描出され，脳浮腫を伴うことが多いとされている(図1-102)．発症7〜30日目には，梗塞部が壊死して脳浮腫が徐々に軽減していく．発症1カ月以降には，壊死部が貪食細胞により貪食されて脳脊髄液を含む腔となり，低吸収の濃度が低下し始めるとともに脳萎縮が進行し，最終的には脳脊髄液と同程度の低吸収になる．

## 2. MRI検査で脳梗塞の病巣を確認する

　脳梗塞と診断されていた場合，MRI所見を確認する．MRIの画像には，T2強調

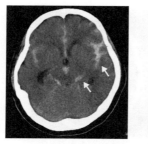
図1-101 くも膜下出血のCT

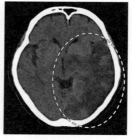
図1-102 脳梗塞のCT

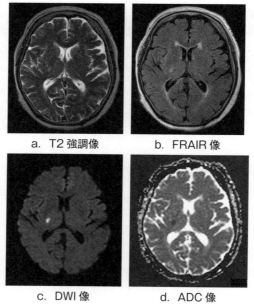

a. T2強調像　　　b. FRAIR像

c. DWI像　　　d. ADC像

図1-103　脳梗塞のMRI

像（T2 weighted image），水抑制像（FRAIR：fluid attenuated inversion recovery），拡散強調像（DWI：diffusion weighted image），拡散係数像（ADC：apparent diffusion coefficient image），T1強調像（T1 weighted image）がある（図1-103）.

T2強調像は，脳における水分の増加を高信号（白色に表示される）として描出し，CTより鋭敏に微小な脳梗塞を確認できるとされている．ただし，発症から6時間以内の脳梗塞では病変の水分増加がほとんど起こらないため，発症後6時間までの超急性期病変の検出は困難である．

FRAIR 像は，脳脊髄液などの水分を抑制処理した T2 強調像で，出血性病変の検出に有用とされている．この画像では脳梗塞病変が高信号域として描出される．脳梗塞は，すべてに顕微鏡的出血がみられるとされているが，一般的には梗塞内に血腫と同程度の高吸収域がみられるものを出血性脳梗塞と呼ぶ．これは心原性脳塞栓症の発症後早期に，血管が再開通することなどによって生じるとされている．

DWI 像は，拡散低下部を高信号として画像化できる．例えば，脳損傷によって細胞内に流入した水分は，細胞内蛋白と結合して自由度が制限されるため拡散低下が起こる．また，細胞外液の減少も拡散低下の原因になっていると考えられている．これにより DWI 像では，脳梗塞発症 2～3 時間でも病変を高信号として描出し，T2 強調像よりも早期に梗塞巣を検出できるとされている．ただし，発症から 1 カ月以上経過した異常陳旧性脳梗塞は高信号を示さないため，DWI 像では急性期脳梗塞の鑑別が可能とされている．

ADC 像では，急性期の脳梗塞を低信号として描出し，周囲の浮腫を高信号として描出する．

T1 強調像では，CT と類似した像が描出され，形態的な変化をみる際に有用とされている．

脳梗塞発症 6 時間以内では，DWI 像で高信号を示すが，その他の画像では異常を示さない．また，DWI 像によって高信号を示す期間は発症後 3 週までとされている．発症後 6 時間から 7 日目では，DWI 像だけでなく，T2 強調像と FRAIR 像で高信号，T1 強調像で低信号を示し，脳浮腫を伴うことが多い．発症後 7 日から 30 日目では，脳浮腫は消失してくる．発症後 1 カ月以降では，T2 強調像で高信号，T1 強調像で低信号となり，萎縮性の変化を伴う．

心原性脳塞栓症では，血管の支配領域に一致する境界明瞭な高信号域を示す．これは側副血行路の発達していない状況で，塞栓子が突然血管を閉塞するためと考えられている．これに対して，アテローム血栓症では灰白質は保たれ，白質に境界不明瞭な高信号域を示す．また，粥腫の破綻などによる微小塞栓性梗塞では，複数の梗塞巣が皮質や皮質下に散在して認められる．

## 3. 脳解剖と病巣の位置から症状を予測する

CT や MRI の画像を確認する際には，脳横断面の各レベルにおける脳解剖と病巣の位置および大きさを対比させ，予想される症状をイメージする．

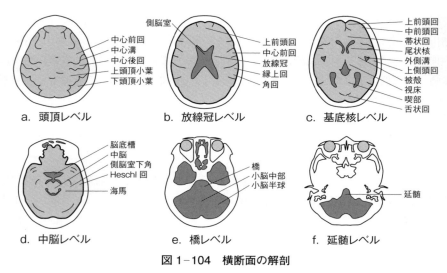

図1-104　横断面の解剖

## 1）頭頂レベルの画像に中心前回・中心後回・頭頂連合野がみえる

　頭頂部の脳溝が目立つ断面を頭頂レベルと呼ぶ（図1-104a）．この断面の皮質領域には，中心溝（central sulcus）を挟んで中心前回（precentral gyrus）と中心後回（postcentral gyrus）があり，中心後回の後ろに頭頂連合野（parietal association area）がある．これらの領域は，主として中大脳動脈からの灌流を受ける（図1-105）．

　中心溝を同定するためには，まず脳の前方部分で前後方向に走行する目立った溝（上前頭溝）を探す（図1-106）．上前頭溝の後方で合流するのが中心前溝で，その後ろの溝が中心溝である．一般的に中心溝は前後の溝と合流しない．中心溝の前にある中心前回には，一次運動野（primary motor area）が存在する．また，中心前回の一部に後方凸の形（precentral knob）を認め，この部分が手の運動領域とされている[63]．例えば一次運動野から半卵円中心，放線冠，内包，中脳，橋を経て延髄に至る皮質脊髄路の損傷によって，損傷部位と反対側の運動麻痺が生じる（図1-24，1-107）．

　中心溝の後ろにある中心後回には，一次体性感覚野が存在する（図1-104a，1-106）．延髄から視床を介して，一次体性感覚野に至る前脊髄視床路（図1-31）に関するいずれかの部位が損傷されると，損傷部位と反対側にある四肢や体幹の触圧覚および深部覚障害が生じる．また，延髄から視床を経て一次体性感覚野に至る外側脊髄視床路（図1-33）に関するいずれかの部位が損傷されると，損傷部位と反対側にある四肢や体幹の温痛覚障害が生じる．

第4節 ●症状の予測に役立つ脳画像

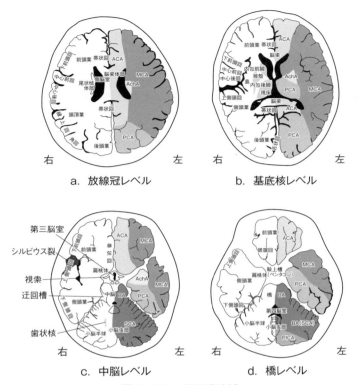

図1-105 動脈灌流域
ACA：前大脳動脈，BA：脳底動脈，MCA：中大脳動脈，PCA：後大脳動脈，PICA：後下小脳動脈，SCA：上小脳動脈

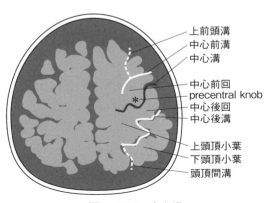

図1-106 中心溝

第Ⅰ章●知識に基づく系統的な情報収集のポイント

中心後回の後ろに上頭頂小葉（superior parietal lobule）と下頭頂小葉（inferior parietal lobule）があり，この部分に頭頂連合野が存在する（図1-104a, 1-106）．頭頂連合野は，体性感覚，視覚，聴覚などの感覚を統合処理する役割を担っている．頭頂連合野が損傷されると，半側空間無視（図1-64），観念運動失行（図1-74），観念失行（図1-75），視覚性失認（図1-76）などの認知機能障害が生じる．

半側空間無視は多くの場合，右半球病変により左半側空間が無視される．半側空間無視を引き起こす病変部位として，下頭頂小葉（図1-108b-①），前頭葉（図1-108c-②），被殻（図1-108c-③），視床（図1-108c-④）が報告されている[64]．

観念運動失行を引き起こす病変部位としては，縁上回を含む左半球頭頂葉（図1-109b-①），側脳室近傍の前頭葉白質（図1-109c-②）が報告されている[65,66]．

観念失行を引き起こす病変部位としては，角回を含む頭頂後頭葉（図1-110b-①），補足運動野を含む前頭葉内側（図1-110b-②）が報告されており，左側あるいは両側病変で生じるとされている[67~71]．

物体失認を引き起こす病変部位としては，下側頭回を含む両側側頭後頭葉が重視されているが，左右一側病変の報告もあり，その場合は左半球病変が多いとされている（図1-111）[72~74]．

相貌失認を引き起こす病変部位としては舌状回および紡錘状回を含む右側あるいは両側の側頭葉病変が報告されている（図1-112）[75,76]．

街並失認を引き起こす病変部位としては，海馬傍回後部を含む右側または両側の側頭後頭葉病変が報告されている（図1-113）[77,78]．

## 2）放線冠レベルの画像に放線冠・中心前回・頭頂連合野がみえる

側脳室が目印になる断面を放線冠レベルと呼ぶ（図1-104b）．この断面には，放線冠（corona radiata），中心前回，頭頂連合野などがあり，主として中大脳動脈からの灌流を受ける（図1-105）．放線冠は，内包の上方にある側脳室近傍の部分で，皮質脊髄路が中央部を走行している．前頭葉の中心前回にある一次運動野の前に上前頭回（superior frontal gyrus）があり，その後部が運動前野（premotor area）に相当する．また，下頭頂小葉には縁上回（supramarginalis gyrus）と角回（angularis gyrus）が含まれる．これらの領域の損傷によって運動麻痺（図1-24, 1-107），半側空間無視（図1-64, 1-108），失行（図1-74, 1-75, 1-109, 1-110），失認（図1-76, 1-111~113）が生じる．

第4節 ● 症状の予測に役立つ脳画像

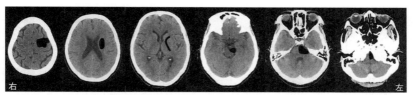

a. 頭頂レベル　b. 放線冠レベル　c. 基底核レベル　d. 中脳レベル　e. 橋レベル　f. 延髄レベル

**図1-107　運動麻痺の病巣**

左半球病巣（右半球では逆になる）．いずれかの部位の病巣によって損傷部位と反対側の運動麻痺が生じる

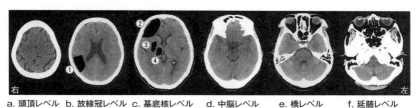

a. 頭頂レベル　b. 放線冠レベル　c. 基底核レベル　d. 中脳レベル　e. 橋レベル　f. 延髄レベル

**図1-108　半側空間無視の病巣**

いずれかの部位の病巣によって半側空間無視が生じる

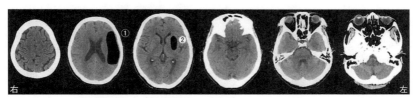

a. 頭頂レベル　b. 放線冠レベル　c. 基底核レベル　d. 中脳レベル　e. 橋レベル　f. 延髄レベル

**図1-109　観念運動失行の病巣**

いずれかの部位の病巣によって観念運動失行が生じる

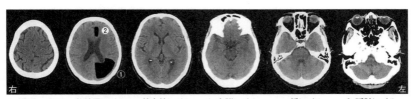

a. 頭頂レベル　b. 放線冠レベル　c. 基底核レベル　d. 中脳レベル　e. 橋レベル　f. 延髄レベル

**図1-110　観念失行の病巣**

いずれかの部位の病巣によって観念失行が生じる

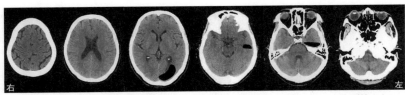

a. 頭頂レベル b. 放線冠レベル c. 基底核レベル d. 中脳レベル e. 橋レベル f. 延髄レベル

**図1-111　物体失認の病巣**
いずれかの部位の病巣によって物体失認が生じる

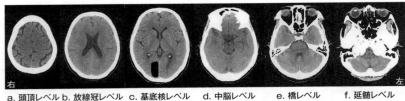

a. 頭頂レベル b. 放線冠レベル c. 基底核レベル d. 中脳レベル e. 橋レベル f. 延髄レベル

**図1-112　相貌失認の病巣**
いずれかの部位の病巣によって相貌失認が生じる

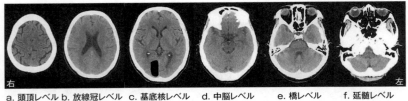

a. 頭頂レベル b. 放線冠レベル c. 基底核レベル d. 中脳レベル e. 橋レベル f. 延髄レベル

**図1-113　街並失認の病巣**
いずれかの部位の病巣によって街並失認が生じる

## 3）基底核レベルの画像に前頭葉・側頭葉・頭頂葉・後頭葉がみえる

　側脳室前角が目印になる断面を基底核レベルと呼ぶ（**図1-104c**）。この断面には，前頭葉，側頭葉，頭頂葉，後頭葉の皮質が存在し，これらの領域は前・中・後大脳動脈からの幅広い灌流を受けている（**図1-105**）。また，深部には大脳基底核が存在し，脳底部の主幹動脈から分岐している穿通枝動脈の灌流を受けている．

　前頭葉の上前頭回と中前頭回（middle frontal gyrus）の後部が運動前野に相当する．その内側面には脳梁を覆うようにして帯状回がある．また，前頭葉と側頭葉を分けているのが外側溝であり，この周囲に言語野がある．前頭葉下面の下前頭回は，

第4節●症状の予測に役立つ脳画像

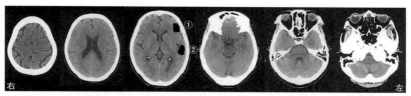

a. 頭頂レベル　b. 放線冠レベル　c. 基底核レベル　d. 中脳レベル　e. 橋レベル　f. 延髄レベル

図1-114　失語の病巣
いずれかの部位の病巣によって失語が生じる

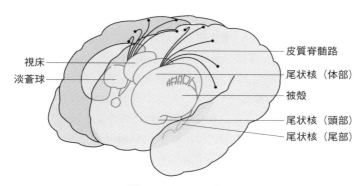

図1-115　大脳基底核

眼窩部，三角部，弁蓋部に分けられる．例えば，優位半球にある下前頭回三角部・弁蓋部（ブローカ野）の損傷によって非流暢性の失語が生じる（図1-114c-①）．一方，上側頭回後1/2～1/3（ウェルニッケ野）の損傷によって流暢性の失語が生じる（図1-114c-②）．さらに，ブローカ野とウェルニッケ野をつなぐ弓状束や角回などの損傷でも失語が生じる．

後頭葉の内側面は，鳥距溝によって上方の楔部と下方の舌状回に分けられる．鳥距溝の周囲の皮質には，視覚野が存在する．視索から視放線のいずれかの部位の損傷によって損傷部位と同側にある眼球の耳側網膜と，反対側にある眼球の鼻側網膜からの入力が障害され，損傷と反対側の同名半盲が出現する（図1-38）．

脳深部にある大脳基底核は，被殻，淡蒼球，尾状核，視床などで構成される灰白質の塊である（図1-115）．被殻と淡蒼球は隣接しており，合わせてレンズ核と呼ばれている．また，被殻と尾状核は前端部で融合しており，合わせて線条体と呼ばれている．視床には，前脊髄視床路（図1-31），外側脊髄視床路（図1-33），三叉神経視床路（図1-47）などが走行する．そのため，視床の損傷によって触圧覚・温

第Ⅰ章 ●知識に基づく系統的な情報収集のポイント

痛覚・深部覚の障害が生じる．また，大脳基底核に両側性の多発小梗塞を発症した場合には，血管性パーキンソニズムが生じる．

　内包には，皮質脊髄路（図1-24）が走行しており，くの字の形にみられるレンズ核と尾状核との間の前方部分を前脚，くの字の屈曲する部分を膝部，レンズ核と視床との間の後方部分を後脚と呼ぶ（図1-105b）．なお，内包の損傷によって運動麻痺が生じる．

## 4）中脳レベルの画像に中脳と側頭葉内側がみえる

　ハート型にみえる中脳が目印になる断面を中脳レベルと呼ぶ（図1-104d）．このレベルにある脳の組織は，脳底動脈から分岐している穿通枝動脈の灌流を受ける（図1-105）．腹側部には大脳脚があり，皮質脊髄路などが走行する．中脳の上丘は前庭動眼反射，下丘は聴覚に関与する．前庭動眼反射とは，物体を見つめたまま頭部を動かした時，頭の回転と同じ分だけ眼球が反対方向へ反射的に回転する運動をいう（図1-72）．これによって，物体をみつめたまま頭を回転しても，物体を見失うことがない．これは，動眼神経，滑車神経，外転神経，前庭神経の働きによる．中脳の損傷により動眼神経や滑車神経に障害をきたすと，眼球運動障害，眼瞼下垂，瞳孔の散大，対光反射の消失が生じる（図1-40～42）．

　側頭葉内側の脳底槽には，ウィリス動脈輪（図1-88）が存在する．また，側脳室下角に接する側頭葉内側には海馬がある．側脳室下角は，健常人の水平断画像ではカギ型の線として検知されるが，これが面としてみえた場合は脳萎縮などによって開大があると考える必要がある[79]．一方，側頭葉外側の上側頭回後部には横側頭回（Heschl回）があり，聴覚野が存在する．

　記憶回路である，海馬，脳弓，乳頭体，視床，帯状回，扁桃体，前頭葉眼窩部，側頭葉のいずれかの部位の損傷によって記憶障害が生じる（図1-65，1-116）[80]．

## 5）橋レベルの画像に橋と小脳がみえる

　台形型にみえる橋が目印になる断面を橋レベルと呼ぶ（図1-104e）．このレベルにある脳の組織は，脳底動脈から分岐している穿通枝動脈の灌流を受ける（図1-105）．橋底部には皮質脊髄路が走行し，橋被蓋には三叉神経核，外転神経核，顔面神経核，内耳神経核などの脳神経核が存在する．そのため，皮質脊髄路の損傷による運動麻痺（図1-24，1-107），三叉神経の損傷による顔面の感覚障害（図1-46，1-47）と嚥下障害（図1-59），外転神経の障害による眼球運動障害（図1-39，1-40），顔面神経の損傷による表情筋の運動麻痺（図1-49）と構音障害，内耳神経の

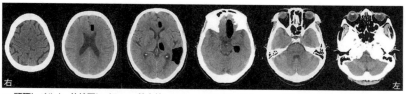

a. 頭頂レベル　b. 放線冠レベル　c. 基底核レベル　d. 中脳レベル　e. 橋レベル　f. 延髄レベル

図1-116　記憶障害の病巣
いずれかの部位の病巣によって記憶障害が生じる

損傷による平衡覚障害（図1-56, 1-57）などが生じる．

　小脳は，左右の小脳半球と中央部の虫部からなる．上小脳脚には，小脳核からの出力線維が走行し，中脳および視床と連絡している（図1-77）．中小脳脚は，橋からの入力線維が走行している．下小脳脚は，脊髄および延髄からの入力線維が走行している．そのため小脳，橋，視床，延髄などが損傷されると，損傷部位と同側に運動失調が生じる（図1-78）．

## 6）延髄レベルの画像に延髄がみえる

　山型にみえる延髄が目印になる断面を延髄レベルと呼ぶ（図1-104f）．このレベルにある脳の組織は，脳底動脈から分岐している穿通枝動脈の灌流を受ける（図1-105）．延髄腹側には左右1対の隆起があり，錐体と呼ばれている．この部分を皮質脊髄路（図1-24）が走行し，延髄下端（錐体交叉）でほとんどが交叉して対側の延髄側索を下行する．延髄下部の背側には後索核があり，触圧覚・深部覚などを中継する（図1-31）．そのため延髄の損傷では，皮質脊髄路の損傷による運動麻痺（図1-24, 1-107）や，前脊髄視床路の損傷による触圧覚および深部覚の障害が生じる．また，舌咽神経や迷走神経の損傷による嚥下障害（図1-53, 1-59），副神経の損傷による胸鎖乳突筋と僧帽筋の運動麻痺（図1-62），舌下神経の損傷による構音障害（図1-63）なども生じる．さらに，青斑核（図1-22）や縫線核群（図1-23）から起始して大脳皮質全体，視床，小脳などの広範囲の脳部位に投射する上行性網様体賦活系（ARAS）が損傷されると意識障害が生じる．

第Ⅰ章 ● 知識に基づく系統的な情報収集のポイント

## 第5節
# リハビリテーション計画に必要なリスク情報

　画像所見の次は，カルテよりリスク情報を確認する．確認すべきリスク情報のポイントを**表1-9**に示す．脳出血やくも膜下出血では，血圧の上昇によって血腫の増大や再破裂をきたす．一方，脳梗塞では血圧の低下によって梗塞巣の拡大をきたす．また，脳血管障害を発症した対象者の多くが不整脈，心不全，糖尿病，腎疾患などを合併している．そのため，リハビリテーションにおける評価や支援に先立って，血圧，心拍，血液生化学検査などに関する情報を確認し，安全な支援の計画を立案する必要がある．ここでは，リスクに関する情報をカルテより収集する際のポイントについて考えてみたい．

### Clinical Points

① リハビリテーションにおける評価や支援に先立って，血圧，心拍，血液生化学検査などに関する情報を確認し，安全な支援計画を立案する必要がある

② 血圧の上昇に伴って，血腫の増大や脳浮腫の増悪をきたす

③ 血圧の低下に伴って，脳虚血をきたす

④ 長期の安静臥床，貧血，呼吸器疾患により心拍数が増加する

⑤ 140～150拍/分以上の頻脈では，一回拍出量の減少に伴って血圧が低下する

⑥ 血糖値が60 mg/dL以下になると冷汗，動悸，手の震えなどの交感神経刺激症状が出現する

⑦ 低栄養によって，身体活動量の低下，易疲労感，筋力低下，寒感，浮腫，生命予後の低下などをきたす

⑧ 脱水によって，体重減少，舌・口唇の乾燥，筋力低下，意識障害，構音障害，眼球陥没，頻脈，血圧低下，微熱，下痢などをきたす

第5節 ● リハビリテーション計画に必要なリスク情報

表1-9 リスク情報をカルテより確認するポイント

| | | |
|---|---|---|
| 血 圧 | ・病室における安静時の血圧<br>・降圧治療の有無 | ・血圧が自動調節能の作動範囲を超えて上昇すると脳血流が増加し，血腫の増大，再破裂，脳浮腫の増悪をきたす<br>・血圧が自動調節能の作動範囲を超えて低下すると脳血流量が低下し，脳虚血をきたす<br>・特にアテローム血栓性梗塞の場合には，血圧低下によって梗塞巣が拡大する可能性がある<br>・運動の中止基準（表1-10）と対応させてリハビリテーション実施の可否を判断する |
| 心 拍 | ・病室における安静時の心拍数 | ・長期の安静臥床により一回拍出量が低下し，心拍数が増加する<br>・貧血や呼吸器疾患などに伴うヘモグロビン濃度や動脈血中酸素飽和度の低下によって心拍数が増加する<br>・運動の中止基準（表1-10）と対応させてリハビリテーション実施の可否を判断する |
| 不整脈 | ・不整脈の有無<br>・心エコー検査<br>・心不全の有無 | ・心房細動は心腔内に血栓を形成しやすく，心原性脳塞栓症の主要な発症原因になる<br>・140～150拍/分以上の頻脈では，一回拍出量の減少に伴って血圧が低下する<br>・不整脈がある場合，心拍数と脈拍数が一致しないことがある<br>・運動の中止基準（表1-10）と対応させてリハビリテーション実施の可否を判断する |
| 血 糖 | ・糖尿病の有無<br>・薬剤の内容<br>・α-グルコシダーゼ阻害薬の有無<br>・ブドウ糖の携帯<br>・腎機能障害の有無 | ・血糖値が60 mg/dL以下になると，冷汗，動悸，手のふるえなどの交感神経刺激症状が出現する<br>・α-グルコシダーゼ阻害薬を服用している場合，低血糖時にはブドウ糖の服用が必要となる<br>・腎機能の低下により薬効が増強する |
| 栄 養 | ・BMIの確認<br>・体重減少率および体重比の確認<br>・アルブミンなどの確認<br>・必要エネルギー量の推定 | ・低栄養によって，身体活動量の低下，易疲労感，筋力低下，寒感，浮腫，生命予後の低下などをきたす<br>・アルブミン3.5 g/dL以下が生命予後に影響を及ぼすリスク因子とされる<br>・BMI，体重減少率，体重比，アルブミンなどから低栄養のリスクを推定する<br>・必要エネルギー量と摂取カロリーを考慮し，栄養指導や運動負荷を検討する |
| 水 分 | ・摂取水分量の確認 | ・脱水によって，体重減少，舌・口唇の乾燥，筋力低下，意識障害，構音障害，眼球陥没，頻脈，血圧低下，微熱，下痢などの症状が出現する<br>・食事を除く1日の水分摂取量として1,200 mLを確保する<br>・腎不全・心不全を合併している対象者では，水分制限が必要な場合がある |

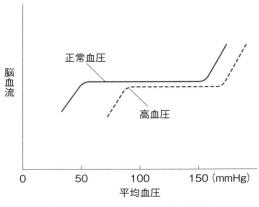

図 1-117　脳血流の自動調節能

## 1. 血圧によって脳血流が保たれる

　脳は，全身で消費される酸素の 20％とグルコースの 65％を消費している[81]．そのため，豊富な酸素とグルコースを脳に供給するため，脳灌流圧の変化に応じて脳血管を収縮あるいは拡張することによって脳血流を常に一定に維持する自動調節能（autoregulation）が存在している．脳灌流圧は，平均血圧と頭蓋内圧によって規定され（式 2），平均血圧は収縮期血圧と拡張期血圧の差によって表される（式 3）．

▶脳灌流圧＝平均血圧－頭蓋内圧 ・・・・・・・・・・・・・・・・・・・・・・・・・・・・・・・・・・（式 2）

▶平均血圧＝（収縮期血圧－拡張期血圧）/3＋拡張期血圧 ・・・・・・・・・・・・（式 3）

　式 2 と式 3 より，脳灌流圧は平均血圧の影響を受けることがわかるが，正常血圧の人では平均血圧が 50～160 mmHg の範囲であれば，自動調節能により脳血流はほぼ一定に保たれる（図 1-117）．しかし，脳血管障害の場合，高血圧の既往に加えて精神的・身体的ストレス，疼痛，嘔気，膀胱の充満などのさまざまな要因によって発症直後の血圧が上昇するとされている[35]．血圧が自動調節能の作動範囲を超えて上昇すると脳血流が増加し，頭痛や意識障害が生じる．脳出血やくも膜下出血の場合には，血腫の増大，再破裂，脳浮腫の増悪をきたしうる．また，アテローム血栓性梗塞やラクナ梗塞の場合，血圧が高いほうが脳の灌流圧を保つために有利と考えられるが，血栓溶解療法による再開通後は高血圧によって出血性梗塞をきたす．

　一方，血圧が自動調節能の作動範囲を超えて低下すると脳血流量が低下し，気分

不快, 耳鳴り, 意識障害などの脳虚血症状が生じる. 特に高血圧を合併している場合, 脳血流量の自動調節能の作動範囲は, 右側へ偏倚する (図1-117). これは, 動脈硬化に伴う血管拡張反応の低下によるものとされている. 血管拡張反応とは, 血流量の増加によって血管壁にずり応力 (血流により血管壁に平行な圧力がかかる) が働き, それによって血管内皮が刺激されて一酸化窒素を放出し, 血管が拡張する反応をいう. 動脈硬化によって血管内皮細胞の機能が低下すると一酸化窒素の産生が減り, 血管拡張反応が低下する. そのため, 正常血圧の対象者では脳血流量が保たれている血圧値でも, 高血圧を合併している対象者では自動調節範囲の下限を超えることによって脳血流量の低下をきたし, 脳虚血が生じる可能性がある. 特にアテローム血栓性梗塞の場合には, 血圧低下によって梗塞巣が拡大する可能性がある.

　脳は血流が途絶すると6秒で代謝異常をきたし, 2分で機能停止となり, 5分で永続的な障害 (梗塞) に至る. しかし, 脳には多くの側副血行路 (図1-20) があり, 特定の血管が完全に途絶しても, 脳組織の一部は完全な梗塞に至らずに瀕死状態で存在していることがある. この部分をペナンブラと呼ぶ. 梗塞に至った部分は血流が再開しても蘇生しないが, ペナンブラは早期に血流を再開すれば蘇生が可能である. 一方で, ペナンブラの領域では血圧低下によって梗塞巣が拡大する可能性がある.

　リハビリテーションにおける評価や支援に先立って, まずは病室における安静時の血圧を確認し, 運動の中止基準 (表1-10)[82] と対応させてリハビリテーション実施の可否を判断する必要がある.

## 2. 心拍数は血圧に影響を及ぼす

　脳は多くの酸素を消費するため, 十分な酸素を体内に取り込んで血液によって脳に運搬する必要がある. 体内に取り込まれる酸素量を反映する酸素摂取量 ($\dot{V}O_2$) は, 分時心拍出量と動静脈血酸素較差によって規定される (式4). 動静脈酸素較差とは, 動脈血に含まれる酸素量と静脈血に含まれる酸素量の差のことである. また, 分時心拍出量は, 1回拍出量と心拍数によって規定されるため (式5), $\dot{V}O_2$ は1回拍出量, 心拍数, 動静脈血酸素較差の積で表される (式6).

▶ 酸素摂取量 ($\dot{V}O_2$) ＝分時心拍出量×動静脈血酸素較差 ・・・・・・・・・・・・・ (式4)

▶ 分時心拍出量＝1回拍出量×心拍数 ・・・・・・・・・・・・・・・・・・・・・・・ (式5)

▶ 酸素摂取量 ($\dot{V}O_2$) ＝ (1回拍出量×心拍数) ×動静脈血酸素較差 ・・・・ (式6)

第Ⅰ章 ● 知識に基づく系統的な情報収集のポイント

表1-10　脳血管障害における運動中止基準

| | | |
|---|---|---|
| **安静時** | 血　圧 | ・200/120 mmHg 以上<br>・平常時血圧の 80%以下 |
| | 心　拍 | ・120 拍/分以上<br>・動悸 |
| | その他 | ・発熱：38℃以上<br>・経皮的酸素飽和度（SpO$_2$）：90%以下<br>・頭痛，悪寒，悪心，ふるえ<br>・下痢，嘔気，腹痛 |
| **運動時** | 血　圧 | 【収縮期血圧】<br>・220 mmHg 以上<br>・40 mmHg 以上の上昇<br>・20 〜 30 mmHg 以上の低下<br>【拡張期血圧】<br>・20 mmHg 以上の上昇<br>【平均血圧】<br>・15 〜 20 mmHg 以上の低下 |
| | 心　拍 | ・140 拍/分以上<br>・安静時の 30%以上の上昇<br>・運動によって増える不整脈 |

　式4〜6 より一回拍出量や動静脈血酸素較差が低下すると，身体運動中に体内に取り込まれる酸素量を維持するためには，心拍数を増加させる必要があることがわかる．つまり，一回拍出量や動静脈血酸素較差が低下することで心拍数は増加するといえる．例えば，安静臥床が長期にわたった場合，静脈還流量が低下することに伴って一回拍出量が低下し，心拍数が増加する．また，脱水によって循環血流量が低下した場合にも，一回拍出量の低下，血圧の低下，心拍数の増加をきたす．そのためリハビリテーションにおける評価や支援に先立って，臥床期間と安静時の心拍数をカルテより確認し，運動の中止基準（表1-10）と対応させてリハビリテーション実施の可否を判断する必要がある．特に長期間の臥床による頻脈は，リハビリテーションを中止しても改善されないため，血圧と心拍の反応を確認しながら支援を行っていく必要がある．

　また動脈血酸素含有量は，ヘモグロビン濃度（Hb：hemoglobin），動脈血中酸素飽和度（SaO$_2$：percutaneous oxygen saturation），動脈血中酸素分圧（PaO$_2$：partial pressure arterial oxygen）によって規定される（式7）．SaO$_2$ は，動脈血液中のヘモグロビンに O$_2$ が結合している割合のことで，百分率（%）で表される．また，PaO$_2$ は動脈血中の酸素量のことで，Torr（mmHg）で表される．

第5節●リハビリテーション計画に必要なリスク情報

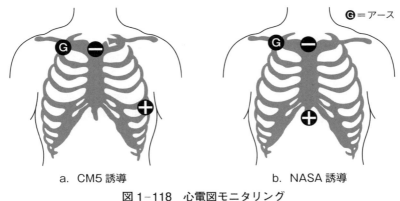

図1-118 心電図モニタリング

▶動脈血酸素含有量＝Hb×1.34×SaO₂＋0.003×PaO₂ ………（式7）

　式7よりHbやSaO₂の低下によって動脈血酸素含有量が減少することがわかる．また，動脈血酸素含有量の低下は動静脈血酸素較差の低下をもたらすため，貧血や呼吸器疾患などに伴うHbやSaO₂の低下によって頻脈が生じる（式6）．この場合，貧血の是正や酸素投与などによって心拍数を低下させることが可能である．Hbの参考正常範囲は，男性11～17 g/dL，女性11～14 g/dLであるが，一般的には7.5 g/dLを下回ると輸血の適応となる．そのため，リハビリテーションにおける評価や支援に先立って血液生化学検査のHbを確認しておく必要がある．

## 3. 不整脈は血圧に影響を及ぼす

　不整脈の中でも，心房細動は心腔内に血栓を形成しやすく，心原性脳塞栓症の主要な発症原因となる．そのため，リハビリテーションにおける評価や支援に先立って心エコー検査を確認し，心内血栓の有無を把握しておく必要がある．また，140～150拍/分以上の頻脈では一回拍出量が減少するため，血圧の低下に伴って脳血流量の低下をきたす．特に心房細動ではポンプ機能が低下し，心拍出量が正常調律に比較して2～3割低下するとされているため，頻脈に伴う血圧の低下に注意が必要である．また不整脈がある場合，心拍数と脈拍数が一致しないことがあり，運動時における心電図のモニタリングが必要となる．心電図のモニタリングでは，図1-118に示すCM5誘導やNASA誘導がよく用いられる．

　さらに，頻脈は心筋の仕事量を増すため，心機能が低下している対象者の場合には心不全に注意する必要がある．心不全では，左心室の拡張機能が低下して拡張末

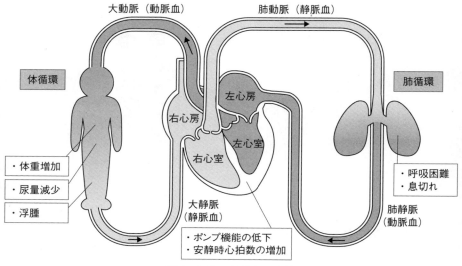

図 1-119 心不全の症状

| 表 1-11　心不全徴候 |
|---|
| ・運動時の動悸 |
| ・運動時の呼吸困難（息切れの増悪） |
| ・安静時心拍数の増加（前値より 10 拍/分以上） |
| ・起座呼吸 |
| ・原因不明の体重増加（3 日間で 2 kg 以上） |
| ・浮腫 |
| ・易疲労性の増悪 |
| ・尿量減少，夜間多尿 |
| ・食欲不振 |

| 表 1-12　心不全における運動中止基準 |
|---|
| ・著明な息切れや倦怠感 |
| ・運動中の呼吸数 40 回/分以上 |
| ・脈圧の減少（収縮期と拡張期の差が 10 mmHg 未満） |
| ・運動中の血圧の低下（10 mmHg 以上） |
| ・運動による上室性または心室性期外収縮の増加， |
| ・発汗，蒼白，意識混濁 |

期圧が増加し，それに続いて左心房圧，肺静脈圧，肺毛細血管圧が上昇して肺うっ血や肺水腫が生じ，息切れや呼吸困難をきたす（図 1-119）．また，心臓のポンプ機能の低下によって腎臓に流入する血液量が減少し，尿量の減少や浮腫が生じる．そのため，心不全を合併している対象者の場合には，安静時心拍，尿量，浮腫，呼吸困難などの心不全徴候（表 1-11）[83]の有無をカルテより確認するとともに，心不全に関する運動の中止基準（表 1-12）[84]と対応させてリハビリテーション実施の可否を判断する必要がある．

また，血液生化学検査の中でも心室から分泌されるホルモンである脳性ナトリウ

第5節 ● リハビリテーション計画に必要なリスク情報

ム利尿ペプチド（BNP：brain natriuretic peptide）が心不全において顕著に増加することが知られており，心室負荷を反映する指標とされている．血液中の BNP 濃度の正常値は 18.4 pg/mL であり，100 pg/mL が心不全のカットオフ値とされている[85]．BNP 濃度が 200〜400 pg/mL を超えている場合は，きわめて慎重に運動療法を行う必要があるとされ，特にリハビリテーションの開始時に BNP 濃度が 400 pg/mL 以上の対象者に対しては，きわめて低強度の運動とするとともに運動開始後の心不全の推移に関して注意深い観察が必要であるとされている．

　また，利尿剤が投与されている対象者の場合，カリウム保持性利尿剤に伴う尿中へのカリウム排泄能の低下に伴って血液中のカリウム値（K：kalium）が上昇することや，ループ利尿薬による低カリウム血症をきたすことが知られている．血漿カリウム値が 3.0 mEq/L 以下あるいは 5.5 mEq/L 以上の場合には，心臓の電気的活動が障害されて不整脈を誘発しやすい状態となるため注意が必要である[86]．

## 4. 血糖低下に注意する

　脳血管障害を発症した対象者の多くが糖尿病を合併しており，リハビリテーション中に低血糖をきたしうる（図1-120）．血糖値（plasma glucose）が 60 mg/dL 以下になると，冷汗，動悸，手のふるえなどの交感神経刺激症状が出現する．次いで，50 mg/dL を下回ると頭痛，目のかすみ，眠気，脱力といった中枢神経のエネルギー不足による中枢神経症状が出現し，30 mg/dL 以下になると傾眠や意識障害，昏睡に至る．空腹時血糖が 250 mg/dL 以上の場合や，尿ケトン体が中等度以上の陽性の場合のような代謝コントロールが極端に悪い時には運動が制限される[87]．

　表1-13 に経口糖尿病薬の種類を示す．なかでも低血糖を生じやすい薬物療法として，インスリン量やインスリン分泌を促す経口血糖降下薬（スルホニル尿素薬，速効型インスリン分泌促進薬）の過量があげられている[88]．そのためリハビリテーションの開始に先立って，現在処方されている薬剤の内容を確認し，低血糖リスクのある薬の有無を把握しておく必要がある．経口血糖降下薬の中でも α-グルコシダーゼ阻害薬を服用している場合，二糖類の吸収が緩徐になることから，低血糖時には単糖であるブドウ糖を服用しなければ，速やかな血糖回復は望めないとされている．そのため α-グルコシダーゼ阻害薬を服用している場合には，砂糖ではなくブドウ糖を携帯しておく必要がある．

　また，食事の不足（食事時間が普段より遅れた時，食事量が普段より少ない時，食事をとれなかった時），運動の過剰（急激な運動をした時，空腹時に運動をした時，強い運動をした日の夜間），アルコールの多飲（肝臓におけるブドウ糖産生の低下）

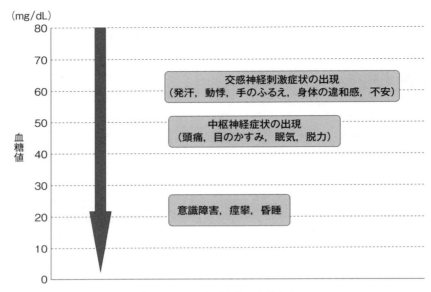

図1-120　低血糖時の生体反応

表1-13　経口糖尿病薬の種類

| 種　類 | 主な作用 |
| --- | --- |
| ビグアナイド薬 | 肝臓における糖生成を抑制し，インスリン抵抗性を改善 |
| チアゾリジン薬 | 骨格筋におけるインスリン感受性を改善し，インスリン抵抗性を改善 |
| スルホニル尿素薬 | インスリン分泌を促進 |
| 速効型インスリン分泌促進 | インスリン分泌を促進し，食後高血糖を改善 |
| α-グルコターゼ阻害薬 | 炭水化物の吸収を遅延し，食後高血糖を改善 |

などによっても低血糖が生じる．そのため，食事の摂取状況についても併せて確認しておく必要がある．

　腎機能が低下している場合，十分に薬剤が代謝・排泄されずに血中に蓄積して薬効が増強するとともに副作用の頻度が増大する．そのため，血中のクレアチニン，クレアチニン・クリアランス，尿素窒素の値などの腎機能検査を確認しておく必要がある．主として筋肉から生成されたクレアチニンは，腎糸球体で濾過された後，ほとんど再吸収されずに尿へ排泄される（図1-98）．クレアチニン・クリアランスは，血清中と尿中のクレアチニン量の比に基づいて計算される（式1）．推算糸球体濾過

量（eGFR：estimated glomerular filtration rate）は，血清中のクレアチニン量に年齢，性別，体重を加味して求められ（式8），腎機能を反映する値とされている．eGFR の参考正常範囲は 90 mL/min/1.73 m² 以上だが，腎機能が低下した糖尿病の対象者は低血糖のリスクが高くなることを理解しておく必要がある．さらに，腎機能の低下に伴って赤血球の産生に障害をきたすと，ヘモグロビン値が低下することがあるため，貧血や頻脈にも注意する必要がある（式7）．

▶ eGFR（mL/分/1.73m²）＝194×血清クレアチニン$^{-1.094}$×年齢$^{-0.287}$
‥‥‥‥‥‥‥‥‥‥‥‥‥‥‥‥‥‥‥‥‥‥‥‥‥‥‥‥‥‥‥‥‥‥‥‥‥‥（式8）

（女性の場合はこれに 0.739 を乗じる）

## 5. 低栄養に注意する

　低栄養状態は，脳血管障害発症の急性期に 6～60％の頻度で認められるとされており[88]，嚥下障害の有無にかかわらず栄養状態を評価することが推奨されている．また，入院時に低栄養がある対象者に対して，経腸補助食で通常の食事より多くのカロリーや蛋白質を摂取することが，死亡率の減少，機能改善，褥瘡発生率の減少につながるとされている[21]．

　腎不全を合併している対象者の場合には，低栄養を高頻度にきたすことが知られている．アルブミン値が 3.5 g/dL 以下では内臓の蛋白質が減少し，2.8 g/dL 以下では浮腫を生じることが知られている．また，アルブミン値 3.5 g/dL 以下が生命予後に影響を及ぼすリスク因子とされおり[89]，アルブミン値が 2.5 g/dL 以下の対象者では，アルブミン値が正常な対象者よりも死亡率が 2～2.5 倍高くなることが報告されている[90]．そのため，慢性腎臓病のステージに応じた栄養摂取の指針が示されている（**表 1-14**）[56,91,92]．

　心不全を合併している対象者の場合には，低体重は予後を不良にする因子とされている[93,94]．軽症の心不全では 1 日に約 7 g 以下程度の減塩食とし，重症の心不全では 1 日に 3 g 以下の厳格な塩分制限が必要とされている[95]．また，肥満や糖尿病などを合併している対象者の場合には，減量のためのカロリー制限が必要になる．そのため，リハビリテーションにおける評価や支援に先立って対象者の栄養状態をカルテより確認する必要がある．

　身体計測のデータとして，身長，体重，体格指数（BMI：body mass index）などをカルテより確認する．BMI は，体重（kg）を身長（m）の 2 乗で除した値（kg/m²）で，18.5 未満が低体重，18.5 以上 25.0 未満が標準体重，25.0 以上が肥満とされている．

第Ⅰ章●知識に基づく系統的な情報収集のポイント

表1-14　保存療法を受けている慢性腎臓病の栄養指導

| ステージ1（正常腎機能） | ・タンパク質の摂取を 1.0 ～ 1.2 g/kg/日以下<br>・摂取エネルギー量を 35 kcal/kg/日 |
|---|---|
| ステージ2（GFR が 60 ～ 70 mL/分） | ・タンパク質の摂取を 0.8 ～ 1.0 g/kg/日<br>・植物性タンパクと食物繊維を十分に摂取<br>・摂取エネルギー量を 35 kcal/kg/日 |
| ステージ3（GFR が 30 ～ 60 mL/分） | ・タンパク質の摂取を 0.8 g/kg/日<br>・植物性タンパクと食物繊維を十分に摂取<br>・摂取エネルギー量を 35 kcal/kg/日 |
| ステージ4（GFR が 15 ～ 30 mL/分） | ・タンパク質の摂取を 0.6 g/kg/日<br>・植物性タンパクと動物性タンパクを 1 対 1<br>・摂取エネルギー量を 35 kcal/kg/日とする |
| ステージ5（GFR が 15 mL/分以下） | ・タンパク質の摂取を 0.28 ～ 0.3 g/kg/日<br>・植物性タンパクと動物性タンパクを 1 対 1<br>・摂取エネルギー量を 35 kcal/kg/日 |

GFR：糸球体濾過量

　発症前の平常時における体重がわかれば，現時点の体重を比較して体重減少率（% LBW：loss of body weight）を求めることができる〔体重減少率 =（平常時体重（kg）－現在の体重（kg））/平常時体重（kg）×100〕．体重減少率が3～6カ月で5%の場合は低栄養状態の初期とされ，活気の低下，自発的身体活動の低下，易疲労感をきたすことが知られている．また，体重減少率が3～6カ月で10%の場合には，筋力の低下，寒感などをきたすことが知られている[87]．体重減少率が1週間で1～2%，1カ月で5%，6カ月で10%以上が，栄養障害を考慮する目安とされている[96]．

　さらに，体重比（%UBW：%usual weight）も体重減少率と同様に栄養障害の指標として用いられている．これは，平常時の体重に対する現在の体重の割合を求めるものである〔現在の体重（kg）/平常時の体重（kg）×100〕．

　対象者に必要なエネルギー量と現在摂取しているエネルギー量について事前に確認しておくことによって，栄養指導や運動の強度設定の際に手がかりを得ることができる．対象者に必要なエネルギー量の推定には，Harris-Benedict の式[97]が使用されている．この式は，基礎エネルギー消費量（BEE：basal energy expenditure）を求めるもので，性別・身長・年齢を加味した値を計算することができる（式9，式10）．

▶男性の BEE＝66.47＋13.75$w$＋5.0$h$－6.76$a$ ・・・・・・・・・・・・・・・・・（式9）

▶ 女性の BEE＝655.1＋9.56$w$＋1.85$h$－4.68$a$ ・・・・・・・・・・・・・・・（式10）
BEE：基礎エネルギー消費量，$w$：体重（kg），$h$：身長（cm），$a$：年齢（年）

呼気ガス分析による間接熱量測定法や携帯用簡易熱量計を用いて，脳血管障害を発症した対象者の安静時消費エネルギー（resting energy expenditure）を測定した報告では，Harris-Benedict の式を用いて算出した値のほうがやや高値だったものの，有意な差を認めなかったとされている[98, 99]．この基礎エネルギー消費量に活動係数（ベッド上安静：1.2，ベッド外の活動：1.3）やストレス係数（大手術：1.2，骨外傷：1.35，敗血症：1.60，重症熱傷：2.10）を乗じて対象者の全エネルギー消費量（TEE：total energy expenditure）が算出される（式11）[100]．近年では，さらに詳細な活動係数とストレス係数を割りあてる方法が開発されているが，係数の割りあてに検査者の主観が混入するという限界も指摘されている[101]．

▶ 全エネルギー消費量（TEE）＝BEE×活動係数×ストレス係数・・・・・（式11）

現在の体重をもとに必要なエネルギー量を算出する方法もある．この方法は，体重 1 kg あたり 25〜30 kcal（ベッド上安静 25 kcal，侵襲の加わっていない場合 30 kcal）を乗じて 1 日に必要な全エネルギー量を求めるというものである[100]．また，糖尿病を合併している対象者の場合，標準体重と身体活動量をもとにして摂取エネルギー量の目安が算定される[102]（式12〜14）．

▶ 摂取エネルギー量＝標準体重×身体活動量 ・・・・・・・・・・・・・・・・・・・・・（式12）
▶ 標準体重（kg）＝〔身長（m）〕$^2$×22 ・・・・・・・・・・・・・・・・・・・・・・・・・・・（式13）
▶ 身体活動量（kcal/kg 標準体重）・・・・・・・・・・・・・・・・・・・・・・・・・・・・・・（式14）
　・軽い労作（デスクワークなど）＝25〜30 kcal/kg 標準体重
　・普通の労作（立ち仕事の多い職業など）＝30〜35 kcal/kg 標準体重
　・重い労作（力仕事の多い職業など）＝35 kcal/kg 以上標準体重

リハビリテーションにおける評価やアプローチに先立って，BMI，体重減少率，体重比，アルブミンなどの情報を確認し，低栄養のリスクを推定するとともに，必要エネルギーと摂取エネルギーを対応させて栄養指導を検討する．エネルギー摂取量と運動負荷のバランスの目安としては，1 日の摂取カロリー体重比が 6〜15 kcal/

kg BW/day 以下の対象者の場合，他動的なストレッチングや低負荷の自動運動にとどめ，25〜30 kcal/kg BW/day の対象者の場合にレジスタンストレーニングなどの高負荷運動を実施することが提案されている[96]．

## 6. 脱水に注意する

　脳血管障害に伴う摂食・嚥下障害は，脱水を招いて生命予後を悪化させる．脱水とは，身体の水分量が減少した状態をいう．高齢者では細胞内液量が減少するために脱水に陥りやすく，数日の食欲不振によっても脱水をきたすことがある．また，腎機能に低下をきたした場合には，尿の濃縮力が低下することに伴って夜間尿が増加し，脱水をきたしやすい状態になる．夜間の排尿を嫌って就寝前の水分摂取を控える対象者も多く，これが脱水を助長させる．

　脱水をきたすと，体重減少，舌・口唇の乾燥，筋力低下，意識障害，構音障害，眼球陥没，頻脈，血圧低下，微熱，下痢などの症状が生じる．高齢者の場合，口渇中枢機能の低下によって脱水時の口渇感が減弱するため，注意が必要である．

　健常成人の1日の水分排泄量は，約2,200 mL といわれている〔尿1,200 mL＋便100 mL＋不感蒸泄（呼気400 mL＋皮膚500 mL）＝2,200 mL〕．水分の排泄に対し，1日の水分摂取を食事を除いて800〜1,200 mL 確保することが推奨されている[103]．1日に水分を240 mL のグラスに5杯（1,200 mL）以上飲んだ対象者は，2杯（480 mL）以下の対象者よりも有意に心筋梗塞の発症率が低かったという報告もある[104]．ただし，慢性腎臓病を合併している対象者では尿量が減少するため，水分摂取を制限する必要がある．また，カリウムやリンなどの電解質を尿に排泄する機能も低下するため，水分制限に加えてカリウムやリンといった電解質の調節などに関する治療方針を確認する．また，心不全を合併している対象者の場合にも，ナトリウムや水分の制限が必要な場合があるため，治療方針を確認する．


## 第6節
# リハビリテーション目標に直結する生活障害の把握

　カルテより確認すべき日常生活情報のポイントを**表1-15**に示す．病前および現在の日常生活の状況をカルテから情報取集することによって，診断名，病歴，脳画

第6節 ● リハビリテーション目標に直結する生活障害の把握

表1-15　日常生活の情報をカルテより確認するポイント

| 運動機能に関する日常生活状況 | ・ 身辺処理（食事，整容，更衣，洗体）<br>・ 起居移動（座位保持時間，日中過ごす部屋，移動，寝返り，起き上がり，転倒の既往）<br>・ 嚥下（食事形態，食事の所要時間，水分摂取，むせの有無，誤嚥性肺炎の既往） |
|---|---|
| 認知機能に関する日常生活状況 | ・ コミュニケーション（電話，日常会話の理解と表出）<br>・ 外出（買い物，道順の把握，交通機関の利用）<br>・ 金銭管理，スケジュール管理，役所や銀行の手続き<br>・ 就労 |
| 介護者・経済・家屋に関する状況 | ・ 家族構成（同居者および配偶者の有無）<br>・ 経済状況（就労の有無，生活保護の有無）<br>・ 家屋状況（賃貸住宅あるいは持ち家）<br>・ 家屋周辺の環境（坂道，階段，道路） |

像所見，リスク情報をもとに推定した症状が生活場面における障害として，どのように顕在化しているのかを確認する（図1-2）．ここでは，日常生活に関する情報をカルテより収集する際のポイントについて考えてみたい．

**Clinical Points**

① 身体機能および認知機能障害が生活場面における障害として，どのように顕在化しているかをカルテから確認する

② 運動機能に関する日常生活状況として，身辺処理，起居移動，嚥下などの様子を確認する

③ 認知機能に関する日常生活状況として，コミュニケーション，外出，金銭・スケジュール管理，役所や銀行の手続きなどの様子を確認する

④ 介護者・経済・家屋に関する状況として，家族構成，経済状況，家屋状況，家屋周辺の環境を確認する

## 1. 運動機能障害により日常生活の自立度が低下する

診断名や脳画像所見から意識障害が疑われる対象者の場合，Glasgow Coma Scale（GCS；表1-16）やJapan Coma Scale（JCS）の記録を確認して意識障害の程度を把握する．

運動麻痺，運動失調，体性感覚の障害が疑われる対象者の場合には，現在の食事（所要時間，箸使用の有無など），整容，更衣，洗体（シャワーチェアー，トランス

第Ⅰ章 ● 知識に基づく系統的な情報収集のポイント

表1-16 Glasgow Coma Scale（文献10）より改変引用）

| 構成要素 | レベル | 得点 |
|---|---|---|
| 開　眼 | ・自発的に開眼<br>・呼びかけにより開眼<br>・痛み刺激により開眼<br>・なし | E4<br>3<br>2<br>1 |
| 最良言語反応 | ・見当識あり（時間・場所・人の認識が可能）<br>・混乱した会話（見当識障害はあるが文章の会話は可能）<br>・不適当な発語<br>・理解不明の音声<br>・なし | V5<br>4<br>3<br>2<br>1 |
| 最良運動反応 | ・指示に応じた運動<br>・疼痛部へ手を移動<br>・逃避反応（爪への痛み刺激により腋窩を広げて上肢を屈曲）<br>・異常屈曲（痛み刺激により腋窩を閉じ肘・手首・手指を屈曲）<br>・肘の伸展反応<br>・なし | M6<br>5<br>4<br>3<br>2<br>1 |

ファーボードの使用の有無など）といった身辺処理や座位（日中の座位保持時間，日中過ごす部屋など），移動（歩行の可否，杖・歩行器の種類，日中の動線など），寝返り（ベッド柵の使用の有無など），起き上がりといった起居移動に関する自立状況を確認する．また，過去1年間の転倒がその後の転倒の発生率を3.8倍高めるとされていることから[105]，転倒の既往についても確認しておく必要がある．

　視野障害や眼球運動障害が疑われる対象者の場合，箸操作，書字，携帯電話の操作などの巧緻動作の状況を確認する．構音障害が疑われる対象者の場合には，発話によるコミュニケーションの状況などを確認する．また，嚥下障害が疑われる対象者の場合には，食事の形態（粥，刻み食，ペーストなど），食事と水分の摂取量，食事に要する時間，水分摂取の方法と量，むせの有無，誤嚥性肺炎の既往を確認する．誤嚥性肺炎とは，飲食物が細菌とともに肺に流れ込んで生じる肺炎をいう．肺炎の発症率は脳血管障害の重症度，年齢，嚥下障害，心房細動などと相関があることが知られている[106]．また，肺炎は脳血管障害における感染症発症の10%を占め，入院中の死亡と関連することが指摘されている[107]．過去に脳血管障害の既往がある対象者の場合には，病前の運動機能および日常生活の状況についても確認しておく必要がある．

## 2. 認知機能障害により日常生活の自立度が低下する

　認知機能障害によって，コミュニケーション（電話，日常会話の理解と表出など），

外出（買い物，道順の把握，交通機関の利用など），金銭管理，スケジュール管理，役所や銀行の手続き，就労などのさまざまな日常生活に支障をきたす．

　診断名や脳画像検査から失語が疑われる対象者の場合，日常会話，単語の理解と表出，読み書き，身振りによる表出などの状況をカルテより確認する．半側空間無視が疑われる対象者の場合，病棟での生活において食事の片側を残す，片側にある物にぶつかる，片側からの呼びかけに気づかない，字を書く時に片側に偏ることなどがあるか否かを確認する．記憶障害が疑われる対象者の場合，物の置き場所がわからなくなる，自室の場所がわからなくなる，約束を忘れる，同じことを繰り返し話すことなどがあるか否かを確認する．過去に脳血管障害の既往がある対象者の場合には，病前の認知機能および日常生活の状況についても確認しておく必要がある．

## 3. 介護者・経済・家屋に関する状況は自宅復帰の可否に影響する

　脳血管障害を発症した対象者の自宅復帰率は，家族の人数，同居者および配偶者の有無と関連することが報告されている[108~110]．また，生活保護受給者は在院日数が長期化することも指摘されている[110]．そのためリハビリテーションにおける評価や支援に先立って，家族構成（同居者および配偶者の有無）や経済状況（就労の有無，生活保護の有無）を確認しておく必要がある．自宅が賃貸住宅の場合，段差解消や手すりなどの家屋改修を自由に実施できないことが多いため，あらかじめ家屋の状況（賃貸住宅あるいは持ち家）についても確認しておく必要がある．家屋周辺の環境（坂道，階段，道路）についても確認しておくと，外出に対する支援を行う際の手がかりになる．

　若年の対象者の場合，職業復帰が重要な問題になりうる．対象者の意欲に加えて，脳血管障害による運動機能障害や認知機能障害の程度が職業復帰に影響を及ぼすことが知られている[111~113]．また職業に復帰するためには，①正確になんらかの仕事ができる，②8時間の作業耐久力がある，③公共交通機関を利用して通勤が可能であることが重要との指摘もある[113]．

## ● 文 献

1) Beppu K, et al : Optogenetic countering of glial acidosis suppresses glial glutamate release and ischemic brain damage. *Neuron* **81** : 314-320, 2014

2) Bliss TV, et al : A synaptic model of memory : long-term potentiation in the hippocampus. *Nature* **361** : 31-39, 1993

3) Meldrum B, et al : Excitatory amino acid neurotoxicity and neurodegenerative disease. *Trends Pharmacol Sci* **11** : 379-387, 1990

4) 龍野　徹, 他：NMDA受容体の分子構造とその機能. 化学と生物　**31**：726-734, 1993

5) Shichita T, et al：Peroxiredoxin family proteins are key initiators of post-ischemic inflammation in the brain. *Nat Med*　**18**：911-917, 2012

6) 後藤　潤, 他：脳血管障害の解剖学的診断. 三輪書店, 2014, p108, 131

7) Fujimoto S, et al：Plasminogen potentiates thrombin cytotoxicity and contributes to pathology of intracerebral hemorrhage in rats. *J Cereb Blood Flow Metab*　**28**：506-515, 2008

8) Arima Y, et al：Regional neural activation defines a gateway for autoreactive T cells to cross the blood-brain barrier. *Cell*　**148**：447-457, 2012

9) 錫村明生：神経変性疾患, 神経炎症とミクログリア. 臨床神経　**54**：1119-1121, 2014

10) Special report from the National Institute of Neurological Disorders and Stroke：Classification of cerebrovascular diseases III. *Stroke*　**21**：637-676, 1990

11) Namiki J, et al：Inaccuracy and misjudged factors of Glasgow Coma Scale scores when assessed by inexperienced physicians. *Clin Neurol Neurosurg*　**113**：393-398, 2011

12) 工藤典雄：II. 脊髄. 小澤瀞司, 他（編）：標準生理学 第7版. 医学書院, 2009, pp320-338

13) Tanizaki Y, et al：Incidence and risk factors for subtypes of cerebral infarction in a general population：the Hisayama study. *Stroke*　**31**：2616-2622, 2000

14) Iwahana H, et al：Atrial fibrillation is a major risk factor for stroke, especially in women：the Jichi Medical School cohort study. *J Epidemiol*　**21**：95-101, 2011

15) Rasmussen LH, et al：Impact of vascular disease in predicting stroke and death in patients with atrial fibrillation：the Danish Diet, Cancer and Health cohort study. *J Thromb Haemost*　**9**：1301-1307, 2011

16) Hannon N, et al：Stroke associated with atrial fibrillation--incidence and early outcomes in the north Dublin population stroke study. *Cerebrovasc Dis*　**29**：43-49, 2010

17) Wolf PA, et al：Atrial fibrillation as an independent risk factor for stroke：the Framingham Study. *Stroke*　**22**：983-988, 1991

18) 山鳥　重：失行研究の現況. 脳神経　**38**：27-33, 1986

19) 高橋伸佳：視覚性認知障害の機能解析と病態. 最新医学　**58**：382-390, 2003

20) 森松光紀：Parkinson病との鑑別診断. 医学のあゆみ　**208**：547-553, 2004

21) 脳卒中合同ガイドライン委員会：脳卒中治療ガイドライン2009. 協和企画, 2009, p 6, 7, 15

22) 二木　立：脳卒中リハビリテーション患者の早期自立度予測. リハ医　**19**：201-223, 1982

23) Jongbloed L：Prediction of function after stroke：a critical review. *Stroke*　**17**：765-776, 1986

24) Kwakkel G, et al：Predicting disability in stroke--a critical review of the literature. *Age Ageing*　**25**：479-489, 1996

25) Meijer R, et al：Prognostic factors for ambulation and activities of daily living in the subacute phase after stroke：A systematic review of the literature. *Clin Rehabil*　**17**：119-129, 2003

26) Suzuki Y, et al：Effects of 20 days horizontal bed rest on mechanical efficiency during steady state exercise at mild-moderate work intensities in young subjects. *J Gravit Physiol*　**4**：S46-52, 1997

27) Okita M, et al：Effects of reduced joint mobility on sarcomere length, collagen fibril arrangement in the endomysium, and hyaluronan in rat soleus muscle. *J Muscle Res Cell Motil*　**25**：159-166, 2004

28) 應儀成二：深部静脈血栓症・肺塞栓症の診断と治療. 外科　**64**：1144-1148, 2002

29) 田中芳明, 他：褥瘡. 静脈経腸栄養　**27**：703-710, 2012

30) Wade DT, et al：Physiotherapy intervention late after stroke and mobility. *BMJ*　**304**：609-613, 1992

31) Frytak JR, et al：Outcome trajectories for assisted living and nursing facility residents in Oregon. *Health Serv Res*　**36**：91-111, 2001

32) Kono Y, et al：Secondary prevention of new vascular events with lifestyle intervention in patients with noncardioembolic mild ischemic stroke：a single-center randomized controlled trial. *Cerebrovasc Dis*　**36**：88-97, 2013

33) Fan J, et al：Inflammatory reactions in the pathogenesis of atherosclerosis. *J Atheroscler Thromb*　**10**：63-71, 2003

34) Gao J, et al：Involvement of endoplasmic stress protein C/EBP homologous protein in arteriosclerosis acceleration with augmented biological stress responses. *Circulation*　**124**：830-839, 2011

35) Phillips SJ：Pathophysiology and management of hypertension in acute ischemic stroke. *Hypertension*　**23**：131-136, 1994

36) 鴨打正浩：脳血管障害. 臨床と研究　**91**：39-44, 2014

37) 日本脳卒中学会 脳卒中医療向上・社会保険委員会：rt-PA（アルテプラーゼ）静注療法適正治療指針 第2版（http://www.jsts.gr.jp/img/rt-PA02.pdf）2019年2月26日閲覧

38) 鴨打正浩：脳梗塞急性期の血圧管理. 血圧　**17**：926-930, 2010

# 文　献

39) Oliveira-Filho J, et al : Detrimental effect of blood pressure reduction in the first 24 hours of acute stroke onset. *Neurology* **61** : 1047–1051, 2003

40) Carlberg B, et al : Factors influencing admission blood pressure levels in patients with acute stroke. *Stroke* **22** : 527–530, 1991

41) Leira R, et al : TICA Study, Stroke Project, Cerebrovascular Diseases Group of the Spanish Neurological Society. Age determines the effects of blood pressure lowering during the acute phase of ischemic stroke : the TICA study. *Hypertension* **54** : 769–774, 2009

42) Boysen G, et al : Stroke incidence and risk factors for stroke in Copenhagen, Denmark. *Stroke* **19** : 1345–1353, 1988

43) Lindenstrøm E, et al : Influence of total cholesterol, high density lipoprotein cholesterol, and triglycerides on risk of cerebrovascular disease : the Copenhagen City Heart Study. *BMJ* **309** : 11–15, 1994

44) Zhang X, et al : Asia Pacific Cohort Studies Collaboration. Cholesterol, coronary heart disease, and stroke in the Asia Pacific region. *Int J Epidemiol* **32** : 563–572, 2003

45) Amarenco P, et al : SPARCL Investigators. Baseline blood pressure, low- and high-density lipoproteins, and triglycerides and the risk of vascular events in the Stroke Prevention by Aggressive Reduction in Cholesterol Levels (SPARCL) trial. *Atherosclerosis* **204** : 515–520, 2009

46) Soyama Y, et al : Oyabe Study. High-density lipoprotein cholesterol and risk of stroke in Japanese men and women : the Oyabe Study. *Stroke* **34** : 863–868, 2003

47) Baigent C, et al : Cholesterol Treatment Trialists' (CTT) Collaborators. Efficacy and safety of cholesterol-lowering treatment : prospective meta-analysis of data from 90, 056 participants in 14 randomised trials of statins. *Lancet* **366** : 1267–1278, 2005

48) Haga Y, et al : N-glycosylation is critical for the stability and intracellular trafficking of glucose transporter GLUT4. *J Biol Chem* **286** : 31320–31327, 2011

49) Kadowaki S, et al : NIPPON DATA Research Group. Relationship of elevated casual blood glucose level with coronary heart disease, cardiovascular disease and all-cause mortality in a representative sample of the Japanese population. NIPPON DATA80. *Diabetologia* **51** : 575–582, 2008

50) Lawes CM, et al : Asia Pacific Cohort Studies Collaboration. Blood glucose and risk of cardiovascular disease in the Asia Pacific region. *Diabetes Care* **27** : 2836–2842, 2004

51) Sunaga K, et al : Glycated hemoglobin and risk of stroke, ischemic and hemorrhagic, in Japanese men and women. *Cerebrovasc Dis* **26** : 310–316, 2008

52) Boussageon R, et al : Effect of intensive glucose lowering treatment on all cause mortality, cardiovascular death, and microvascular events in type 2 diabetes : meta-analysis of randomised controlled trials. *BMJ* **343** : d4169, 2011

53) Gaede P, et al : Effect of a multifactorial intervention on mortality in type 2 diabetes. N Engl J *Med* **358** : 580–591, 2008

54) Krahn AD, et al : The natural history of atrial fibrillation : incidence, risk factors, and prognosis in the Manitoba Follow-Up Study. *Am J Med* **98** : 476–484, 1995

55) Lévy S, et al : Characterization of different subsets of atrial fibrillation in general practice in France : the ALFA study. The College of French Cardiologists. *Circulation* **99** : 3028–3035, 1999

56) 日本腎臓学会（編）：エビデンスに基づくCKD診療ガイドライン2013. 東京医学社, 2013, pp3–5

57) 田辺晶代, 他：原発性アルドステロン症とレニン・アンジオテンシン・アルドステロン（RAA）系抑制. 日本内科学会雑誌 **101** : 1015–1020, 2012

58) Anavekar NS, et al : Relation between renal dysfunction and cardiovascular outcomes after myocardial infarction. *N Engl J Med* **351** : 1285–1295, 2004

59) Shimizu Y, et al : Chronic kidney disease and drinking status in relation to risks of stroke and its subtypes : the Circuiatory Risk in Communities Study (CIRCS). *Stroke* **42** : 2531–2537, 2011

60) Irie F, et al : The relationships of proteinuria, serum creatinine, glomerular filtration rate with cardiovascular disease mortality in Japanese general population. *Kidney Int* **69** : 1264–1271, 2006

61) Nakayama M, et al : Kidney dysfunction as a risk factor for first symptomatic stroke events in a general Japanese population : the Ohasamastudy. *Nephrol Dial Transplant* **22** : 1910–1915, 2007

62) 小柳靖裕：脳血管障害―脳卒中の損傷部位を把握しその影響を考える. 理学療法学 **40** : 306–309, 2013

63) 小西淳也：脳の正常画像解剖. 山田　恵（編）：わずかな異常も見逃さない!救急での頭部画像の読み方―解剖をふまえた読影の手順からMRI適応の判断まで. 羊土社, 2014, pp23–30

64) Pierce SR, et al : Treatments of unilateral neglect : a review. *Arch Phys Med Rehabil* **83** : 256–268, 2002

65) 河村　満：失行の総括的機序. 神経進歩 **38** : 533–539, 1994

66) Kertesz A, et al : Lesion size and location in ideomotor apraxia. *Brain* **107** : 921–933, 1984

67) Heilman KM, et al : Two forms of ideomotor apraxia. *Neurology* **32** : 342–346, 1982

68) Watson RT, et al : Apraxia and the supplementary motor area. *Arch Neurol* **43** : 787-792, 1986

69) Motomura N, et al : A case of ideational apraxia with impairment of object use and preservation of object pantomime. *Cortex* **30** : 167-170, 1999

70) Sirigu A, et al : A selective impairment of hand posture for object utilization in apraxia. *Cortex* **31** : 41-55, 1995

71) 森 悦朗 : 臨床と画像. 神経心理学 **15** : 150-154, 1999

72) Ferro JM, et al : Associative visual agnosia : a case study. *Cortex* **20** : 121-134, 1984

73) 下村辰雄 : 失読をともなわない連合型視覚失認の1例. 神経心理 **6** : 223-230, 1990

74) Shelton PA, et al : Apperceptive visual agnosia : a case study. *Brain Cogn* **25** : 1-23, 1994

75) 鳥居方策 : 相貌失認―両側損傷例と右側損傷例の比較を中心に. 神経進歩 **35** : 456-470, 1991

76) 御園生香, 他 : 脳卒中における失行・失認. 脳と循環 **7** : 287-292, 2002.

77) 高橋伸佳 : 視覚性認知障害の病態生理. 神経心理学 **9** : 23-29, 1993

78) 高橋伸佳, 他 : 街並失認と道順障害. 神経進歩 **39** : 689-696, 1995

79) 山田 恵 : 頭部画像の読影の基本. 山田恵 (編) : わずかな異常も見逃さない!救急での頭部画像の読み方―解剖をふまえた読影の手順からMRI適応の判断まで. 羊土社, 2014, pp18-22

80) Livingston KE, et al : Anatomical bias of the limbic system concept : a proposed reorientation. *Arch Neurol* **24** : 17, 1971

81) 飯島 節 : III. 神経疾患各論―A. 脳血管障害. 江藤文夫, 他 (編). 神経内科学テキスト改訂第3版. 南江堂, 2014, pp145-169

82) 寺尾詩子, 他 : 第Ⅰ章 脳血管障害・せん妄. 聖マリアンナ医科大学リハビリテーション部 (編) : 疾患別リハビリテーションリスク管理マニュアル. ヒューマン・プレス, 2018, pp2-97

83) 丸岡 弘 : 心不全に対する理学療法. 山崎裕司, 他 (編) : 内部障害理学療法学テキスト. 南江堂, 2008, pp79-90

84) Stevenson LW, et al : The limited reliability of physical signs for estimating hemodynamics in chronic heart failure. *JAMA* **261** : 884-888, 1989

85) Maisel AS, et al : Breathing Not Properly Multinational Study Investigators. Rapid measurement of B-type natriuretic peptide in the emergency diagnosis of heart failure. *N Engl J Med* **347** : 161-167, 2002

86) 武市尚也, 他 : 第Ⅱ章 循環器疾患. 聖マリアンナ医科大学リハビリテーション部 (編) : 疾患別リハビリテーションリスク管理マニュアル. ヒューマン・プレス, 2018, pp100-231

87) 平木幸治, 他 : 第Ⅴ章 糖尿病. 聖マリアンナ医科大学リハビリテーション部 (編) : 疾患別リハビリテーションリスク管理マニュアル. ヒューマン・プレス, pp360-400

88) Foley NC, et al : Which reported estimate of the prevalence of malnutrition after stroke is valid? *Stroke* **40** : e66-74, 2009

89) 介護予防マニュアル分担研究班 : 栄養改善マニュアル (改訂版) 平成21年 (http://www.mhlw.go.jp/topics/2009/05/dl/tp0501-1e_0001.pdf) 2019年2月26日閲覧

90) Kovesdy CP, et al : Outcome predictability of biomarkers of protein-energy wasting and inflammation in moderate and advanced chronic kidney disease. *Am J Clin Nutr* **90** : 407-414, 2009

91) Cano NJ, et al : ESPEN. ESPEN Guidelines on Parenteral Nutrition : adult renal failure. *Clin Nutr* **28** : 401-414, 2009

92) 三木誓雄, 他 : 腎疾患における栄養サポート. 静脈経腸栄養 **28** : 739-764, 2013

93) Fonarow GC, et al : ADHERE scientific Advisory Committee and Investigators : An obesity paradox in acute heart failure : analysis of body mass index and inhospital mortality for 108927 patients in the Acute Decompensated Heart Failure Natinal Registry. *Am Heart J* **153** : 74-81, 2007

94) Lavie CJ, et al : Obesity and cardiovascular disease risk factor, paradox, and impact of weight loss. *J Am Coll Cardiol* **53** : 1925-1932, 2009

95) 日本循環器学会等合同研究班 : 慢性心不全治療ガイドライン (2010年改訂版) (http://www.j-circ.or.jp/guideline/pdf/JCS2010_matsuzaki_h.pdf) 2019年2月26日閲覧

96) 稲川利光 : 急性期リハビリテーションにおける栄養評価と管理. 臨床リハ, 1009-1018, 2011

97) Harris JA, et al : A Biometric Study of Human Basal Metabolism. *Proc Natl Acad Sci U S A* **4** : 370-373, 1918

98) Finestone HM, et al : Measuring longitudinally the metabolic demands of stroke patients : resting energy expenditure is not elevated. *Stroke* **34** : 502-507, 2003

99) 川上途行, 他 : 脳卒中回復期患者経口摂取例における安静時エネルギー消費量. *Jpn J Rehabil Med* **48** : 623-627, 2011

100) Long CL, et al : Metabolic response to injury and illness : estimation of energy and protein needs from indirect calorimetry and nitrogen balance. *JPEN* **3** : 452-456, 1979

101) 井上善文 : ストレス係数・活動係数は考慮すべきか? 静脈経腸栄養 **25** : 573-579, 2010

102) 日本糖尿病学会 (編) : 科学的根拠に基づく糖尿病診療ガイドライン2016 (http://www.jds.or.jp/modules/publication/?content_id=4) 2019年2月26日閲覧

103) 前田真治：主な老人性疾患のリハビリテーション．福井圀彦（監）：老人のリハビリテーション第5版．医学書院，1999, pp14-245

104) Chan J, et al : Water, other fluids, and fatal coronary heart disease : the Adventist Health Study. *Am J Epidemiol* **155** : 827-833, 2002

105) 鈴木隆雄，他：地域高齢者の転倒発生に関連する身体的要因の分析的研究—5年間の追跡研究から．日老医誌 **36** : 472-478, 1999

106) Hoffmann S, et al : Berlin Stroke Register and the Stroke Register of Northwest Germany. Development of a clinical score（A2DS2）to predict pneumonia in acute ischemic stroke. *Stroke* **43** : 2617-2623, 2012

107) Westendorp WF, et al : Post-stroke infection : a systematic review and meta-analysis. *BMC Neurol* **11** : 110, 2011

108) Henley S, et al : Who goes home? Predictive factors in stroke recovery. *J Neurol Neurosurg Psychiatry* **48** : 1-6, 1985

109) Nguyen TA, et al : Social determinants of discharge destination for patients after stroke with low admission FIM instrument scores. *Arch Phys Med Rehabil* **88** : 740-744, 2007

110) 伊藤郁乃，他：リハビリテーション後の転帰と在院日数に影響を与える社会的要因の検討．*Jpn J Rehabil Med* **48** : 561-565, 2011

111) Niemi ML, et al : Quality of life 4 years after stroke. *Stroke* **19** : 1101-1107, 1988

112) 佐伯　覚：脳卒中後の職場復帰の予測要因．日本職業・災害医学会会誌 **54** : 119-122, 2006

113) 濱田　学，他：脳卒中患者の就労予測．総合リハ **42** : 741-745, 2014

# 第II章

## 安全で的確な
## 評価のポイント

第Ⅱ章 ● 安全で的確な評価のポイント

## 第1節
# リハビリテーションに必要なバイタルサインの評価

　バイタルサインを評価する際のポイントを**表2-1**にまとめる．リハビリテーションの実施には，血圧の上昇による血腫の増大や再破裂，血圧の低下による梗塞巣の拡大や失神，低血糖，心不全の増悪が生じるリスクを伴う．そのため，リハビリテーションに先立ってカルテより確認した血圧，心拍，血液生化学検査などに関する情報を念頭におきながら，意識レベル，自覚症状，血圧，心拍，呼吸状態などを評価し，リハビリテーション実施の可否を的確に判断する必要がある．ここでは，バイタルサインを評価する際のポイントについて考えてみたい．

**Clinical Points**

①📌 カルテより確認した血圧，心拍，血液生化学検査などに関する情報を念頭におきながら，意識レベル，自覚症状，血圧，心拍，呼吸状態などを評価する

②📌 血圧，心拍，酸素の状況と運動の中止基準(**表1-10**)を対応させ，リハビリテーション実施の可否を判断する

## 1. 意識レベルと自覚症状を確認して脳虚血・心不全・低血糖を推測する

　血圧が自動調節能の作動範囲を超えて上昇すると脳血流が増加し，頭痛や意識障害などが生じる．脳出血やくも膜下出血では，血圧の上昇によって血腫の増大や再破裂をきたす．反対に，血圧が自動調節能の作動範囲を超えて低下すると脳血流量が低下し，気分不快，頭重感，目のかすみ，生あくび，嘔気，耳鳴り，冷や汗，発語の減少，反応の遅延，意識障害などの脳虚血症状が生じる．特に，アテローム血栓性梗塞の場合には，血圧低下によって梗塞巣が拡大する可能性がある．そのため，リハビリテーションプログラムの説明の際に，気分不快などの自覚症状を聴取する必要がある．併せて，Glasgow Coma Scale(GCS；**表1-16**)や Japan Coma Scale(JCS)により意識レベルも確認する．

　心不全を合併している対象者の場合には，息切れや疲労感の増悪などの心不全徴

104

第1節●リハビリテーションに必要なバイタルサインの評価

表2-1　バイタルサインを評価するポイント

| 意識レベル・自覚症状 | ・脳虚血症状（気分不快，頭重感，耳鳴り，嘔気，意識障害）<br>・心不全徴候（動悸，息切れ，疲労感，食欲不振）<br>・低血糖症状（動悸，発汗，頭痛，目のかすみ，眠気，意識障害）<br>・脱水の症状（舌・口唇の乾燥，意識障害，眼球陥没，構音障害，頻脈，微熱，下痢） |
|---|---|
| 血圧 | ・血圧上昇（血腫の増大や再破裂）<br>・血圧低下（梗塞巣の拡大や失神）<br>・起立性低血圧（弾性ストッキング，リクライニング車いすによる予防策）<br>・運動の中止基準（表1-10）と対応させてリハビリテーション実施の可否を判断 |
| 心拍 | ・頻脈（安静臥床，貧血，呼吸器疾患による心拍数増加）<br>・不整脈（心拍出量の低下，心拍と脈拍の不一致）<br>・頻脈による血圧低下<br>・心不全徴候（安静時心拍数の増加）<br>・運動の中止基準（表1-10）と対応させてリハビリテーション実施の可否を判断 |
| 酸素 | ・排痰困難<br>・誤嚥<br>・舌根沈下による気道狭窄<br>・経皮的動脈血酸素飽和度（SpO$_2$）の低下 |

候（表1-11）の有無を確認し，心不全における運動中止基準（表1-12）と対応させてリハビリテーション実施の可否を判断する必要がある.

　糖尿病を合併している対象者の場合には，冷汗，動悸，手のふるえ，傾眠などの低血糖症状（図1-120）が出現していないかどうかを観察する必要がある. また，脱水をきたす対象者も少なくないため，舌・口唇の乾燥，意識障害，眼球陥没，構音障害などについても観察する.

## 2. 血圧を測定して運動の中止基準と照らし合わせる

　血圧の上昇によって，血腫の増大や再破裂，血圧の低下による梗塞巣の拡大や失神をきたす可能性がある. そのため，意識レベルと自覚症状を確認した後に血圧を測定し，運動の中止基準（表1-10）と対応させてリハビリテーション実施の可否を判断する. 血圧の測定は，表2-2の手順で行う.

　例えば，臥位から立位に姿勢を変換すると，重力負荷によって血液が下肢や腹部臓器に移行し，心臓への灌流血液量が減少することに伴って血圧が低下する. これに対して，健常者では速やかに末梢血管を収縮することによって血圧低下が20 mmHg以内にとどまる. しかし，急性期の対象者や安静臥床が長期にわたった対象者の場合，自律神経障害や廃用症候群などにより血圧の調節反応が低下してい

105

## 表2-2 血圧測定の手順

① 血圧計を平らな場所に垂直に置く
② 上腕を衣服で圧迫していないか確かめる
③ マンシェットの下縁が肘関節の約2cm上にくるように巻く(マンシェットと皮膚の間に指が1～2本入る程度の強さ)
④ 対象者に肘関節を伸展,前腕を回外した状態でリラックスさせる
⑤ 示指,中指,環指で上腕動脈に触れ,聴診器の膜面を密着させる
⑥ 聴診をしつつ,コロトコフ音が消えてから20 mmHgほど高い位置まで圧を上げる
⑦ 脈拍ごとに2～4 mmHgずつ下がるように,排気弁をゆっくり開放する
⑧ 最初に血管音が聞えた時の目盛りが収縮期血圧
⑨ 最後に血管音が聞えなくなった時の目盛りが拡張期血圧

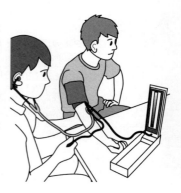

ることがある.このような対象者の場合,姿勢変化に伴って収縮期血圧が20 mmHg以上低下することがある.この姿勢変化に伴う著明な血圧低下を起立性低血圧という.そこで,運動前,運動直後,運動後における安静時の血圧反応を確かめながらリハビリテーションを進めていく必要がある.特にアテローム血栓性梗塞では,粥腫によって動脈の内腔が狭くなっており(図1-16),血圧を高くすることによって脳血流が維持されている.そのため,血圧の低下に伴う病巣の拡大に注意する必要がある.

また,①大きい病巣,②脳幹部の病巣,③両側性・多発性の病巣,④糖尿病の合併,⑤離床までの期間の延長,⑥脱水,⑦透析,⑧高齢などによって起立性低血圧を生じる可能性が高くなるとされている[1].そのような対象者の場合は,❶静脈還流の滞りを防ぐ(下肢に弾性包帯あるいは弾性ストッキングを装着する,腹帯を巻く,腓腹筋の収縮運動を行う),❷食事直後の運動を避ける,❸臥位で両下肢の運動を行ってから起き上がる,❹会話をするなどして起き上がった際の活動を促す,❺リクライニング車いすを使用して血圧低下時に対処しやすいようにしておく,などの予防策をあらかじめ計画しておく.車いすに乗車している際に廊下などで起立性低血圧を生じた場合には,図2-1のように車いすを後方に傾け,下肢を上げて頭部を下げるようにする.また,脱水によって循環血流量が低下した場合にも血圧の低下をきたすため,脱水の予防についても考慮する.

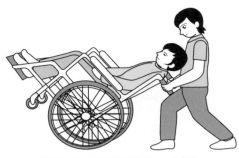

図2-1 起立性低血圧への対処

表2-3 脈拍測定の手順
①手首内側の橈骨動脈上に，示指，中指，環指を軽くあてる
②15秒間の脈拍数を測定する
③測定された脈拍数を4倍して1分間の脈拍数を求める

## 3. 心拍数を測定して運動の中止基準と照らし合わせる

　安静臥床が長期にわたった場合，静脈還流量が低下することに伴って一回拍出量が低下し，心拍数が増加する．また，貧血や呼吸器疾患などに伴うヘモグロビン濃度や動脈血酸素飽和度（$SaO_2$：arterial oxygen saturation）の低下によっても心拍数が増加する（第Ⅰ章の式6）．心拍が正常調律の場合，表2-3の手順で脈拍を測定する．140〜150拍/分以上の頻脈では一回拍出量が減少するため，血圧の低下に伴って脳血流量の低下をきたす可能性がある．そのため心拍を測定し，運動の中止基準（表1-10）[1]と対応させてリハビリテーション実施の可否を判断する必要がある．

　心房細動を合併している対象者ではポンプ機能が低下し，心拍出量が正常調律に比較して2〜3割低下するため，頻脈に伴う血圧の低下に注意が必要である．特に，不整脈や頻脈の場合，心拍数と脈拍数が一致しないことがあり，運動時の心電図のモニタリングが必要になる．また，心不全を合併している対象者の場合には，安静時心拍数の増加に注意する必要がある（表1-11，1-12）．

## 4. 経皮的動脈血酸素飽和度（$SpO_2$）を測定して運動の中止基準と照らし合わせる

　脳血管障害に伴って重度の意識障害や運動麻痺を生じた場合，排痰困難，誤嚥，舌根沈下による気道狭窄が生じる．舌根沈下とは，弛緩した舌筋が重力によって咽頭に落ち込むことをいう．この舌根沈下によって気道が閉塞されるため，呼吸困難や窒息のリスクが生じる．また，中枢神経の障害に起因する呼吸障害によって換気量の低下が生じる．そのような対象者に対しては，顔色や呼吸パターンを観察することに加えて，パルスオキシメーターを用いて経皮的動脈血酸素飽和度（$SpO_2$：arterial oxygen saturation）を測定する必要がある（図2-2）．$SpO_2$ 90％（$PaO_2$=

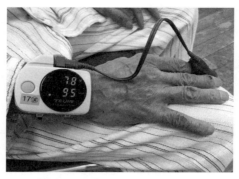

図 2-2　パルスオキシメーター

60 Torr) を境にして，組織への酸素供給量が著しく低下しはじめることが知られており[2]，運動中止を考慮する目安になる．

## 第2節
## 症状を具体化するための運動機能・認知機能に対する評価

対象者の運動機能および認知機能を評価する際の項目を表2-4に示す．対象者の負担を少なくして効率よく評価を行うためには，事前に確認した診断名や脳画像所見などによって予測された症状を念頭におきながら，運動機能と認知機能の評価を行う．ここでは，対象者の機能を評価する際のポイントについて考えてみたい．

### Clinical Points

① 診断名や脳画像所見によって予測された症状を念頭におきながら，運動機能・認知機能の評価を行う
② 運動機能の評価では，運動麻痺，痙縮，体性感覚，運動失調，関節可動域，脳神経などに関する検査を行う
③ 認知機能の評価では，認知症，失語，記憶障害，半側空間無視，失行・失認，うつなどに関する検査を行う

第 2 節 ● 症状を具体化するための運動機能・認知機能に対する評価

表 2-4　運動機能および認知機能の評価項目

| 運動機能 | | 認知機能 | |
|---|---|---|---|
| 運動麻痺 | ・Brunnstrom Stage（BS）<br>・Fugl－Meyer Assessment（FMA）<br>・Stroke Impairment Assessment Set（SIAS）<br>・Modified NIH Stroke Scale<br>・筋力測定<br>・徒手筋力検査 | 認知症 | ・Mini－Mental State Examination（MMSE）<br>・改訂版長谷川式簡易知能検査（HDS-R） |
| 痙縮 | ・Modified Ashworth Scale（MAS）<br>・SIAS | 失語 | ・標準失語症検査（日本認知機能障害学会，2004）<br>・SIAS<br>・Modified NIH Stroke Scale |
| 体性感覚 | ・FMA<br>・SIAS | 記憶障害 | ・ウェクスラー記憶検査（WMSR）<br>・リバーミード行動記憶検査（RBMT） |
| 運動失調 | ・Scale for the Assessment and Rating of Ataxia（SARA）<br>・Timed Up And Go Test（TUG）<br>・Functional Reach Test（FRT）<br>・Performance Oriented Mobility Assessment（POMA）<br>・Four Square Step Test（FSST）<br>・Berg Balance Scale（BBS）<br>・片脚立位時間<br>・タンデム歩行 | 半側空間無視 | ・行動性無視検査（BIT）<br>・SIAS<br>・Modified NIH Stroke Scale |
| 関節可動域 | ・角度計による測定 | 失行・失認 | ・標準高次動作性検査（SPTA）<br>・標準高次視知覚検査（VPTA） |
| 脳神経 | ・視野障害，眼球運動障害，顔面の感覚障害，表情筋の運動麻痺，嚥下障害などの評価<br>・嚥下造影検査（VF）<br>・ビデオ内視鏡検査（VE） | うつ | ・脳卒中うつスケール<br>・うつ病自己評価尺度（SDS） |

# 1. 運動機能の評価によって多様な運動機能の障害を把握する

## 1）運動麻痺を評価する

　診断名や脳画像所見を確認した際に，皮質脊髄路（図1-24）に関する一次運動野，半卵円中心，放線冠，内包，中脳，橋，延髄のいずれかの部位に損傷を認めた場合（図1-107），損傷部位と反対側に運動麻痺や痙縮を生じる可能性があるため，運動麻痺や痙縮に関する検査を実施する．運動麻痺を短時間で評価できる検査に，Brunnstrom Stage（表2-5）[3]，Fugl－Meyer Assessment（表2-6）[4]，Stroke Impairment Assessment Set（SIAS；表2-7）[5]，Modified NIH Stroke Scale（表2-8）[6,7]，

109

第Ⅱ章 ● 安全で的確な評価のポイント

表2-5　Brunnstrom Stage（文献3）より改変引用）

| | | |
|---|---|---|
| 上肢 | ステージⅠ | 弛緩性麻痺 |
| | ステージⅡ | 上肢のわずかな随意運動 |
| | ステージⅢ | 座位で肩関節・肘関節の同時屈曲，同時伸展 |
| | ステージⅣ | ①腰の後方へ手をつける<br>②肘関節を伸展させて上肢を前方水平へ挙上<br>③肘関節90°屈曲位での前腕回内・回外 |
| | ステージⅤ | ①肘関節を伸展させて上肢を横水平へ挙上<br>②肘関節を伸展させて前方頭上へ挙上<br>③肘関節伸展位での前腕回内・回外 |
| | ステージⅥ | 各関節の分離運動 |
| 手指 | ステージⅠ | 弛緩性麻痺 |
| | ステージⅡ | 自動的手指屈曲わずかに可能 |
| | ステージⅢ | ①全指同時握り<br>②釣形握り<br>③随意的な手指伸展不能 |
| | ステージⅣ | ①横つまみ（母指は離せない）<br>②少ない範囲での半随意的手指伸展 |
| | ステージⅤ | ①対向つまみ，筒握り，球握り<br>②随意的な手指伸展 |
| | ステージⅥ | ①全種類の握り<br>②全可動域の手指伸展<br>③すべての指の分離運動 |
| 下肢 | ステージⅠ | 弛緩性麻痺 |
| | ステージⅡ | 下肢のわずかな随意運動 |
| | ステージⅢ | 座位，立位での股関節・膝関節・足関節の同時屈曲 |
| | ステージⅣ | ①座位で足を床の後方へ滑らせて膝関節を90°屈曲<br>②踵を床から離さずに随意的に足関節背屈 |
| | ステージⅤ | ①立位で股関節伸展位・免荷した状態で膝関節屈曲分離運動<br>②立位・膝関節伸展位で足を少し前に踏み出して足関節背屈分離運動 |
| | ステージⅥ | ①立位で骨盤の挙上による範囲を超えた股関節外転<br>②座位で膝を中心とした下腿の内旋・外旋 |

第 2 節 ●症状を具体化するための運動機能・認知機能に対する評価

表 2-6　Fugl-Meyer Assessment （文献 4）より改変引用）

## 上肢運動機能

### A. 肩関節・肘関節・前腕

| | | | 反射なし | 反射あり | | |
|---|---|---|---|---|---|---|
| Ⅰ | 反射 | 屈筋系 | 0 点 | 2 点 | | |
| | | 伸筋系 | 0 点 | 2 点 | | ( )/4 点 |
| | | | 不可 | 部分的 | 可 | |
| Ⅱ | a | 肩 | 後退 | 0 点 | 1 点 | 2 点 | |
| | | | 挙上 | 0 点 | 1 点 | 2 点 | |
| | | | 外転 | 0 点 | 1 点 | 2 点 | |
| | | | 外旋 | 0 点 | 1 点 | 2 点 | |
| | | 肘 | 屈曲 | 0 点 | 1 点 | 2 点 | |
| | | 前腕 | 回外 | 0 点 | 1 点 | 2 点 | ( )/12 点 |
| | b | 肩 | 内転・内旋 | 0 点 | 1 点 | 2 点 | |
| | | 肘 | 伸展 | 0 点 | 1 点 | 2 点 | |
| | | 前腕 | 回内 | 0 点 | 1 点 | 2 点 | ( )/6 点 |
| | | | 不可 | 部分的 | 可 | |
| Ⅲ | 手を腰 | | 0 点 | 1 点 | 2 点 | |
| | 肩 | 屈曲 0 ～ 90° | 0 点 | 1 点 | 2 点 | |
| | 肘 90° | 前腕回内・回外 | 0 点 | 1 点 | 2 点 | ( )/6 点 |
| | | | 不可 | 部分的 | 可 | |
| Ⅳ | 肩 | 外転 0 ～ 90° | 0 点 | 1 点 | 2 点 | |
| | | 屈曲 90 ～ 180° | 0 点 | 1 点 | 2 点 | |
| | 肘 0° | 前腕回内・回外 | 0 点 | 1 点 | 2 点 | ( )/6 点 |
| Ⅴ | 正常反射 | ・ステージ Ⅳ が満点の時のみ採点 ・2/3 が高度亢進（0 点），1/3 が高度亢進または 2/3 が亢進（1 点），高度亢進がない（2 点） | | | | ( )/2 点 |

### B. 手首

| | | 不可 | 部分的 | 可 | |
|---|---|---|---|---|---|
| 肘 90°，前腕回内 | 手首伸展 15° | 0 点 | 1 点 | 2 点 | |
| 肘 90°，前腕回内 | 手首屈伸の反復 | 0 点 | 1 点 | 2 点 | |
| 肩軽度屈曲，肘 0°，前腕回内 | 手首伸展 15° | 0 点 | 1 点 | 2 点 | |
| 肩軽度屈曲，肘 0°，前腕回内 | 手首屈伸の反復 | 0 点 | 1 点 | 2 点 | |
| 手関節回旋 | | 0 点 | 1 点 | 2 点 | ( )/10 点 |

第Ⅱ章 ● 安全で的確な評価のポイント

表 2-6　つづき

## C. 手指

| | 不可 | 不十分 | 十分 | |
|---|---|---|---|---|
| 集団屈曲 | 0点 | 1点 | 2点 | |
| 集団伸展 | 0点 | 1点 | 2点 | |
| MP 伸展 IP 屈曲 | 0点 | 1点 | 2点 | |
| 母指内転つまみ | 0点 | 1点 | 2点 | |
| 母指示指で指腹つまみ | 0点 | 1点 | 2点 | |
| 母指示指で円筒を指腹つまみ | 0点 | 1点 | 2点 | |
| 球つまみ | 0点 | 1点 | 2点 | (　)/14点 |

## D. 協調性/スピード（指鼻指試験）

| | 著明 | 少し | なし | |
|---|---|---|---|---|
| 振戦 | 0点 | 1点 | 2点 | |
| 測定障害 | 0点 | 1点 | 2点 | |
| 5 往復時間 | 健側より 6 秒以上遅い（0点），2～5秒遅い（1点），2 秒未満（2点） | | | (　)/6点 |

上肢運動機能の得点　(　)/66点

## 下肢運動機能

## E. 股関節・膝関節・足関節

| | | | | 反射なし | 反射あり | | |
|---|---|---|---|---|---|---|---|
| Ⅰ | 反射 | | 屈筋系 | 0点 | 2点 | | |
| | | | 伸筋系 | 0点 | 2点 | | (　)/4点 |
| | | | | 不可 | 部分的 | 可 | |
| Ⅱ | a | 股 | 屈曲（臥位） | 0点 | 1点 | 2点 | |
| | | 膝 | 屈曲 | 0点 | 1点 | 2点 | |
| | | 足首 | 背屈 | 0点 | 1点 | 2点 | (　)/6点 |
| | b | 股 | 伸展（臥位） | 0点 | 1点 | 2点 | |
| | | | 内転 | 0点 | 1点 | 2点 | |
| | | 膝 | 伸展 | 0点 | 1点 | 2点 | |
| | | 足首 | 底屈 | 0点 | 1点 | 2点 | (　)/8点 |
| | | | | 不可 | 部分的 | 可 | |
| Ⅲ | 膝 | | 屈曲 90°（座位） | 0点 | 1点 | 2点 | |
| | 足首 | | 背屈 | 0点 | 1点 | 2点 | (　)/4点 |

第2節 ● 症状を具体化するための運動機能・認知機能に対する評価

表2-6 つづき

| | | | 不可 | 部分的 | 可 | |
|---|---|---|---|---|---|---|
| IV | 膝 | 屈曲90°（立位） | 0点 | 1点 | 2点 | |
| | 足首 | 背屈 | 0点 | 1点 | 2点 | （　）/4点 |
| V | 正常反射 | ・ステージIVが満点の時のみ採点<br>・2/3が高度亢進（0点），1/3が高度亢進または2/3が亢進（1点），高度亢進がない（2点） | | | | （　）/2点 |

**F. 協調性・スピード（踵膝試験）**

| | | 著明 | 少し | なし | |
|---|---|---|---|---|---|
| 振戦 | | 0点 | 1点 | 2点 | |
| 測定障害 | | 0点 | 1点 | 2点 | |
| 5往復速度 | 健側より6秒以上遅い（0点），2〜5秒遅い（1点），2秒未満（2点） | | | | （　）/6点 |

下肢運動機能の得点 （　）/34点

上下肢運動機能の得点 （　）/100点

| バランス | | | | |
|---|---|---|---|---|
| | 不可 | 介助量大 | 可 | |
| 支持なし座位 | 0点 | 1点 | 2点 | |
| 非麻痺側のパラシュート反応 | 0点 | 1点 | 2点 | |
| 麻痺側のパラシュート反応 | 0点 | 1点 | 2点 | |
| 支持立位 | 0点 | 1点 | 2点 | |
| 支持なし立位 | 0点 | 1点 | 2点 | |
| 非麻痺側下肢で立位 | 0点 | 1点 | 2点 | |
| 麻痺側下肢で立位 | 0点 | 1点 | 2点 | （　）/14点 |

バランスの得点 （　）/14点

| 感　覚 | | | | | |
|---|---|---|---|---|---|
| | | 脱失 | 鈍麻/異常 | 正常 | |
| I. 触覚 | 腕 | 0点 | 1点 | 2点 | |
| | 手掌 | 0点 | 1点 | 2点 | |
| | 脚 | 0点 | 1点 | 2点 | |
| | 足底 | 0点 | 1点 | 2点 | （　）/8点 |

第Ⅱ章 ● 安全で的確な評価のポイント

表2-6 つづき

| | | 脱失 | 左右差あり（3/4は可） | 左右差なし | |
|---|---|---|---|---|---|
| Ⅱ．位置覚 | 肩 | 0点 | 1点 | 2点 | |
| | 肘 | 0点 | 1点 | 2点 | |
| | 手関節 | 0点 | 1点 | 2点 | |
| | 手指 | 0点 | 1点 | 2点 | |
| | 股 | 0点 | 1点 | 2点 | |
| | 膝 | 0点 | 1点 | 2点 | |
| | 足関節 | 0点 | 1点 | 2点 | |
| | 足趾 | 0点 | 1点 | 2点 | （　）/16点 |

感覚の得点　（　）/24点

## 関節可動域・疼痛

### Ⅰ．関節可動域

| | | 可動域わずか | 制限 | 正常 | | 可動域わずか | 制限 | 正常 |
|---|---|---|---|---|---|---|---|---|
| 肩 | 屈曲 | 0点 | 1点 | 2点 | 外転 | 0点 | 1点 | 2点 |
| | 外旋 | 0点 | 1点 | 2点 | 内旋 | 0点 | 1点 | 2点 |
| 肘 | 屈曲 | 0点 | 1点 | 2点 | 伸展 | 0点 | 1点 | 2点 |
| 前腕 | 回内 | 0点 | 1点 | 2点 | 回外 | 0点 | 1点 | 2点 |
| 手関節 | 掌屈 | 0点 | 1点 | 2点 | 背屈 | 0点 | 1点 | 2点 |
| 手指 | 屈曲 | 0点 | 1点 | 2点 | 伸展 | 0点 | 1点 | 2点 |
| 股 | 屈曲 | 0点 | 1点 | 2点 | 外転 | 0点 | 1点 | 2点 |
| | 外旋 | 0点 | 1点 | 2点 | 内旋 | 0点 | 1点 | 2点 |
| 膝 | 屈曲 | 0点 | 1点 | 2点 | 伸展 | 0点 | 1点 | 2点 |
| 足関節 | 背屈 | 0点 | 1点 | 2点 | 底屈 | 0点 | 1点 | 2点 |
| 足部 | 回内 | 0点 | 1点 | 2点 | 回外 | 0点 | 1点 | 2点 |

関節可動域の得点　（　）/44点

### Ⅱ．疼痛

| | | 痛み著明 | 痛みあり | なし | | 痛み著明 | 痛みあり | なし |
|---|---|---|---|---|---|---|---|---|
| 肩 | 屈曲 | 0点 | 1点 | 2点 | 外転 | 0点 | 1点 | 2点 |
| | 外旋 | 0点 | 1点 | 2点 | 内旋 | 0点 | 1点 | 2点 |
| 肘 | 屈曲 | 0点 | 1点 | 2点 | 伸展 | 0点 | 1点 | 2点 |
| 前腕 | 回内 | 0点 | 1点 | 2点 | 回外 | 0点 | 1点 | 2点 |
| 手関節 | 掌屈 | 0点 | 1点 | 2点 | 背屈 | 0点 | 1点 | 2点 |

第2節 ● 症状を具体化するための運動機能・認知機能に対する評価

表 2-6　つづき

| | | 痛み著明 | 痛みあり | なし | | 痛み著明 | 痛みあり | なし |
|---|---|---|---|---|---|---|---|---|
| 手指 | 屈曲 | 0点 | 1点 | 2点 | 伸展 | 0点 | 1点 | 2点 |
| 股 | 屈曲 | 0点 | 1点 | 2点 | 外転 | 0点 | 1点 | 2点 |
| | 外旋 | 0点 | 1点 | 2点 | 内旋 | 0点 | 1点 | 2点 |
| 膝 | 屈曲 | 0点 | 1点 | 2点 | 伸展 | 0点 | 1点 | 2点 |
| 足関節 | 背屈 | 0点 | 1点 | 2点 | 底屈 | 0点 | 1点 | 2点 |
| 足部 | 回内 | 0点 | 1点 | 2点 | 回外 | 0点 | 1点 | 2点 |

疼痛の得点　（　）/44点

表 2-7　Stroke Impairment Assessment Set (SIAS)（文献5）より改変引用）

**1. 運動機能**

**1）上肢近位**
大腿から口へ3回反復
0：まったく動かない
1：肩のわずかな動きがあるが手が乳頭に届かない
2：肩肘の共同運動があるが手が口に届かない
3：課題可能．中等度のぎこちなさあり
4：課題可能，軽度のぎこちなさあり
5：健側と変わらず正常

**2）上肢遠位**
母指から小指の順に屈曲，小指から母指の順に伸展
0：まったく動かない
1-1A：わずかな動きがある．または集団屈曲可能
　　1B：集団伸展が可能
　　1C：分離運動が一部可能
2：全指の分離運動可能なるも屈曲・伸展が不十分
3：全指の分離運動が十分に可能だが，中等度のぎこちなさあり
4：全指の分離運動が十分に可能だが，軽度のぎこちなさあり
5：健側と変わらず，正常

**3）下肢近位（股）**
座位で股関節を3回屈曲
0：まったく動かない

1：大腿にわずかな動きがあるが，足が床から離れない
2：股関節の屈曲運動があるが足が，床から十分に離れない
3：課題可能．中等度のぎこちなさあり
4：課題可能，軽度のぎこちなさあり
5：健側と変わらず正常

**4）下肢近位（膝）**
座位で膝関節を3回屈曲
0：まったく動かない
1：下腿にわずかな動きがあるが，足が床から離れない
2：膝関節の伸展運動があるが足が，床から十分に離れない
3：課題可能．中等度のぎこちなさあり
4：課題可能，軽度のぎこちなさあり
5：健側と変わらず正常

**5）下肢遠位**
踵を床につけて3回足背屈
0：まったく動かない
1：わずかな背屈運動があるが，前足部が床から離れない
2：背屈運動があるが前足部が，床から十分に離れない
3：課題可能．中等度のぎこちなさあり
4：課題可能，軽度のぎこちなさあり
5：健側と変わらず正常

第Ⅱ章 ● 安全で的確な評価のポイント

## 表2-7 つづき

### 2. 筋緊張

#### 6) 上肢筋緊張
肘関節を他動的に伸展屈曲
0：筋緊張が著明に亢進
1-1A：筋緊張が中等度亢進
　　1B：筋緊張が低下
2：筋緊張が軽度亢進
3：正常．健側と対称的

#### 7) 下肢筋緊張
膝関節の他動的伸展・屈曲
0：筋緊張が著明に亢進
1-1A：筋緊張が中等度亢進
　　1B：筋緊張が低下
2：筋緊張が軽度亢進
3：正常．健側と対称的

#### 8) 上肢腱反射
0：上腕二頭筋あるいは上腕三頭筋反射が著明に亢進
1-1A：上腕二頭筋あるいは上腕三頭筋反射が中等度に亢進
　　1B：上腕二頭筋あるいは上腕三頭筋反射がほぼ消失している
2：上腕二頭筋あるいは上腕三頭筋反射が軽度に亢進
3：上腕二頭筋あるいは上腕三頭筋反射とも正常．健側と対称的

#### 9) 下肢腱反射
0：膝蓋腱あるいはアキレス腱反射が著明に亢進
1-1A：膝蓋腱あるいはアキレス腱反射が中等度に亢進
　　1B：膝蓋腱あるいはアキレス腱反射がほぼ消失している
2：膝蓋腱あるいはアキレス腱反射が軽度に亢進
3：膝蓋腱あるいはアキレス腱反射とも正常．健側と対称的

### 3. 感覚

#### 10) 上肢触覚（手掌）
0：強い皮膚刺激もわからない
1：重度あるいは中等度低下
2：軽度低下あるいは異常感覚
3：正常

#### 11) 下肢触覚（足部）
0：強い皮膚刺激もわからない
1：重度あるいは中等度低下
2：軽度低下あるいは異常感覚
3：正常

#### 12) 上肢位置覚
母指あるいは示指を他動的に運動
0：全可動域の動きもわからない
1：全可動域の運動なら方向がわかる
2：ROM の 1 割以上の動きなら方向がわかる
3：ROM の 1 割未満の動きでも方向がわかる

#### 13) 下肢位置覚
足趾を他動的に運動
0：全可動域の動きもわからない
1：全可動域の運動なら方向がわかる
2：ROM の 5 割以上の動きなら方向がわかる
3：ROM の 5 割未満の動きでも方向がわかる

### 4. 関節可動域，疼痛

#### 14) 上肢関節可動域
他動的肩関節外転
0：60° 以下
1：90° 以下
2：150° 以下
3：150° 以上

#### 15) 下肢関節可動域
膝関節伸展位で他動的足関節背屈
0：−10° 以下
1：0° 以下
2：10° 以下
3：10° 以上

#### 16) 疼痛
0：睡眠を妨げるほどの著しい疼痛
1：中等度の疼痛
2：加療を要しない程度の軽度の疼痛
3：疼痛の問題がない

### 5. 体幹機能

#### 17) 垂直性
0：座位がとれない
1：静的座位にて姿勢異常があり，介助を要する
2：静的座位にて姿勢異常があるが，指示にて修正・維持可能
3：静的座位は正常

116

## 表 2-7　つづき

**18）腹筋**

体幹を 45°後方に傾けて，背もたれにより
かかった姿勢から起き上がる

0：垂直位まで起き上がれない
1：抵抗を加えなければ起き上がれる
2：軽度の抵抗に抗して起き上がれる
3：強い抵抗に抗して起き上がれる

### 6.　高次脳機能

**19）視空間認知**

50 cm のテープを眼前に提示し，中央を健
側指で示させる．2 回行ってずれの大きい
値を採用

0：15 cm 以上
1：5 cm 以上
2：3 cm 以上
3：3 cm 未満

**20）言語**

失語症を評価（構音障害は含めない）

0：全失語．まったくコミュニケーションが
　とれない

---

　　　1-1A：重度感覚性失語あるいは重度混合
　　　　　　性失語
　　　　1B：重度運動性失語
　　2：軽度失語症
　　3：失語なし

### 7.　健側機能

**21）握力**

0：0 kg
1：10 kg 以下
2：10～25 kg
3：25 kg 以上

**22）健側大腿四頭筋力**

座位における健側膝伸展筋力

0：重力に抗しない
1：中等度に筋力低下
2：わずかな筋力低下
3：正常

---

Scandinavian Stroke Scale（**表 2-9**）[8]，筋力測定，徒手筋力検査[9]などがある．

　Brunnstrom Stage，Fugl-Meyer Assessment，SIAS，Modified NIH Stroke Scale，Scandinavian Stroke Scale は，運動麻痺が重度の弛緩状態から正常な協調運動に至るまでの回復過程を段階づけて採点するもので，麻痺側の上肢・手指・下肢を個別に評価できる．検査に際しては器具を使用しないため，病室・訓練室・自宅などで簡便に検査を実施することができる．座位で検査を行う際には背もたれのある椅子を使用し，立位で検査を行う際には平行棒やベッドの柵を使用するなど，転倒に注意する必要がある．また，検査を行う際には関節の可動域を確認するとともに，セラピストがデモンストレーションして方法を教えることで検査を円滑に行うことができる．

　筋力測定の場合，対象者の筋力と年代別の健常値や行動に必要な筋力水準の指標を見比べることによって，トレーニングにおける目標値の設定および行動可否の予測などを行うことができる．握力と等尺性膝伸展筋力の年代別健常値を**表 2-10** と**表 2-11** に示す．筋の収縮様式は，筋力発揮の際に筋長および関節角度が一定の等尺性収縮と，筋長および関節角度が変化する等張力性収縮に分類される（**図 2-3**）．等張力性収縮は，さらに筋が短縮（関節角度が縮小）しながら力を発揮する短縮性

第Ⅱ章 ●安全で的確な評価のポイント

表2-8　Modified NIH Stroke Scale（文献7）より改変引用）

| 項　目 | 検　査 | スコア |
|---|---|---|
| 意識質問 | 「今月の月名」および「年齢」を尋ねる | 0：2問とも正答<br>1：1問に正答<br>2：2問とも誤答 |
| 意識従命 | 「開眼と閉眼」および「離握手」を指示する | 0：両方の指示動作が正確に行える<br>1：片方の指示動作のみ正確に行える<br>2：いずれの指示動作も行えない |
| 注視 | 左右への眼球運動（追視）を指示する | 0：正常<br>1：部分的注視麻痺<br>2：完全注視麻痺 |
| 視野 | 片眼ずつ対座法により四分視野の指数を尋ねる | 0：視野欠損なし<br>1：部分的半盲（四分盲を含む）<br>2：完全半盲（同名半盲を含む）<br>3：両側性半盲（皮質盲を含む全盲） |
| 左腕 | 10秒数える間，腕を挙上させる（座位90°，臥位45°） | 0：下垂なし（10秒間保持可能）<br>1：10秒以内に下垂<br>2：重力に抗するが10秒以内に落下<br>3：重力に抗する動きがみられない<br>4：まったく動きがみられない |
| 右腕 | 10秒数える間，腕を挙上させる（座位90°，臥位45°） | 0：下垂なし（10秒間保持可能）<br>1：10秒以内に下垂<br>2：重力に抗するが10秒以内に落下<br>3：重力に抗する動きがみられない<br>4：まったく動きがみられない |
| 左脚 | 5秒数える間，下肢を挙上させる（臥位30°） | 0：下垂なし（5秒間保持可能）<br>1：5秒以内に下垂<br>2：重力に抗するが5秒以内に落下<br>3：重力に抗する動きがみられない<br>4：まったく動きがみられない |
| 右脚 | 5秒数える間，下肢を挙上させる（臥位30°） | 0：下垂なし（5秒間保持可能）<br>1：5秒以内に下垂<br>2：重力に抗するが5秒以内に落下<br>3：重力に抗する動きがみられない<br>4：まったく動きがみられない |
| 感覚 | 四肢近位部に痛覚（pin）刺激を加える | 0：正常<br>1：異常 |
| 言語 | （呼称カードにある）物の名前を尋ね，（文章カードから）少なくとも3つの文章を読ませる | 0：正常<br>1：軽度の失語<br>2：高度の失語<br>3：無言または全失語 |
| 無視 | 両側に2点同時の（皮膚）刺激および視覚刺激（絵カード）を与える | 0：正常<br>1：軽度の無視<br>2：高度の無視 |

第2節 ● 症状を具体化するための運動機能・認知機能に対する評価

表2-9　Scandinavian Stroke Scale（文献8）より改変引用）

| 意識 | 6：正常<br>4：傾眠<br>2：言語に反応 | 見当識 | 6：時間，場所，人の名前を<br>　　正しくいえる<br>4：2項目を正しくいえる<br>2：1項目を正しくいえる<br>0：完全な失見当識 |
|---|---|---|---|
| 眼球運動 | 4：正常<br>2：注視麻痺<br>0：共同偏視 | 言語 | 10：正常<br>6：語彙の制限あり<br>3：文章は不可<br>0：「はい」「いいえ」のみ |
| 上肢筋力 | 6：正常<br>5：やや弱い<br>4：肘関節屈曲を伴う<br>2：動くが抗重力位での運動<br>　　は不可能<br>0：完全麻痺 | 顔面神経麻痺 | 2：正常<br>0：麻痺を認める |
| 手指筋力 | 6：正常<br>4：やや弱い<br>2：いくらかの動きを認める<br>0：完全麻痺 | 歩行 | 12：介助なしで5m歩行可能<br>9：なんらかの介助が必要<br>6：他人の介助が必要<br>3：介助なしで座ることが可<br>　　能<br>0：ベッド上，もしくは車い<br>　　す移動 |
| 下肢筋力 | 6：正常<br>5：やや弱い<br>4：膝関節屈曲を伴う<br>2：動くが抗重力位での運動<br>　　は不可能<br>0：完全麻痺 | | |

表2-10　握力の年代別健常値　（文献10）より改変引用）

| 男　性 | | | | |
|---|---|---|---|---|
| 60～64歳 | 65～69歳 | 70～74歳 | 75～79歳 | 80歳以上 |
| 33.4±9.4kg | 33.5±8.3kg | 30.3±8.3kg | 32.5±7.5kg | 33.2±8.8kg |
| 女　性 | | | | |
| 60～64歳 | 65～69歳 | 70～74歳 | 75～79歳 | 80歳以上 |
| 21.8±5.1kg | 20.0±8.0kg | 20.8±6.4kg | 18.6±5.8kg | 15.0±4.3kg |

収縮と，筋が伸張（関節角度が拡大）しながら力を発揮する伸張性収縮に分類される．臨床では，ハンドヘルドダイナモメーター（HHD：Hand Held Dynamometer）などを用いて等尺性収縮時の筋力を測定する方法や，サイベックスなどの運動装置を用いて等張力性収縮時の筋力を測定する方法などが普及している．

　HHDを用いて膝伸展筋力を測定する際には，膝関節屈曲90°の椅座位でセンサーパッドを内外果直上の下腿前面に固定する（図2-4）．HHDを徒手によって固定し

表 2-11 等尺性膝伸展筋力の年代別健常値（文献 11 より改変引用）

| 男 性 | | | | | | | |
|---|---|---|---|---|---|---|---|
| 年 代 | 20代 | 30代 | 40代 | 50代 | 60代 | 70代 | 80代 |
| 等尺性膝伸展筋力値 (kg) | 60.4 ± 8.1 | 56.1 ± 12.7 | 49.4 ± 10.0 | 50.8 ± 8.7 | 40.0 ± 8.5 | 31.3 ± 6.0 | 24.7 ± 4.7 |
| 等尺性膝伸展筋力体重比 | 0.96 ± 0.13 | 0.84 ± 0.14 | 0.78 ± 0.12 | 0.76 ± 0.16 | 0.64 ± 0.12 | 0.56 ± 0.09 | 0.49 ± 0.06 |

| 女 性 | | | | | | | |
|---|---|---|---|---|---|---|---|
| 年 代 | 20代 | 30代 | 40代 | 50代 | 60代 | 70代 | 80代 |
| 等尺性膝伸展筋力値 (kg) | 37.1 ± 8.9 | 33.4 ± 6.8 | 33.3 ± 5.7 | 30.2 ± 5.6 | 26.2 ± 5.6 | 23.2 ± 6.1 | 18.8 ± 3.2 |
| 等尺性膝伸展筋力体重比 | 0.74 ± 0.14 | 0.65 ± 0.12 | 0.63 ± 0.12 | 0.59 ± 0.12 | 0.50 ± 0.10 | 0.46 ± 0.10 | 0.39 ± 0.05 |

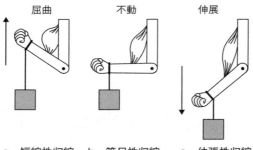

a. 短縮性収縮　b. 等尺性収縮　c. 伸張性収縮

図 2-3　筋の収縮様式

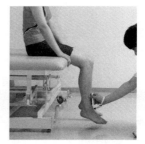

図 2-4　ハンドヘルドダイナモメーター (HHD) を用いた膝伸展筋力の測定方法

た場合，セラピストの固定力が測定値の信頼性に影響を及ぼすことが知られている[12〜15]．例えば膝伸展筋力を測定する場合，男性の最大固定重量は 27.6 ± 3.9 kg，女性は 19.0 ± 4.1 kg で，女性における最大固定重量の下限値は 11.0 kg とされている[16]．そのため，筋力の強い対象者に対しては下腿を固定するベルトを使用することが推奨されている[17〜19]．ベルトを使用する際には，膝関節屈曲 90°の肢位を保つように固定ベルトの長さを調節し，下腿後方の支柱に連結する．背もたれのない椅子に座る場合には，体幹を垂直位に保つよう注意する必要がある．また，膝窩部に

第2節 ●症状を具体化するための運動機能・認知機能に対する評価

表2-12　Modified Ashworth Scale（文献23）より改変引用）

| 0 | 筋緊張増加なし |
|---|---|
| 1 | 軽度の筋緊張増加あり<br>・屈曲・伸展運動でひっかかる感じと消失感を受ける<br>・もしくは最終可動域で受けるわずかな抵抗感がある |
| 1+ | 軽度の筋緊張増加あり<br>・明らかに引っかかる感じがある<br>・もしくは可動域1/2以下の範囲で受けるわずかな抵抗感がある |
| 2 | はっきりとした筋緊張の増加あり<br>・全可動範囲で受けるが，容易に可動させることは可能である |
| 3 | かなりの筋緊張増加あり<br>・他動運動は困難である |
| 4 | 患部は固まり，屈曲・伸展運動ができない |

折りたたんだバスタオルなどを挿入しておくと，圧迫による疼痛を回避することができる．対象者に対しては，膝関節伸展に関する最大筋力を発揮し，その状態を5秒間維持するよう指示する[20]．測定中はセンサーパッドのずれを防止するため，セラピストが前方でパッドを固定する．測定は左右の脚に対して3分以上の間隔を空けて3回ずつ施行し，各試行における最大値あるいは平均値を筋力として採用する．なお，筋力測定の前後や測定中には血圧や心拍数も測定する．

　認知症を発症した対象者の場合でも，膝関節の伸展運動を数回誘導した後に自力で膝関節を伸展できる対象者であれば，再現性の高い測定を実施できることが知られている[21]．しかし，合図に合わせて動作を行うことのできない対象者などでは，信頼性の高い筋力測定が困難になる．この場合，立ち上がりなどの日常生活に関する行動を評価することによって，おおよその筋力を推定することができる．等尺性膝伸展筋力と立ち上がりの関係を調査した研究では，膝伸展筋力体重比が0.35 kgf/kg以上で40 cmの高さの台から立ち上がることができ，0.45 kgf/kg以上で30 cmの台から立ち上がることができ，0.55 kgf/kg以上で20 cmの台から立ち上がることができるとされている[18]．

　一方，徒手筋力検査（MMT：Manual Muscle Testing）は，筋力と相関することが知られているが，グレード4以上では筋力のばらつきが大きく，正確な評価が困難であることが指摘されている[22]．また，立ち上がり，歩行，階段昇降などの行動に必要な筋力の水準が，MMTのグレード4の範囲の中に含まれており，MMTによって行動の可否を推定することが困難なことも指摘されている[22]．

　痙縮に関する検査には，Modified Ashworth Scale（表2-12）[23]やSIAS（表2-7）[5]

などがある．これらの検査も器具を必要としないため，病室・訓練室・自宅などで簡便に検査を実施することができる．検査を行う際には，対象者の四肢をセラピストが最大限可能な筋短縮角度から最大限可能な筋伸張角度まで他動的に動かし，その抵抗感をもとに痙縮の程度を採点する．そのため，対象者が検査中にリラックスできるように配慮することが重要になる．また，検査に先立って関節を数回動かし，疼痛の有無を確認しておくと検査をより円滑に行うことができる．

　脳血管障害による運動麻痺は発症後3カ月まで回復し，その後は徐々に回復率が低下する[24~28]．このような運動麻痺の回復曲線が対数に近似することが知られており[29]，発症初期の握力および上肢筋力をもとにした対数モデルによって筋力の予測値を算出することが可能であるとされている[30]．

　運動麻痺と行動の関連については，上肢運動麻痺の程度や上肢筋力が更衣などの身辺処理の自立度と関連することが報告されている[30, 31]．下肢の Brunnstrom Stage がV および VI の対象者では，歩行自立に 0.72 Nm/kg の膝伸展筋力体重比（角速度 30°/秒にて測定）が必要であり，Stage が III および IV の対象者では 1.00 Nm/kg の膝伸展筋力体重比が必要だったと報告されている[32]．また，等尺性膝伸展筋力の場合，麻痺側の膝伸展筋力体重比が 0.18 kgf/kg 以上の 93％の対象者，非麻痺側の膝伸展筋力体重比が 0.36 kgf/kg 以上の 67％の対象者で歩行が自立したと報告されている．そのため，運動麻痺に関する検査に併せて，身辺処理や起居移動に関する状況を対象者より聴取する必要がある．また，転倒した対象者の 62％に下肢筋力の低下を認めるとされているため[34]，転倒歴の有無についても確認するようにする必要がある．

## 2）体性感覚を評価する

　診断名や脳画像所見を確認した際に，前脊髄視床路（図 1-31）および外側脊髄視床路（図 1-33）に関する延髄，視床，一次体性感覚野のいずれかの部位に損傷を認めた場合，損傷部位と反対側にある四肢や体幹の触圧覚，深部覚，温痛覚の障害を生じる可能性があるため，体性感覚の検査を実施する．体性感覚を短時間で評価できる検査には，Fugl-Meyer Assessment（表 2-6）や SIAS（表 2-7）などがある．

　体性感覚に関する検査は，閉眼で集中して行う必要があるため，静かな環境で実施できるように配慮する．また，対象者の主観による回答を求めるため，認知機能障害などにより回答が不明確だった場合には再度検査を行って，回答の再現性について確認する必要がある．

　体性感覚の障害は，更衣などの身辺処理や起居移動の自立度と関連することが報

第 2 節 ● 症状を具体化するための運動機能・認知機能に対する評価

告されている[31, 35〜38]．そのため，体性感覚に関する検査に併せて，病棟における身辺処理や起居移動に関する状況を対象者より聴取する必要がある．

### 3）運動失調を評価する

診断名や脳画像所見を確認した際に，小脳や橋に損傷を認めた場合，損傷部位と同側に運動失調を生じる可能性があるため（**図1-78**），運動失調の検査を実施する．運動失調を短時間で評価できる検査には，Scale for the Assessment and Rating of Ataxia（SARA；**表2-13**）[39, 40]，Timed Up and Go Test（TUG；**図2-5**）[41]，Functional Reach Test（FRT；**図2-6**）[42]，Performance Oriented Mobility Assessment（POMA；**表2-14**）[43, 44]，Four Square Step Test（FSST；**図2-7**）[45]，Berg Balance Scale（BBS）[46]，片脚立位時間，タンデム歩行（**図2-8**）などの種々のバランス能力に関する検査がある．企図振戦が小脳の損傷による運動失調の特徴であるため，検査に際しては対象者の動作の円滑さや正確さが評価される．以下に，TUG，FRT，POMA，FSST，片脚立位時間，タンデム歩行について述べる．

TUG（**図2-5**）は，肘掛け付きの椅子（座面高46 cm）から立ち上がって3 m歩行し，方向転換して3 m歩行して戻り，椅子に座るまでの一連の動作に要する時間をストップウォッチにて測定する検査である．外出が可能な対象者では20秒以内，起居動作などの日常生活の行動に介助を要する対象者では30秒以上の時間を要するとされている[41]．また，転倒予測のカットオフ値は13.5秒とされている[47]．

FRT（**図2-6**）では，肩幅に足を開いた立位で利き手の肩関節を90°挙上し，肩峰の高さで上肢を前方に伸ばした際の到達距離を測定する．到達距離が25.4 cm以上の高齢者と比べて，0 cm（課題遂行不能）の高齢者では6カ月間の転倒発生率が8.07倍，15.3 cm未満の高齢者では4.02倍，15.3〜25.4 cmでは2.00倍となるといわれている[42]．

POMA（**表2-14**）は，9項目のバランステストと7項目の歩行テストによって構成されている．日常的な行動が多く含まれており，バランス能力を多方面から簡便に測定できる利点がある．得点が18点以下で転倒のリスクが高く，19〜24点で中等度，24点以上で低いとされている[43]．

FSST（**図2-7**）では，4本の杖（高さ25 mm）を床に十字に置いて4つの区画をつくり，左手前の区画から右方・後方・左方の順で各領域の床に両足が接地するようにして杖をまたぎ，最初の位置に戻るまでの時間を測定する．転倒予測のカットオフ値は15秒とされている[45]．

片脚立位時間の測定では，開眼で両手を腰にあてた姿勢で片脚を床から5 cmほ

第Ⅱ章 ● 安全で的確な評価のポイント

表2-13　Scale for the Assessment and Rating of Ataxia (SARA)（文献40）より引用）

**1. 歩行**

以下の2種類で判断する．①壁から安全な距離をとって壁と平行に歩き，方向転換し，②帰りは介助なしでつぎ足歩行（つま先に踵を継いで歩く）を行う

- 0：正常．歩行，方向転換，つぎ足歩行が困難なく10歩より多くできる（1回までの足の踏み外しは可）
- 1：やや困難．つぎ足歩行は10歩より多くできるが，正常歩行ではない
- 2：明らかに異常．つぎ足歩行はできるが10歩を超えることができない
- 3：普通の歩行で無視できないふらつきがある．方向転換がしにくいが，支えはいらない
- 4：著しいふらつきがある．ときどき壁を伝う
- 5：激しいふらつきがある．常に1本杖か，片方の腕に軽い介助が必要
- 6：しっかりとした介助があれば10mより長く歩ける．2本杖か歩行器か介助者が必要
- 7：しっかりとした介助があっても10mには届かない．2本杖か歩行器か介助が必要
- 8：介助があっても歩けない

| Score | |
|---|---|

**2. 立位**

対象者に靴を脱いでもらい，開眼で順に①自然な姿勢，②足をそろえて（親指どうしをつける），③つぎ足（両足を一直線に，踵とつま先に間を空けないようにする）で立ってもらう．各肢位で3回まで再施行可能，最高点を記載する

- 0：正常．つぎ足で10秒より長く立てる
- 1：足をそろえて，動揺せずに立てるが，つぎ足で10秒より長く立てない
- 2：足をそろえて，10秒より長く立てるが動揺する
- 3：足をそろえて立つことはできないが，介助なしに，自然な肢位で10秒より長く立てる
- 4：軽い介助（間欠的）があれば，自然な肢位で10秒より長く立てる
- 5：常に片方の腕を支えれば，自然な肢位で10秒より長く立てる
- 6：常に片方の腕を支えても，10秒より長く立つことができない

| Score | |
|---|---|

**3. 座位**

開眼し，両上肢を前方に伸ばした姿勢で，足を浮かせてベッドに座る

- 0：正常．困難なく10秒より長く座っていることができる
- 1：軽度困難，間欠的に動揺する
- 2：常に動揺しているが，介助なしに10秒より長く座っていられる
- 3：ときどき介助するだけで10秒より長く座っていられる
- 4：ずっと支えなければ10秒より長く座っていることができない

| Score | |
|---|---|

**4. 言語障害**

通常の会話で評価する

- 0：正常
- 1：わずかな言語障害が疑われる
- 2：言語障害があるが，容易に理解できる
- 3：ときどき，理解困難な言葉がある
- 4：多くの言葉が理解困難である
- 5：かろうじて単語が理解できる
- 6：単語を理解できない．言葉が出ない

| Score | |
|---|---|

第2節 ● 症状を具体化するための運動機能・認知機能に対する評価

表2-13 つづき

## 5. 指追い試験

対象者には楽な姿勢で座ってもらい，必要があれば足や体幹を支えてもよい．検者は対象者の前に座る．検者は，対象者の指が届く距離の中間の位置に，自分の人差し指を示す．対象者に，自分の人差し指で，検者の人差し指の動きに，できるだけ早く正確についていくように命じる．検者は対象者の予測できない方向に2秒かけて約30cm，人差し指を動かす．これを5回繰り返す．対象者の人差し指が，正確に検者の人差し指を示すかを判定する．5回のうち，最後の3回の平均を評価する

0：測定障害なし
1：測定障害がある．5cm未満
2：測定障害がある．15cm未満
3：測定障害がある．15cmより大きい
4：5回行えない
＊原疾患以外の理由により検査自体ができない場合は5とし，平均値，総得点に反映させない

| Score | Right | Left |
|---|---|---|
| 平均（R+L）/2 | | |

## 6. 鼻指試験

対象者は楽な姿勢で座ってもらい，必要があれば足や体幹を支えてもよい．検者は対象者の前に座る．検者は，対象者の指が届く距離の90％の位置に，自分の人差し指を示す．対象者に，自分の人差し指で対象者の鼻と検者の指を普通のスピードで繰り返し往復するように命じる．運動時の指先の振戦の振幅の平均を評価する

0：振戦なし
1：振戦がある．振幅は2cm未満
2：振戦がある．振幅は5cm未満
3：振戦がある．振幅は5cmより大きい
4：5回行えない
＊原疾患以外の理由により検査自体ができない場合は5とし，平均値，総得点に反映させない

| Score | Right | Left |
|---|---|---|
| 平均（R+L）/2 | | |

## 7. 手の回内・回外運動

対象者には楽な姿勢で座ってもらい，必要があれば足や体幹を支えてもよい．対象者に，自分の大腿部の上で，手の回内・回外運動を，できるだけ速く正確に10回繰り返すよう命じる．検者は同じことを7秒で行い手本とする．運動に要した正確な時間を測定する

0：正常．規則正しく行える．10秒未満でできる
1：わずかに不規則．10秒未満でできる
2：明らかに不規則．1回の回内・回外運動が区別できない，もしくは中断する．しかし10秒未満でできる
3：きわめて不規則．10秒より長くかかるが10回行える
4：10回行えない
＊原疾患以外の理由により検査自体ができない場合は5とし，平均値，総得点に反映させない

| Score | Right | Left |
|---|---|---|
| 平均（R+L）/2 | | |

## 8. 踵すね試験

対象者をベッド上で横にして下肢がみえないようにする．対象者に，片方の足をあげ，踵を反対の膝に移動させ，1秒以内ですねに沿って踵まで滑らせるように命じる．その後，足を元の位置に戻す．片方ずつ3回連続で行う

0：正常
1：わずかに異常．踵はすねから離れない
2：明らかに異常．すねから離れる（3回まで）
3：きわめて異常．すねから離れる（4回以上）
4：行えない（3回ともすねに沿って踵を滑らすことができない）
＊原疾患以外の理由により検査自体ができない場合は5とし，平均値，総得点に反映させない

| Score | Right | Left |
|---|---|---|
| 平均（R+L）/2 | | |

125

第Ⅱ章●安全で的確な評価のポイント

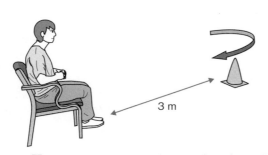
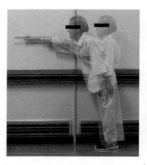

図 2-5　Timed Up and Go Test (TUG)　　図 2-6　Functional Reach Test (FRT)

表 2-14　Performance Oriented Mobility Assessment (POMA)（文献 44）より改変引用）

| | | |
|---|---|---|
| バランス | 座位保持 | 0点：椅子にもたれかかっているが，ずり落ちてしまう<br>1点：安定しており，安全である |
| | 立位保持 | 0点：介助なしでは不安定である<br>1点：可能であるが，支えに手を使う<br>2点：手で支えることなく可能である |
| | 椅子からの立ち上がり | 0点：介助なしでは起立できない<br>1点：可能であるが，一度では起立できない<br>2点：一度に起立できる |
| | 起立直後のバランス（最初の5秒間） | 0点：不安定である<br>1点：安定しているが，歩行器・杖・物をつかんで支えとする<br>2点：歩行器・杖・そのほかの支えなしで安定している |
| | 立位のバランス | 0点：不安定である<br>1点：安定しているが，足の幅を広くとるか，杖・歩行器・そのほかの支えを使う<br>2点：足の幅を狭くし，支えなしで立つ |
| | 立位で軽く押す（胸を検者が手掌で軽く3回押す） | 0点：倒れそうになる<br>1点：よろめき，何かにつかまろうとするが，安定を取り戻す<br>2点：安定している |
| | 閉眼で立位保持 | 0点：不安定である<br>1点：安定している |
| | 立位で360°方向転換 | 0点：不連続なステップで行う<br>1点：連続したステップで行う |
| | 椅子に座る | 0点：不安定である（よろめき，何かにつかまろうとする）<br>1点：安定している<br>0点：安全でない（椅子への距離を誤る，椅子へ倒れるように座る）<br>1点：椅子の腕を使う，またはスムーズな動作で行えない<br>2点：安全に，スムーズな動作で行える |

表 2-14 つづき

| | | |
|---|---|---|
| 歩行 | 歩行の開始（歩行を指示した直後） | 0点：開始をためらったり，何度か開始を試みる<br>1点：ためらわずに開始する |
| | 右足の踏み出し | 0点：ステップする時，右足を左足の前方へ踏み出せない<br>1点：右足を左足の前方へ踏み出すことができる |
| | 左足の踏み出し | 0点：ステップする時，右足を床から完全に離すことができない<br>1点：右足を床から離すことができる<br>0点：ステップする時，左足を右足の前方へ踏み出せない<br>1点：左足を右足の前方へ踏み出すことができる<br>0点：ステップする時，左足を床から完全に離すことができない<br>1点：左足を床から離すことができる |
| | ステップの対称性 | 0点：左右の歩幅が等しくない<br>1点：左右の歩幅が等しい |
| 歩行 | ステップの連続性 | 0点：立ち止まってしまう，またはステップが連続的でない<br>1点：ステップが連続している |
| | 歩き方（3mの歩行を観察） | 0点：著明に脇へ逸脱する<br>1点：軽度から中等度の逸脱がみられる，または歩行補助具を用いる<br>2点：歩行補助具を用いずにまっすぐ歩く |
| | 体幹 | 0点：著しく動揺する<br>1点：歩行時に動揺はしないが，膝か背中を屈曲させるか，腕を広げる<br>2点：歩行時に動揺や屈曲はみられず，腕や歩行補助具を用いない |
| | 歩行時の歩幅 | 0点：歩行時に両方の踵が離れている<br>1点：歩行時に両方の踵がほぼ触れている |

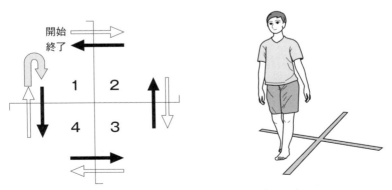

図 2-7 Four Square Step Test (FSST)

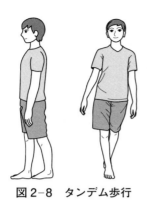

図2-8 タンデム歩行

表2-15 関節可動域の検査
① 対象者の関節を動かし，目視にておおよその関節可動域を判断する
② 目視にて判断した関節可動域と同じ角度に角度計を開く
③ 対象者の関節を再び動かし，最終域に保持する
④ 角度計を軽く身体面に沿ってあて，関節可動域を測定する

どあげ，立位保持のできる時間を測定する．この際，挙上側の下肢と立脚側の下肢が触れないように注意する．転倒と片脚立位時間の関連性を調査した研究[48]では，片脚立位時間1.02秒をカットオフ値として転倒を予測した場合の感度が0.67，特異度が0.89とされている．また，転倒した対象者の89.2％で片脚立位時間が2秒未満であったことが報告されている[49]．医学的な処置を考慮するような有害な転倒を予測する片脚立位時間のカットオフ値は5秒とされている[50]．

脳血管障害による片麻痺を有した対象者の片脚立位時間と杖の処方に関しては，杖なしで歩行できたすべての対象者における麻痺側の片脚立位時間が5秒以上，四点杖で歩行できたすべての対象者におけるT字杖の支持による麻痺側片脚立位時間が1秒未満，T字杖で歩行できた対象者におけるT字杖の支持による麻痺側片脚立位時間が1〜30秒だったとされている[51]．このことから片麻痺を有した対象者では，麻痺側の片脚立位時間が5秒以上可能であれば杖なし，非麻痺側でT字杖を把持した状態で麻痺側の片脚立位が1秒未満であれば四点杖，非麻痺側でT字杖を把持した状態で麻痺側の片脚立位が1〜30秒であればT字杖とするのがおおまかな選択基準とされている．

タンデム歩行（図2-8）は，後方の足のつま先に前方の足の踵を接するようにして一直線上を歩く方法で，歩行の際の不安定性により運動失調の有無を判断する．

運動失調により，箸操作，整容，更衣，洗体，書字などの身辺処理や歩行，寝返り，起き上がりなどの起居移動が障害されるため，体性感覚に関する検査に併せて日常生活の状況を対象者から聴取する必要がある．

第2節●症状を具体化するための運動機能・認知機能に対する評価

## 4）関節可動域を評価する

　年齢，病歴，病前の日常生活などの情報を確認した際，高齢，長期間の安静臥床，病前の不活動を認めた場合は，関節周囲にある軟部組織の柔軟性の低下により関節可動域の制限をきたす可能性があるため，関節可動域検査[52]を実施する．関節可動域検査は，プラスチック製や金属製の角度計を使用して表2-15の手順で行うと効率よく検査を実施することができる．まず，検査に先立って対象者に検査の目的と手順，道具について説明する．また，角度計を対象者の身体にあてる前に，測定する関節の動きを確かめるようにする．測定する関節部分は基本的には露出することが望ましいが，対象者の心理的側面などを優先し，露出しない場合には薄手の衣服の上から測定するように配慮する．角度計をあてる際には，軽く身体面に沿ってあてるようにして角度計の軸と身体の解剖学的指標が一致するように注意する．他動的に関節可動域を測定する場合には，最終可動域の抵抗感を感じながら疼痛の有無を問診し，強い外力を加えずに可動域を測定する．また，代償運動をできるだけ防ぐために，硬めのベッドなどの上で行い，測定する身体部分以外を固定しながら測定する．特に二関節筋や多関節筋のある関節では，関節の肢位によって角度に変化がみられるので注意が必要である．

　関節可動域と行動の関連については，靴紐結びを困難なく行うために股関節屈曲120°以上が必要であることが報告されている[53]．また，しゃがみ込み動作には足関節背屈20°以上が必要であるとされている[54]．靴下着脱や足の爪切りを通常の行動様式で行うには，股関節屈曲95°以上が必要であるとされている[55]．一方，転倒経験のある対象者では，転倒経験のない対象者よりも歩行中の股関節伸展角度が少ないことが知られている[56]．そのため関節可動域に関する検査に併せて，病棟における身辺処理に関する状況を対象者より聴取する必要がある．

## 5）運動耐容能を評価する

　運動耐容能とは，運動負荷に耐えるために必要な呼吸および心血管能力のことをいう．例えば，歩くスピードが徐々に速くなった場合，それに応じて身体が摂取する酸素量も多くなり，最終的に限界に達する．その時の歩行速度や酸素摂取量が運動耐容能とみなされる[57]．脳血管障害を発症した対象者では，最大酸素摂取量（$\dot{V}O_2max$）が健常者と比べて低いことが知られている．最大酸素摂取量とは，運動の負荷量を増加しても酸素摂取量（$\dot{V}O_2$）がそれ以上増加しなくなった時点における酸素摂取量のことをいい，最大限の運動を行った時に身体が酸素を取り込む能力を反映している．しかし，$\dot{V}O_2max$を直接測定するのはリスクが高いため，最大酸

129

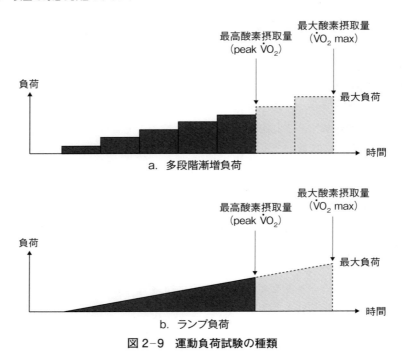

図 2-9　運動負荷試験の種類

素摂取量の代用として最高酸素摂取量（peak $\dot{V}O_2$）が，臨床では広く使用されている．最高酸素摂取量とは，運動負荷試験（図 2-9）の終点に達した時点の酸素摂取量のことをいう．運動負荷試験の終点は，①対象者が止めてほしいと要求した時，②進行性に増強する胸痛，③強い息切れや疲労感（旧 Borg Scale 19），④めまい，吐き気，顔面蒼白，冷汗，チアノーゼ，⑤血圧上昇（収縮期血圧 250 mmHg または拡張期血圧 120 mmHg 以上），⑥血圧低下（負荷前に比べて 10 mmHg 以上）などによって定められている．

運動耐容能の評価では，トレッドミルや自転車エルゴメーターを用いた運動負荷試験が行われている．運動麻痺が重度の対象者に対して運動負荷試験を行う場合には，片側上肢によるエルゴメーターや反復起立動作に代用するなどの工夫がなされている．運動負荷試験では，3段階以上の一定負荷運動を行う方法（多段階漸増負荷；図 2-9a）や直線的に負荷を漸増させながら運動を行う方法（ランプ負荷；図 2-9b）がある．その際，peak $\dot{V}O_2$ は呼気ガス分析器を使用して測定される．呼気ガス分析器がない場合などには，年齢や心拍数などから予測する方法などが用いられる．

一方で，6分間の歩行距離を測定するテストがある．6分間歩行距離と peak $\dot{V}O_2$

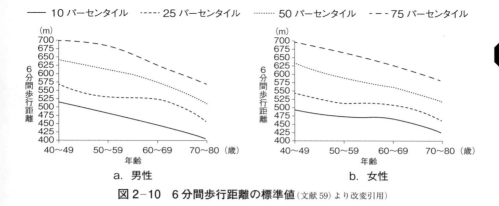

図2-10 6分間歩行距離の標準値(文献59)より改変引用)

が相関することから,式1を用いて最大酸素摂取量を予測できるとされ[58],運動耐容能の指標として広く用いられている.

▶最大酸素摂取量($\dot{V}O_2$max)＝0.006×6分間歩行距離(フィート)＋3.38
・・・・・・・・・・・・・・・・・・・・・・・・・・・・・・・・・・・・・・・・・・・・・・・・・・・・・・・・(式1)

6分間歩行距離テストでは,30m以上の平坦な歩行コース上を往復し,6分間でできるだけ長い距離を歩くように対象者に指示する.歩行中は,定められた内容の声かけを一定の声の調子で行うことが推奨されており,開始から1分後に「うまく歩けていますよ.残り時間はあと5分です」,2分後に「その調子を維持してください.残り時間はあと4分です」,3分後に「うまく歩けていますよ.半分が終了しました」,4分後に「その調子を維持してください.残り時間はもうあと2分です」,5分後に「うまく歩けていますよ.残り時間はもうあと1分です」という声かけを行う.また歩行中に,①胸痛,②耐えられない呼吸困難,③下肢の痙攣,④ふらつき,⑤多量の発汗,⑥顔面蒼白あるいはチアノーゼが出現した場合には,テストを中止する[58].図2-10に6分間歩行テストの年齢別における標準値を示す[59].

### 6）脳神経を評価する

診断名や脳画像所見を確認した際に,皮質延髄路(図1-39)に関する中脳(動眼神経と滑車神経),橋(三叉神経,外転神経,顔面神経),延髄(舌咽神経,迷走神経,副神経,舌下神経)に損傷を認めた場合,視野障害,眼球運動障害,顔面の感覚障害,表情筋の運動麻痺,嚥下障害などを生じる可能性があるため,脳神経に関する検査

第Ⅱ章 ● 安全で的確な評価のポイント

を実施する．検査に際しては，**表2-16**の手順で行うと効率よく実施できる．

### ◤a 視野を検査する

　視野の検査では，対象者と向き合って座り，対象者の眼とセラピストの眼の間隔が約80cmになるようにする（**図2-11**）．まず，セラピストが対象者の視野内で指を動かしてデモンストレーションしてみせ，動いたほうを指で示すように対象者に指示する．次に，対象者に一方の眼を軽く手で覆わせ，見えるほうの眼でセラピストの相対する眼を注目するように指示する．セラピストは，対象者とセラピストの距離の中間点付近に指がくるようにして自分の視野の両端に手をおく．対象者には，セラピストが指を動かした際に，動いたほうを指で示すように再度指示する．その後，セラピストは自分の視野内のさまざまな場所に手を移動させながら指を動かし，対象者の視野を確認する．

### ◤b 眼球運動を検査する

　眼球運動の検査では，対象者と向き合って座り，対象者の眼前30〜60cmの位置にセラピストの指を立てて，「頭を動かさずに眼だけで指先を追ってください」と対象者に指示する．検査の際には，ゆっくりと左右に指を動かして追視させ，右端および左端で指を上下に動かすようにして眼球運動の範囲を確認する（**図2-12**）．また，検査に併せて複視の有無を対象者から聴取するようにする．

### ◤c 顔面の感覚を検査する

　顔面の感覚障害に関する検査には，触圧覚と温度覚の検査などがある．触圧覚検査では，柔らかなガーゼや毛筆などを用い，事前にセラピストがデモンストレーションしてみせながら，触れたらすぐ「はい」と合図するよう対象者に指示する．温度覚検査では，試験管に温湯（40〜45℃）と冷水（10℃）を入れたものを用い，試験管表面が濡れていないことを事前に確かめておく．検査の際には，試験管を皮膚に3秒くらい密着させ，対象者に「温かい」か「冷たい」かを答えるように指示する．なお，顔面にガーゼや試験管などが触れた時に不快に感じる対象者がいるため，事前にセラピストがデモンストレーションしてみせながら十分に説明するよう配慮する．検査の際には，非障害側から開始して検査手順を正しく理解できているかどうかを確認した後に，障害側の検査を実施する．

第 2 節 ●症状を具体化するための運動機能・認知機能に対する評価

表 2-16　脳神経麻痺の検査

| 検　査 | 脳神経 | 症　状 | 検査方法 |
|---|---|---|---|
| ①視野 | 視神経（Ⅱ） | 同名半盲 | 1. 対象者の眼と検者の眼の間隔が約 80 cm になるように向き合って座る<br>2. 対象者の一方の眼を軽く手で覆わせる<br>3. 対象者にみえるほうの眼で検者の相対する眼を注目するように指示する（対象者の右眼を検査する時には，検者の左眼を見つめさせる）<br>4. 検者は両手を前側方に自分の視野一杯に広げる（対象者と検者の中央に指がくるようにする）<br>5. 検者が指を動かし，動いたほうを対象者が指で示すように指示する |
| ②眼瞼運動 | 動眼神経（Ⅲ） | 眼瞼下垂 | 上眼瞼の下端が瞳孔にかかっているかどうかを観察する |
| ③眼球運動 | 動眼神経（Ⅲ）<br>滑車神経（Ⅳ）<br>外転神経（Ⅵ） | 斜視，複視 | 1. 眼前 30〜60 cm に検者の指を立てる<br>2.「頭を動かさずに眼だけで指先を追ってください」と指示する<br>3. ゆっくりと左右に指を動かす<br>4. 右または左を注目させ，その位置で指を上下に動かす<br>5. 斜視の有無について観察するとともに，複視の有無を対象者より聴取する |
| ④顔面の感覚 | 三叉神経（Ⅴ） | 感覚解離（触覚は正常だが温度覚に障害），ワレンベルク症候群（損傷部位と反対側にある四肢や体幹，および損傷部位と同側にある顔面の温痛覚障害が認められる） | 1. 触圧覚検査では柔らかなガーゼなどを用い，温度覚検査では試験管に入った温湯と冷水などを用いる<br>2. 触圧覚検査では，触れたらすぐ「はい」というように指示する．温度覚検査では，温かいか冷たいかを答えるように指示する<br>3. 非障害側で練習を行った後に，障害側の検査をする |
| ⑤表情筋の運動 | 顔面神経（Ⅶ） | ベル現象（障害側の眼を完全に閉じることができず，上転した眼の球結膜が白くみえる），睫毛徴候（障害側のまつげが外からよくみえる） | 1. 顔が対称的かどうかを観察する<br>2. 対象者に眉を上げるよう指示し，額にしわがよるかどうかをみる（一側でしわが消失していれば，末梢性の顔面神経麻痺）<br>3. 対象者に瞼を閉じるよう指示する<br>4. 対象者に「イー」と歯をむき出しにするよう指示する（障害側では口角は健側に引っ張られ，障害側の開口は不十分となり，障害側の鼻唇溝は浅くなる）<br>5. 対象者に頬をふくらませるよう指示する（検者の指先でふくらんだ頬を押すと障害側の口角から空気がもれる） |

133

第Ⅱ章 ● 安全で的確な評価のポイント

表2-16 つづき

| 検 査 | 脳神経 | 症 状 | 検査方法 |
|---|---|---|---|
| ⑥平衡覚 | 内耳神経（Ⅷ） | ロンベルク徴候（閉眼で身体の動揺が大きくなる場合が陽性） | 1. 開眼した状態で両足のつま先をそろえて立たせ，体幹の安定性を観察する<br>2. 閉眼した状態で両足のつま先をそろえて立たせ，体幹の安定性を観察する |
| ⑦咽頭筋の運動 | 舌咽神経（Ⅸ）<br>迷走神経（Ⅹ） | カーテン徴候（上咽頭収縮筋が一側で障害されている場合は，健側のみ収縮するため，咽頭後壁は健側のほうにやや斜め上に引っ張られているようにみえる） | 【カーテン徴候】<br>　対象者に口を開けさせて「アー」というよう指示する<br>【嚥下検査】<br>1. 水飲み検査：少量の水を対象者に飲ませ，むせや湿性嗄声の有無などを評価する<br>2. 嚥下造影検査：造影剤を添加した食材をX線透視下で咀嚼・嚥下させ，口腔・咽頭部の機能を評価する<br>3. ビデオ内視鏡検査：鼻腔から細い内視鏡を挿入した状態で食材を嚥下させ，咽頭部の機能を評価する |
| ⑧胸鎖乳突筋の筋力 | 副神経（Ⅺ） | | 1. 背臥位で左側を向くよう指示する（右の胸鎖乳突筋を検査する場合）<br>2. 背臥位で頭を持ち上げるよう指示する<br>　→ 筋収縮がまったく触知できない：グレード0<br>　→ 筋収縮は触知できるが，運動は起こらない：グレード1<br>　→ 運動範囲の一部分を動かせる：グレード2<br>　→ 運動可能範囲全体にわたって動かすことができる：グレード3<br>　→ 中等度の抵抗に抗すことができる：グレード4<br>　→ 強い抵抗に抗すことができれる：グレード5 |
| ⑨僧帽筋の筋力 | 副神経（Ⅺ） | | 1. 端座位の姿勢で，両肩をすくめるよう指示する<br>　→運動範囲全体にわたって動かすことができる：グレード3<br>2. 運動範囲全体にわたって両肩を持ち上げることができた場合，両肩を押し下げるように力を加える<br>　→ 中等度の抵抗に抗すことができる：グレード4<br>　→ 強い抵抗に抗すことができる：グレード5 |

134

表2-16 つづき

| 検査 | 脳神経 | 症状 | 検査方法 |
|---|---|---|---|
| ⑨僧帽筋の筋力 | 副神経（XI） | | 3. 運動範囲全体にわたって両肩を持ち上げることができなかった場合，背臥位あるいは腹臥位の姿勢で，両肩をすくめるよう指示する<br>→ 重力を除いた姿勢で運動範囲全体にわたって動かすことができる：グレード2<br>→ 筋収縮は触知できるが，運動は起こらない：グレード1<br>→ 筋収縮がまったく触知できない：グレード0 |
| ⑩舌の運動 | 舌下神経（XII） | 舌偏倚（核上性麻痺では病巣と反対側に舌が偏倚する．核下性麻痺では病巣と同側に舌が偏倚する） | 対象者に舌をまっすぐ出すよう指示する |

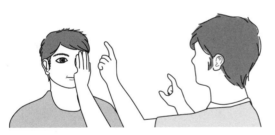

図2-11 視野の検査

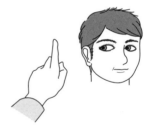

図2-12 眼球運動の検査

### d 表情筋の運動を検査する

　表情筋の運動麻痺に関する検査では，まず対象者の顔が対称的かどうかを観察する．次に，対象者に「イー」と歯をむき出しにするよう指示し，鼻唇溝（ほうれい線）の対称性を確認する．また，対象者に頬をふくらませるよう指示し，ふくらんだ頬を指で押した際に障害側の口角から空気がもれないかどうかを確認する．さらに，対象者に瞼を閉じるよう指示し，ベル現象（図1-50）や睫毛徴候（図1-51）の有無を確認する．

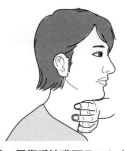
図2-13 反復唾液嚥下テスト（RSST）

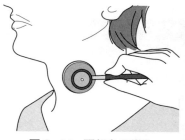
図2-14 頸部音の聴診

### e 平衡覚を検査する

平衡覚に関する検査では，まず対象者に開眼した状態で両足のつま先をそろえて立たせ，体幹の安定性を観察する．次に閉眼させて両足のつま先をそろえて立たせ，体幹の安定性を観察する．閉眼で身体の動揺が大きくなる場合，ロンベルク徴候の陽性とみなす．

### f 咽頭筋の運動を検査する

咽頭筋の運動に関する検査では，対象者に口を開けさせて「アー」というよう指示する．上咽頭収縮筋が一側で障害されている場合は健側のみ収縮するため，咽頭後壁は健側のほうにやや斜め上に引っ張られているようにみえる．これをカーテン徴候（図1-58b）と呼ぶ．

また，嚥下の検査には，反復唾液嚥下テスト（RSST：repetitive saliva swallowing test），水飲み検査，嚥下造影検査（VF：videofluoroscopic examination of swallowing），ビデオ内視鏡検査（VE：videoendoscopic evaluation of swallowing）などがある．それらの検査の前に，嚥下障害が疑われる対象者の場合には，食事の形態，食事量，水分摂取，むせの有無に関する状況を確認する必要がある．

RSSTでは，30秒間に空嚥下を何回できるのかを評価する．図2-13のように対象者の甲状軟骨を触診しながら嚥下回数をカウントする．30秒間で3回未満であった場合に嚥下障害を疑う．

水飲み検査では，3 mLの水を小さじスプーンで飲水する際のむせの有無，呼吸の変化，嚥下後の湿性嗄声の有無を観察する[60]．嚥下の際には，喉頭の挙上運動を妨げないように喉頭側部に聴診器をあて，呼吸音や嚥下音を聴診する（図2-14）．嚥下障害がない場合は，清明な呼吸音に続き嚥下に伴う呼吸停止，嚥下後の清明な呼吸音が聞こえる．嚥下障害がある場合は，喘鳴や湿性嗄声などが聴取される．む

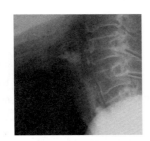

図2-15 嚥下造影検査(食物が咽頭を通過する様子)(文献61)より引用)

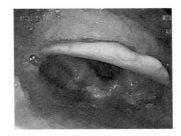

図2-16 ビデオ内視鏡検査(喉頭蓋谷と梨状窩の食物残留)(文献63)より引用)

せの反射がない不顕性誤嚥(silent aspiration)はRSSTや水飲み検査で見分けることは困難だが,病歴,湿性嗄声,呼吸音の変化を参考にして不顕性誤嚥が疑われた場合はVFまたはVEを行う.

　VFでは,造影剤を添加した食材をX線透視下で対象者に咀嚼・嚥下させ,口腔・咽頭部の機能を評価する(図2-15)[61].一般的には,側面の透視の後に正面の透視が行われる.また,経口摂取を行っている対象者の場合には,普段摂食している姿勢で最初に検査が行われるが,経口摂取を中止している対象者の場合には,30°背臥位で頸部前屈位の姿勢から検査を開始し,安全性を確かめながら徐々に角度をあげていくようにする.検査中,①大量の誤嚥,②咳による喀出不良,③バイタルサインや呼吸状態の著明な変化を認めた場合,④1分間の平均$SpO_2$が90%以下に低下,あるいは1分間の$SpO_2$が検査前に比べて3%以上の低下が持続した場合などは,VFを中止する[62].検査中に誤嚥が確認された場合には,同一条件下での検査を中止するとともに,咳嗽,吸引,排痰,酸素吸入などを速やかに行う.咳嗽については,検査の前に練習しておくと誤嚥のリスクを低下させることができる.また,むせた場合などには誤嚥物を喀出して,血圧,心拍,$SpO_2$などのバイタルサインが安定するのを待つようにする.咽頭に残留物が認められた場合には,①嚥下の意識化(飲み込む前に,これから飲むことを意識する),②空嚥下の反復(複数回嚥下,追加嚥下),③交互嚥下(ピューレ状のものとゼリーなど物性の異なるものを交互に嚥下する),④頸部回旋(横向きで嚥下する),⑤頸部前屈嚥下(顎を引いて嚥下する),⑥喀出などによる残留物軽減の効果を確認する.口腔の残留物については,吸引,ガーゼ清拭,吐き出すなどの方法で除去する.このようにVFを用いた口腔・咽頭部の機能評価によって,安全な食物形態,姿勢,摂食方法などを検討する.

　VEでは,鼻腔から細い内視鏡を挿入した状態で食材を対象者に咀嚼・嚥下させ,咽頭部の機能を評価する(図2-16)[63].前述のVFは,透視室で造影剤入りの模擬

第Ⅱ章●安全で的確な評価のポイント

食品を使用しなければならないという制約や被爆の問題がある．一方，VEは被曝のない検査方法のため，必要に応じて繰り返し検査を実施することができるという利点や，ベッドサイドで一般の食品を用いて評価できるという利点がある．しかし，VEでは嚥下反射の時に軟口蓋・舌根・咽頭の粘膜と内視鏡の先端部が接近し，画像の視野が消失（ホワイトアウト）するため，嚥下反射そのものを評価できないという欠点もある．そのため，嚥下前後の喉頭および咽頭における貯留物を評価する視点が重要になる．ホワイトアウト前には，嚥下反射開始前の咽頭への食物の進行を観察する．また，ホワイトアウト後には，食物の梨状窩や喉頭蓋谷部への貯留状態や誤嚥を観察する．

### ◢g 胸鎖乳突筋の筋力を検査する

右の胸鎖乳突筋の筋力を検査する場合，対象者に背臥位で左側を向いてもらい，頭を持ち上げるよう指示する．MMTの分類基準では，グレード0（筋収縮がまったく触知できない），グレード1（筋収縮は触知できるが運動は起こらない），グレード2（運動範囲の一部分動かせる），グレード3（運動可能範囲全体にわたって動かすことができる），グレード4（中等度の抵抗に抗すことができる），グレード5（強い抵抗に抗すことができれる）の6段階に分類される．

### ◢h 僧帽筋の筋力を検査する

僧帽筋の筋力を検査する場合，対象者にまず端座位の姿勢で両肩をすくめるよう指示する．運動範囲全体にわたって動かすことができた場合には，MMTの分類基準でグレード3以上となる．そこで次に，両肩を押し下げるようにセラピストが抵抗を加える．この時，抵抗に抗すことができなかった場合はグレード3，中等度の抵抗に抗すことができた場合はグレード4，強い抵抗に抗すことができた場合はグレード5に分類される．一方，運動範囲全体にわたって両肩を持ち上げることができなかった場合，背臥位あるいは腹臥位の姿勢で両肩をすくめるよう対象者に指示する．この時，重力を除いた姿勢で運動範囲全体にわたって動かすことができた場合はグレード2，筋収縮は触知できるが運動は起こらない場合はグレード1，筋収縮が全く触知できない場合はグレード0に分類される．

### ◢i 舌の運動を検査する

舌の運動を検査する場合，対象者に舌をまっすぐ出すよう指示する．核上性麻痺では病巣と反対側に舌が偏倚し，核下性麻痺では病巣と同側に舌が偏倚する．

138

第 2 節 ● 症状を具体化するための運動機能・認知機能に対する評価

表 2-17　Mini-Mental State Examination (MMSE) (文献 64) より改変引用)

| 項　目 | 質　問 | 得　点 |
|---|---|---|
| 見当識 | ・今年は何年ですか？<br>・今の季節は何ですか？<br>・今日は何月ですか<br>・今日は何日ですか？<br>・今は何時頃ですか？<br>・ここは何県ですか？<br>・ここは何市ですか？<br>・ここは市のどの辺ですか？<br>・ここは何という施設ですか？<br>・ここは何階ですか？ | 各 1 点<br>(合計 10 点) |
| 記銘 | ・今から 3 つの言葉をいいますので，私がいい終わったら繰り返していってください．<br>・あとでお聞きしますので，今の言葉を覚えておいてください | 各 1 点<br>(合計 3 点) |
| 注意と計算 | ・100 から 7 を順番に引いていってください | 各 1 点<br>(合計 5 点) |
| 再生 | ・先ほど覚えていただいた 3 つの言葉をもう一度いってみてください | 各 1 点<br>(合計 3 点) |
| 言語 | ・(鉛筆を提示して) これは何ですか？<br>・(時計を提示して) これは何ですか？<br>・これから私のいう文章を繰り返していってみてください．「塵も積もれば山となる」<br>・大きいほうの紙を取り，半分に折って床に置いてください<br>・今から紙をおみせしますので，それに書いていることを行ってください (目を閉じる)<br>・何か文章を書いてください<br>・(二つの重なった五角形を提示して) 同じ絵を描いてください | 各 1 点<br>(合計 9 点) |

## 2. 認知機能の評価により多様な症状を把握する

### 1) 認知症を評価する

　診断名や脳画像所見を確認した際に，広範囲の脳梗塞や脳出血あるいは多発性ラクナ梗塞を認めた場合，血管性認知症をきたす可能性があるため，全般的な認知機能を評価する．全般的な認知機能を短時間で評価できる検査に，Mini-Mental State Examination[64] (MMSE；表 2-17) や改訂版長谷川式簡易知能評価スケール[65] などがある．MMSE では 23/24 点をカットオフ値とした場合において，認知症に対する感度が 66%，特異度が 99% であることが報告されている[66]．また，認知症を有していない場合でも，加齢に伴って得点が低下することが指摘されており，年齢別の標準値が示されている (図 2-17)[67]．

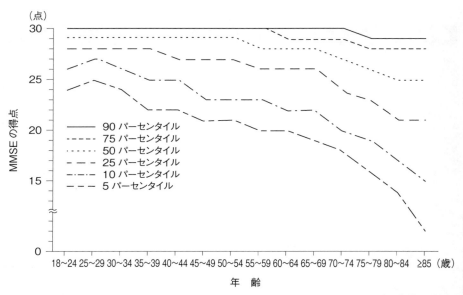

図 2-17 認知症を有していない対象者の Mini-Mental State Examination (MMSE) 得点
(文献 67) より改変引用)

　認知症を合併した高齢者の転倒発生頻度は，認知症を合併していない高齢者よりも 1.1〜6.4 倍高いとされている[68,69]．また，MMSE の得点が 23 点以下の対象者では，24 点以上の対象者に比べて転倒による大腿骨頸部骨折のリスクが 2 倍になるといわれている[70]．
　脳血管障害の発症早期に認められる全般的な認知機能障害の予後は，発症初期の MMSE をもとにした対数モデルによって予測値を算出することが可能とされている[71]．また，糖尿病の合併が全般的な認知機能の回復の阻害因子となることも指摘されている[72]．

## 2) 失語を評価する

　脳画像所見を確認した際に，優位半球のブローカ野(下前頭回三角部・弁蓋部)，ウェルニッケ野(上側頭回の後ろ 1/3)，視床，弓状束，角回のいずれかに損傷を認めた場合(図 1-114)，失語をきたす可能性があるため，失語に関する検査を実施する．失語を評価できる検査に，標準失語症検査[73]，SIAS (表 2-7)，Modified NIH Stroke Scale (表 2-8) などがある．

失語により，喚語困難（名詞が出づらい，会話の中で「あれ」「それ」といった指示語が増える），字性錯語（単語を構成する音を言い間違える），語性錯語（話したい語とは別の語をいう），新造語（存在しない新しい言葉に置き換わる），ジャーゴン（会話内容が意味をなさない），常同言語（常に同じ言葉をいう），文法障害（助詞が抜けたような発話をする）が生じるため，失語の検査に併せてそれらの症状の有無を観察する．また，日常会話は理解できているか，単語は理解できているか，文字を理解できているかといった理解に関する状況と，伝えたい内容を発話で伝えられているか，単語を表出できているか，文字を使用できているか，身振りで伝えることができているか，Yes・No を伝えることができているかといった表出に関する状況を確認する．

### 3）記憶障害を評価する

脳画像所見を確認した際に，記憶回路（Papez 回路や Yakovlev 回路）の構成要因である海馬，脳弓，乳頭体，視床，帯状回，扁桃体，前頭葉眼窩部，側頭葉のいずれかの部位に損傷を認めた場合（図 1-116），記憶障害をきたす可能性があるため，数唱などのスクリーニング検査を実施して健常値と比較する[74]．

スクリーニング検査や観察によって記憶障害が疑われた場合，ウェクスラー記憶検査（WMSR：Wecheler Memory Scale-Reviced）[75]やリバーミード行動記憶検査（RBMT：Rivermead Behavioural Memory Test）[76]などの詳細検査を実施する．

また記憶障害により，物の置き場所を忘れる，トイレや病室の場所がわからない，何度も同じ話を繰り返す，以前に経験したことを思い出せないなどの症状が生じるため，検査に併せて日常生活の状況を確認する．

### 4）半側空間無視を評価する

脳画像所見を確認した際に，下頭頂小葉，前頭葉，被殻，視床のいずれかの部位に損傷を認めた場合（図 1-108），半側空間無視をきたす可能性があるため，視覚的消去現象などのスクリーニング検査を実施する．半側空間無視では，視野の左側で単独に刺激を提示すれば気づいても，左右同時に刺激を提示すると左側の刺激を見落とすという症状を高頻度に合併するとされており，これを視覚的消去現象という（図 2-18）．視覚的消去現象の有無を確認する際には，対象者とセラピストの距離が 80 cm 程度になるように向き合って座り，まず対象者の視野を確認する．次に，対象者の鼻から 40 cm 程度の視野内で両手の示指を立て，左右のいずれかあるいは両方の指を動かして，対象者にどちらの指が動いたかを指で指してもらうように

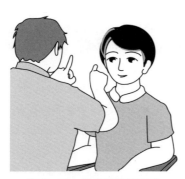
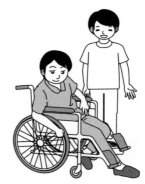

図 2-18　視覚的消去現象　　図 2-19　無視側から声をかけている場面

する．視覚的消去現象を有する場合には，一方の指を動かした時には正確に指せるが，両方の指を同時に動かすと片方しか指せなくなる．

また半側空間無視により，食事の片側を残す，片側にある物にぶつかる，片側からの呼びかけに気づかない，字を書く時に片側に偏ることがあるなどの症状が生じるため，検査に併せて症状の有無を観察する（図 2-19）．視覚的消去現象や観察によって半側空間無視が疑われた場合，行動性無視検査（BIT：Behavioural Inattention Test）[77]，SIAS（表 2-9）や Modified NIH Stroke Scale（表 2-8）などによる詳細検査を実施する．

### 5）失行・失認を評価する

脳画像所見を確認した際に，縁上回を含む左半球頭頂葉，側脳室近傍の前頭葉白質のいずれかの部位に損傷を認めた場合（図 1-109），観念運動失行をきたす可能性がある．観念運動失行が疑われる対象者の場合は，ジャンケン，バイバイ，手招きなどのような社会的習慣性の高い身振り手振りの運動が可能か否かを確認する．

一方，角回を含む頭頂後頭葉，補足運動野を含む前頭葉内側のいずれかの部位に損傷を認めた場合（図 1-110），観念失行をきたす可能性がある．観念失行が疑われる対象者の場合は，道具の使用方法に誤りがないかどうかを確認する．

観察によって観念運動失行や観念失行が疑われた場合，標準高次動作性検査（SPTA：Standard Processing Test of Action）[78]などの詳細検査を実施する．

下側頭回を含む左側あるいは両側側頭後頭葉に損傷を認めた場合（図 1-111）は，物体失認をきたす可能性がある．舌状回および紡錘状回を含む右側あるいは両側の側頭葉に損傷を認めた場合（図 1-112）は，相貌失認をきたす可能性がある．海馬

傍回後部を含む右側または両側の側頭後頭葉に損傷を認めた場合（**図**1-113）は，街並失認をきたす可能性がある．物体失認，相貌失認，街並失認が疑われる対象者の場合は，物をみてそれが何かわかりづらいことはないか（物体失認），人の顔をみても誰だかわからないことがないか（相貌失認），自宅の外観を思い浮かべることができるかどうか（街並失認）を確認する．

観察によって失認が疑われた場合，標準高次視知覚検査（VPTA：Visual Perception Test for Agnosia）[79] などの詳細検査を実施する．

### 6）注意障害を評価する

注意（attention）とは，意識を明瞭に焦点づける過程と考えられている．また，注意は周囲の環境にある多くの刺激に一度に意識を向けたり（容量性注意：attentional capacity），環境にある多くの刺激の中から特定の刺激にだけ意識を向けたり（選択性注意：selective attention），特定の刺激に意識を向け続けたりする（持続性注意：sustained attention）などのさまざまな側面を有している．注意には，頭頂葉，側頭葉，後頭葉，基底核，視床，脳幹網様体などの脳の広範囲な部位が関与していると考えられている．そのため脳のさまざまな損傷で注意障害をきたし，損傷部位の違いによって注意機能は多様に障害される．

注意障害を評価できる検査に，標準注意検査法（CAT：Clinical Assessment for Attention）[80] がある．これは容量性注意，選択性注意，持続性注意などの注意に関するさまざまな側面を評価する7項目からなる検査である．

また注意障害により，作業にミスが多い，気が散りやすい，いくつかのことを同時に行うと混乱してしまう，ぼんやりしている，言動にまとまりがないなどの症状が生じる．そのため，Rating Scale of Attentional Behavior（RSAB；**表2-18**）[81] や注意障害の行動評価尺度（BAAD：Behavioral Assessment of Attentional Disturbance）などの検査を用い，日常生活における注意障害の出現頻度を併せて評価する．RSABは，14項目のからなる行動評価の検査で，点数が低いほど日常生活における注意障害の出現頻度が低いと判断される[81]．BAADは，6項目のからなる行動評価の検査で，点数が低いほど日常生活における注意障害の出現頻度が低いと判断される．

### 7）うつを評価する

脳血管障害では，約30％の対象者にうつ状態を合併することが知られている．うつは，希死念慮（漠然と死を願う状態）や自殺との関連が強いことに加え，認知

第Ⅱ章 ● 安全で的確な評価のポイント

**表2-18　Rating Scale of Attentional Behavior (RSAB)** （文献81）より改変引用）

| 項　目 |
| --- |
| 　1. 眠そうである（活力に欠けてみえる） |
| 　2. すぐに疲れる |
| 　3. 動作速度が遅い |
| 　4. 言葉での反応が遅い |
| 　5. 頭脳的ないしは心理的な作業速度が遅い（例えば，計算など） |
| 　6. いわれないと何ごとも継続できない |
| 　7. 長時間（約15秒以上）宙を見つめている |
| 　8. 1つのことに注意を集中するのが困難である |
| 　9. すぐに注意散漫になる |
| 10. 同時に2つ以上のことに注意を向けることができない |
| 11. 注意をうまく向けられないためにミスをする |
| 12. 何かをする際に細かいことが抜けてしまう（誤る） |
| 13. 落ち着きがない |
| 14. 1つのことに長く（5分以上）集中して取り組めない |

| 採　点 |
| --- |
| 0点：まったく認められない |
| 1点：ときとして認められる |
| 2点：ときどき認められる |
| 3点：ほとんどいつも認められる |
| 4点：絶えず認められる |

機能や行動の障害とも関連するとされている．そのため，脳血管障害を発症した対象者へのリハビリテーションにおいてもうつの発見に努める必要がある．うつを評価できる検査には，脳卒中うつスケールやうつ性自己評価尺度（SDS：Self-Rating Depression Scale）などがある[82]．脳卒中うつスケールは，気分，罪悪感，絶望感，悲観的考え，希死念慮などの7項目からなる検査である．うつ性自己評価尺度は，気分，睡眠障害，希死念慮，日常生活の楽しみなどの20項目の質問に対して，「ない・たまにある」「ときどきある」「しばしばある」「ほとんど常にある」の4段階の自己判定を行う自記式の質問紙である．

第3節 ●行動評価でわかる日常生活の問題点

# 第3節
# 行動評価でわかる日常生活の問題点

　対象者の行動を評価する際の項目を**表2-19**に示す．運動機能や認知機能の障害
は，対象者や介護者の日常生活における行動の問題として顕在化し，さまざまな困
難や負担が生じる．そのため，リハビリテーションの初回に対象者や介護者から日
常生活に関する希望を聴取するとともに，日常生活に関する行動を評価する必要が
ある（**図1-2**）．行動を評価する方法は，大きくスクリーニング評価と詳細評価に
分けられる．ここでは，対象者の行動を評価する際のポイントについて考えてみた
い．

---

**Clinical Points**

① 診断名や脳画像所見によって予測された症状を念頭におきながら，
　行動の評価を行う
② 機能と行動は閾値を含む非線形の関係にある
③ 行動に関するスクリーニング評価では，基本的日常生活と手段的日
　常生活の検査を行うとともに，対象者の希望を聴取する
④ 標的行動を決める方法には，できるようになりたい行動を対象者か
　ら聴取する方法，対象者にできるようになってもらいたい行動を介
　護者から聴取する方法，難易度が低い行動を短期的な支援の標的に
　する方法などがある
⑤ 行動に関する詳細評価には，潜時の測定，所要時間の測定，行動頻
　度の測定，行動要素数の測定，行動比率の測定などがある

---

## 1. 機能と行動は閾値を含む非線形の関係にある

　運動麻痺，痙縮，体性感覚障害，運動失調，関節可動域制限，脳神経障害などの
運動機能障害や，認知症，失語，記憶障害，半側空間無視，失行・失認，うつなど
の認知機能障害は，日常生活の行動に影響を及ぼす．では，行動と機能はどのよう
に関係しているのだろうか．

　脳血管障害を発症した対象者の行動は，運動機能や認知機能の障害によって制限

145

表 2-19 行動の評価項目

| スクリーニング評価 | 基本的日常生活 | ・Modified Rankin Scal (mRS)<br>・Barthel Index (BI)<br>・Functional Independence Measure (FIM) |
|---|---|---|
| | 手段的日常生活 | ・Instrumental Activities of Daily Living Scale<br>・Motor Activity Log |
| | 対象者の希望 | ・カナダ作業遂行測定 (COPM)<br>・Aid for Decision-making in Occupation Choice (ADOC) |
| 標的行動の決定 | | ・対象者の希望を聴取<br>・介護者の希望を聴取<br>・行動の難易度を考慮 |
| 行動の詳細評価 | | ・潜時<br>・所要時間<br>・行動頻度<br>・行動要素数<br>・行動比率 |

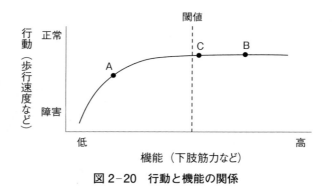

図 2-20 行動と機能の関係

されるが,両者は自立と非自立の閾値(境目となる値)を含む非線形の関係にあり,行動に強く影響を及ぼす機能レベルと,行動にはあまり影響を及ぼさない機能レベルがあることが示唆されている(**図 2-20**)[83]. **表 2-20** に行動に必要な機能の閾値を示す.

例えば,歩行(行動)に介助を必要としている対象者 A と歩行が自立している対象者 B および対象者 C がいたとする. **図 2-20** のように,縦軸を歩行速度などの行動,横軸を下肢筋力などの機能とすると,機能と行動は閾値を有する非線形の関係にあるとされている. 閾値より筋力が強い対象者 B や対象者 C の場合,筋力の増加や減少はあまり歩行速度に影響を及ぼさない. 例えば,対象者 B が風邪で少し寝

第3節 ● 行動評価でわかる日常生活の問題点

表2-20 行動に必要な機能の閾値

| 報　告 | 行　動 | 疾　患 | 閾　値 |
|---|---|---|---|
| 大森ら<br>(2004) | 立ち上がり | 高齢者 | ・等尺性膝伸展筋力体重比が 0.35 kgf/kg を上回ると，全例が 40 cm 台から可能．一方，0.20 kgf/kg を下回ると全例が不可能<br>・等尺性膝伸展筋力体重比が 0.45 kgf/kg を上回ると，全例が 30 cm 台から可能．一方，0.20 kgf/kg を下回ると全例が不可能<br>・等尺性膝伸展筋力体重比が 0.55 kg/kg を上回ると，全例が 20 cm 台から可能．一方，0.30 kgf/kg を下回ると全例が不可能 |
| Bohannon<br>(2009) | 立ち上がり | 高齢者 | ・等尺性膝伸展筋力体重比が 0.46 kg/kg を閾値とした場合に ROC 曲線で高い判別精度が得られた |
| Suzuki ら<br>(2009) | 立ち上がり | 認知症 | ・等尺性膝伸展トルク体重比が 0.80 Nm/kg を閾値とした場合の陽性適中率が 0.73，陰性適中率が 0.71 |
| 山﨑ら<br>(2010) | しゃがみ込み | 健常者 | ・足関節背屈可動域 20° 以上の全例が可能<br>・足関節背屈可動域 10° 未満の全例が不可能 |
| Suzuki ら<br>(2012) | 移乗 | 認知症 | ・等尺性膝伸展トルク体重比が 1.20 Nm/kg を閾値とした場合の陽性適中率が 0.83，陰性適中率が 0.71 |
| 山崎ら<br>(2002) | 歩行 | 高齢者 | ・等尺性膝伸展筋力体重比が 0.40 kgf/kg を上回る全例が可能<br>・等尺性膝伸展筋力体重比が 0.25 kgf/kg を下回る全例が不可能 |
| 加嶋ら<br>(2012) | 歩行 | 高齢入院患者 | ・等尺性膝伸展筋力体重比が 0.37 fkg/kg 以上の全例が自立<br>・等尺性膝伸展筋力体重比が 0.27 kgf/kg 未満の全例が非自立 |
| 萩原ら<br>(2005) | 歩行 | 大腿骨頸部骨折 | ・健側膝伸展トルク体重比の下限値が 0.78 Nm/kg（60°/秒）<br>・患側膝伸展トルク体重比の下限値が 0.56 Nm/kg（60°/秒） |
| 松本<br>(1984) | 歩行 | 脳血管障害 | ・麻痺側の片脚立位時間 5 秒以上の全例が杖なしで歩行可能<br>・麻痺側の片脚立位時間 1 秒未満の全例が杖を必要とした |
| 青木ら<br>(2001) | 歩行 | 脳血管障害 | ・BRS Ⅴ および Ⅵ では，膝伸展トルク体重比の下限値が 0.72 Nm/kg（30°/秒）<br>・BRS Ⅲ および Ⅳ では，膝伸展トルク体重比の下限値が 1.00 Nm/kg（30°/秒） |
| Maeda ら<br>(2001) | 歩行 | 脳血管障害 | ・麻痺側膝伸展筋力体重比が 0.18 kgf/kg を閾値とした場合の陽性適中率が 0.93<br>・非麻痺側膝伸展筋力体重比が 0.36 kgf/kg を閾値とした場合の陽性適中率が 0.67 |

第Ⅱ章 ● 安全で的確な評価のポイント

## 表2-20 つづき

| 報 告 | 行 動 | 疾 患 | 閾 値 |
|---|---|---|---|
| 成田ら<br>(2006) | 歩行 | 脳血管障害 | ・FRT 身長比 0.16 を閾値とした場合の感度が 0.95，特異度が 0.96 |
| 明崎ら<br>(2007) | 歩行 | 脳血管障害 | ・麻痺側下肢荷重率 0.71 を閾値とした場合の陽性適中率が 0.89 |
| 森尾ら<br>(2007) | 歩行 | 心大血管疾患 | ・FRT が 26.0 cm を閾値とした場合の正診率が 90.7% |
| Suzuki ら<br>(2009) | 歩行 | 認知症 | ・等尺性膝伸展トルク体重比が 0.60 Nm/kg を閾値とした場合の陽性適中率が 0.76，陰性適中率が 0.81 |
| Suzuki ら<br>(2012) | 歩行 | 認知症 | ・等尺性膝伸展トルク体重比が 0.60 Nm/kg を閾値とした場合の陽性適中率が 0.71，陰性適中率が 0.70 |
| Vellas ら<br>(1997) | 転倒 | 高齢者 | ・片脚立位時間 5 秒以下が転倒を予測する因子だった |
| Thomas ら<br>(2005) | 転倒 | 高齢者 | ・片脚立位時間 1.02 秒を閾値とした場合の感度が 0.67，特異度が 0.89 |
| 今泉<br>(1999) | 転倒 | 高齢障害者 | ・片脚立位時間 2 秒未満の 89.2%の対象者が転倒した |
| 山﨑ら<br>(2002) | 階段昇り | 高齢者 | ・等尺性膝伸展筋力体重比が 0.50 kgf/kg を上回る全例が可能<br>・等尺性膝伸展筋力体重比が 0.25 kgf/kg を下回る全例が不可能 |
| 明崎ら<br>(2008) | 階段昇り | 脳血管障害 | ・麻痺側下肢荷重率 0.84 を閾値とした場合の陽性適中率が 0.94 |
| Suzuki ら<br>(2012) | 下衣更衣 | 認知症 | ・等尺性膝伸展トルク体重比が 0.80 Nm/kg を閾値とした場合の陽性適中率が 0.74，陰性適中率が 0.77 |
| Johnston ら<br>(1970) | 靴紐結び | | ・股関節屈曲可動域 120° 以上の全例が困難なく可能<br>・股関節屈曲可動域 70° 未満の全例が通常の動作様式では困難 |
| 大森ら<br>(2012) | 靴下着脱，足の爪切り | 変形性股関節症 | ・股関節屈曲可動域 95° 以上の 98.9%の対象者が可能<br>・股関節屈曲可動域 65° 未満の全例が通常の動作様式では困難 |
| Suzuki ら<br>(2012) | トイレ動作 | 認知症 | ・等尺性膝伸展トルク体重比が 0.80 Nm/kg を閾値とした場合の陽性適中率が 0.70，陰性適中率が 0.71 |

BRS：Brunnstrom Motor Recovery Stage，FRT：Functional Reach Test，ROC：Receiver Operating Characteristic

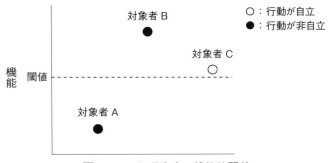

図2-21 行動自立の機能的閾値

込んだり，あるいはレジスタンストレーニングを行って少し筋力が向上しても，あまり普段の歩行速度は変化しない．一方，閾値よりも筋力が低い対象者Aの場合，筋力が向上したり低下したりすることに伴って歩行速度が増加したり減少したりする．

　これを図2-21のように縦軸が機能の閾値になるように描き替えてみよう．対象者Aのように機能レベルが破線の閾値を下回っている場合，機能のわずかな改善や悪化によって行動が影響を受ける．そのため，機能レベルが行動に必要な閾値を下回っている場合には，行動障害の背景に機能の問題があることが多く，レジスタンストレーニング，ストレッチング，バランストレーニングなどの機能訓練が重要になる．

　一方，対象者Bのように機能レベルが破線の閾値を上回っている場合，機能の変化はあまり行動には影響を与えない．そのため，機能レベルが行動に必要な閾値を上回っている場合には，行動障害の背景に行動の問題があることが多く，行動練習が重要になる．

　対象者がすでに習得している行動の総体を「行動レパートリー(behavioral repertorie)」と呼ぶが，行動レパートリーの有無によって行動障害に対する支援の方法が変わってくる．対象者が行動をレパートリーとしてもっていない場合，新しい行動レパートリーを学習して「できないこと」をできるようにする必要がある．図2-22に健常者と脳血管障害による片麻痺を有した対象者における着衣動作の例を対比的に示す．着衣動作を複数の行動要素に分割した場合，ひとまとまりの着衣動作が一連の複雑な行動要素の組み合わせ（行動連鎖）によって成立しており，健常者と片麻痺を有した対象者では行動連鎖がまったく異なっていることがわかる．着衣に限らず，食事，トイレ，歩行，寝返りといった日常生活に関する行動はいずれも複雑な行動連鎖を有しており，これらの多くは幼少のころから長い年月をかけ

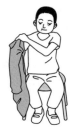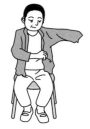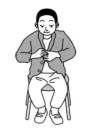

①右手を袖に通しながら左手で袖を肘から肩に引き上げる　②右手で衣服の前身ごろを押さえながら左手を袖に通す　③ボタンを両手ではめる

a. 健常者の着衣動作

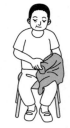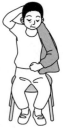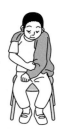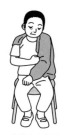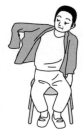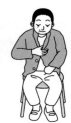

①非麻痺側片手で麻痺側手を袖に通す　②衣服を肩にかける　③麻痺側手を膝にかけて肘を伸ばす　④袖を麻痺側肘に通す　⑤非麻痺側手を片手で袖に通す　⑥非麻痺側片手でボタンをはめる

b. 片麻痺患者の着衣動作

図 2-22　健常者と片麻痺患者の着衣動作

て学習されてきたものである．しかし，図2-22に示した片麻痺を有した対象者のように人生の途中で運動機能障害を有した対象者の場合，障害を生じる以前に行っていた行動連鎖では，今までのように行動を遂行することが困難になるため，障害後には障害を生じる以前にはなかった行動連鎖を新たに獲得しなければならないという問題が生じる．そのような問題に対して集中的な行動練習を行った場合，機能障害よりも特定の行動スキルが改善（向上）したという事例が報告されている[84〜87]．

一方，行動レパートリーを対象者がもっているにもかかわらず，日常でそのレパートリーを使用していない場合がある．例えば，いくら注意しても減量のための運動が継続できない対象者がいたとする．この対象者は，1日や2日であれば運動を実施することはできるため，行動レパートリーがないわけではない．このような対象者の場合，運動によって期待される減量効果はすぐには現れないことや，運動中の

第3節 ● 行動評価でわかる日常生活の問題点

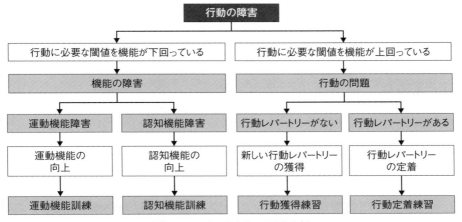

図 2-23　行動障害の原因分析

息切れや疲労感，食事制限による空腹感などの嫌悪的な刺激が，行動レパートリーの定着を阻害する要因になっていることが指摘されている．このように，対象者が行動レパートリーをもっているにもかかわらず，それが日常生活の中で定着していない場合，「できること」を自発的にできるようにする必要がある．

また，図 2-20 と図 2-21 の対象者 C のように機能レベルが閾値の少しだけ上に位置しているような場合は，たとえ現時点で行動が自立していたとしても，数日間寝込んだだけで機能レベルが閾値を下回り，すぐに行動障害が出現することが予想される．そのため，このような対象者の場合には予備力を高めるための機能訓練が必要になる．

図 2-23 に行動障害の原因を整理するためのチャートを示す．まず，対象者の行動障害が機能によるものか，行動レパートリーによるものかについて考える．機能の問題が大きく影響を及ぼしていると考えられる場合，どのような機能障害が行動自立の障壁になっているのかを整理する．また，レジスタンストレーニング，バランストレーニング，ストレッチング，認知訓練などの機能訓練によって，行動自立に必要な閾値まで機能が向上しうるのか否かについて考える．

一方，行動に関する問題が対象者の行動障害に大きく影響を及ぼしていると考えられる場合，対象者が行動レパートリーを有しているか否かについて整理する．また，対象者が行動をレパートリーとして有していない場合には，新しい行動レパートリーを学習する支援について考える．対象者が行動レパートリーをすでに有している場合には，行動レパートリーを日常生活の中で自発的にできるように支援する

第Ⅱ章●安全で的確な評価のポイント

表2-21　Modified Rankin Scale（文献88）より改変引用）

0：まったく症候がない
1：症候はあっても明らかな障害はない（日常の仕事や活動は行える）
2：軽度の障害（発症以前の活動がすべて行わるわけではないが，自分の身の回りのことは介助なしに行える）
3：中等度の障害（なんらかの介助を必要とするが，歩行は介助なしに行える）
4：中等度から重度の障害（歩行や身体的要求には介助が必要である）
5：重度の障害（寝たきり，失禁，常に介助と見守りを必要とする）
6：死亡

方法について考える．

## 2. 日常生活自立度のスクリーニング検査により全体像を把握する

### 1）基本的日常生活を評価する

　基本的日常生活を短時間で評価できる検査に，Modified Rankin Scale（表2-21）[88]，Barthel Index（表2-22）[89]や機能的自立度評価法（FIM：Functional Independence Measure：表2-23）[90]などがある．

　Modified Rankin Scale（表2-21）は，主として対象者の基本的日常生活活動を，0〜6点の7段階で評価する検査である．身の回りの行動，歩行，失禁などの自立度が評価対象になる．短時間で評価できる一方で，リハビリテーションにおける臨床的な変化に対する感度が低いことを理解しておく必要がある．

　Barthel index（表2-22）では，対象者の基本的日常生活活動を観察することにより，身の回りの行動，移動，排泄からなる10項目の「できる行動」が評価される．家庭で行っている日常生活の場面を直接的に観察することが理想だが，対象者が入院している場合など，実際には直接的な観察が難しいことが少なくない．その場合には，リハビリテーション室や病室などにおける行動を評価する．評価の際には，「できる・できない」の評価のみではなく，行動の速度，仕上がり具合，安全性，行動の方法，使用する自助具，周囲の環境なども併せて評価するとよいとされている．

　FIM（表2-23）は，運動項目と認知項目で構成されている．運動項目は，さらに6項目の身の回りの行動（食事，整容，清拭，上半身の更衣，下半身の更衣，トイレ動作），2項目の排泄コントロール（排尿管理，排便管理），3項目の移乗動作（ベッド・椅子・車いすの移乗，トイレ移乗，浴槽・シャワー移乗），2項目の移動動作（歩行・車いす，階段）で構成されている．認知項目は，さらに2項目のコミュニケーション（理解，表出）と3項目の社会的認知（社会的交流，問題解決，記憶）で構成されている．FIMでは，対象者の基本的日常生活活動を観察することにより，「してい

第3節●行動評価でわかる日常生活の問題点

表2-22　Barthel index（文献89）より改変引用）

| 項　目 | 点　数 | 判　定 | 基　準 |
|---|---|---|---|
| 食事 | 10 | 自立 | 皿やテーブルから自力で食物を取って，食べることができる．自助具を用いてもよい．食事を妥当な時間に終える |
| | 5 | 部分介助 | なんらかの介助・監視が必要（食物を切り刻むなど） |
| 移乗 | 15 | 自立 | すべての動作が可能（車いすを安全にベッドに近づける．ブレーキをかける．フットレストを持ち上げる．ベッドへ安全に移る．臥位になる．ベッドの縁に腰かける．車いすの位置を変える，以上の動作の逆） |
| | 10 | 最小限の介助 | 上記動作（1つ以上）を最小限の介助または安全のための支持や監視が必要 |
| | 5 | 移乗の介助 | 自力で臥位から起き上がって腰かけられるが，移乗に介助が必要 |
| 整容 | 5 | 自立 | 手と顔を洗う，整髪する．歯を磨く，髭を剃る（道具は何でもよいが，引出しからの出納も含めて道具の操作・管理が介助なしにできる）．女性は化粧を含む（ただし，髪を編んだり，髪型を整えることは除く） |
| トイレ動作 | 10 | 自立 | トイレへの出入り（腰かけ，離れを含む），ボタンやファスナーの着脱と汚れないための準備，トイレットペーパーの使用，手すりの使用は可．トイレの代わりに差込便器を使う場合には，便器の洗浄管理ができる |
| | 5 | 部分介助 | バランス不安定，衣服操作，トイレットペーパーの使用に介助が必要 |
| 入浴 | 5 | 自立 | 浴槽に入る，シャワーを使う，スポンジで洗う，このすべてがどんな方法でもよいが，他人の援助なしで可能 |
| 平地歩行 | 15 | 自立 | 介助や監視なしに45m以上歩ける．義肢・装具や杖，歩行器（車付きを除く）を使用してもよい．装具使用の場合には立位や座位でロック操作が可能なこと，装着と取り外しが可能なこと |
| | 10 | 部分介助 | 上記事項について，わずかな介助や監視があれば45m以上歩ける |
| | 5 | 車いす使用 | 歩くことはできないが，自力で車いす駆動ができる．角を曲がる，方向転換，テーブル，ベッド，トイレなどへの操作など．45m以上移動できる．患者が歩行可能な時は採点しない |
| 階段昇降 | 10 | 自立 | 介助や監視なしで安全に階段昇降ができる．手すり・杖・クラッチの使用が可能．杖を持ったままの昇降も可能 |
| | 5 | 部分介助 | 上記事項について介助や監視が必要 |
| 更衣 | 10 | 自立 | 通常つけている衣類，靴，装具の脱着（細かい着方までは必要条件としない）が行える |
| | 5 | 部分介助 | 上記事項について，介助を要するが作業の半分以上は自分で行え，妥当な時間内に終了する |

153

第Ⅱ章 ● 安全で的確な評価のポイント

表2-22 つづき

| 項　目 | 点　数 | 判　定 | 基　準 |
|---|---|---|---|
| 排便 | 10 | 自立 | 排便の自制が可能で失敗がない．脊髄損傷患者などの排便訓練後の座薬や浣腸の使用も含む |
| | 5 | 部分介助 | 座薬や浣腸の使用に介助を要したり，ときどき失敗する |
| 排尿 | 10 | 自立 | 昼夜とも排便規制が可能．脊髄損傷患者の場合，集尿バッグなどの装着，清掃管理が自立している |
| | 5 | 部分介助 | ときどき失敗がある．トイレに行くことや尿器の準備が間に合わなかったり，集尿バッグの操作に介助が必要 |

表2-23 Functional Independence Measure（FIM）の採点

| 項　目 | | | 採点例 |
|---|---|---|---|
| 運動項目 | セルフケア | 食事 — | 7点：適切な時間内で安全に行える<br>6点：時間がかかる，自助具・手すりが必要<br>5点：監視・指示が必要<br>4点：手で触れる位の介助が必要<br>3点：半分ぐらいの介助が必要<br>2点：おおむね介助が必要<br>1点：全介助が必要 |
| | | 整容　・洗顔　・整髪　・歯磨き　・手洗い | |
| | | 更衣（上）— | |
| | | 更衣（下）・パンツ　・ズボン　・靴下　・靴 | |
| | | 清拭　・洗う　・拭く | |
| | | トイレ　・下げる　・拭く　・上げる | |
| | 移乗 | ・車いす〜ベッド　・便器　・シャワー〜浴槽 | |
| | 移動 | ・歩行　・車いす　・階段 | |
| | 排泄コントロール | ・排尿管理　・排便管理 | 7点：トイレにて失禁・失敗なし<br>6点：尿器・挿込便器にて失禁・失敗なし<br>5点：失禁・失敗は月に1回未満<br>4点：失禁・失敗は週に1回未満<br>3点：失禁・失敗は1日に1回未満<br>2点：毎夜失禁，日中はまだらに可<br>1点：毎回失敗 |

第3節 ● 行動評価でわかる日常生活の問題点

表2-23 つづき

| 項　目 | | | 採点例 |
|---|---|---|---|
| 認知項目 | コミュニケーション | ・理解 | 7点：他者と会話できる<br>6点：難聴があるが会話できる<br>5点：複雑な内容は困難<br>4点：わかりやすい言葉を選べば理解できる<br>3点：短い句で話す必要がある<br>2点：指差しながら痛い？と問いかけるとわかる<br>1点：理解が難しい |
| | | ・表出 | 7点：他者と会話できる<br>6点：多少の構音障害があるが会話できる<br>5点：複雑な内容は困難<br>4点：欲求を短い句で話す<br>3点：表出の半分程度しか他者が理解できない<br>2点：単語のみを表出する<br>1点：表出が難しい |
| | 社会的認知 | ・社会的交流 | 7点：集団の中で適切な行動をとる<br>6点：集団の中でたまに問題行動がある<br>5点：たまに問題行動がある<br>4点：気が散る，かんしゃくを起こす<br>3点：周囲と交流をしようとしない<br>2点：しばしば周囲に非協力的である<br>1点：問題行動のため同室患者が眠れない |
| | | ・問題解決 | 7点：金銭管理を行うことができる<br>6点：何とか金銭管理を行うことができる<br>5点：人にものを頼めるが，金銭管理はできない<br>4点：少しの助けで金銭管理ができる<br>3点：知っている人を理解できるが，日課を管理できない<br>2点：知っている人を理解できるが，他人の依頼に答えられない<br>1点：問題解決できない |
| | | ・記憶 | 7点：典型的な1日の流れを思い出せる<br>6点：メモリーノートを利用して自立している<br>5点：日課を思い出せるが，多段階命令は困難<br>4点：予定表をみることをたまに忘れる<br>3点：知っている人を理解できるが日課の順序を間違える<br>2点：知っている人を理解できるが，日課を表出できない<br>1点：記憶できない |

155

第Ⅱ章 ● 安全で的確な評価のポイント

表 2-24　St. Thomas's Risk Assessment Tools in Failing Elderly Inpatients (STRATIFY)
（文献 91）より改変引用）

| 1. 転倒による入院あるいは入院後に転倒しましたか | はい（1 点），いいえ（0 点） |
|---|---|
| 2. 落ち着きがありませんか | はい（1 点），いいえ（0 点） |
| 3. 日常生活で不便な視力障害がありますか | はい（1 点），いいえ（0 点） |
| 4. 普通以上に頻回のトイレ使用が必要ですか | はい（1 点），いいえ（0 点） |
| 5. 移乗＋移動のスコア*が 3 点か 4 点ですか | はい（1 点），いいえ（0 点） |
| *移乗スコア：自立（3 点），声かけあるいは簡単な身体介助（2 点），1 人か 2 人の介助（1 点），不可能（0 点） | |
| *移動スコア：自立（3 点），1 人の介助で補助歩行（2 点），介助あるいは車いす移動（1 点），不可能（0 点） | |

る行動」が 7 点満点（完全自立：7 点，修正自立：6 点，監視・準備が必要：5 点，最小の介助が必要：4 点，中等度の介助が必要：3 点，最大の介助が必要：2 点，全介助：1 点）で評価される．日中は自立しているが夜間は監視を必要としている場合などのように，している行動に変動を認める場合には低いほうの点数をつけるようにする（表 2-23）．

St. Thomas's Risk Assessment Tools in Failing Elderly Inpatients (STRATIFY) は，簡便な転倒アセスメントスケールとして知られている（表 2-24）．転倒歴，精神状態，視力，排尿頻度，移乗・移動能力の 5 つの質問からなり，各質問が 5 点満点で評価される．2 点をカットオフ値とした場合の転倒予測の感度が 93%，特異度が 88% と報告されている[91, 92]．

## 2）手段的日常生活を評価する

手段的日常生活を短時間で評価できる検査に，Instrumental Activities of Daily Living (IADL) Scale（表 2-25）[93] などがある．IADL Scale では，対象者の手段的日常生活における「している行動」が評価される．電話の使用，買い物，食事の支度，家事，洗濯，外出時の移動，服薬，家計管理の 8 つのカテゴリーで項目が構成されている．

日常生活における麻痺側上肢の使用状況や，対象者の主観的な上肢機能レベルを評価することのできる検査に Motor Activity Log がある（表 2-26）．Motor Activity Log では，14 項目の日常生活活動について一定の期間中に麻痺側上肢をどの程度使用したのか，また動作の質はどうであったのかを対象者に質問するインタビュー形式の評価尺度である．

第 3 節 ● 行動評価でわかる日常生活の問題点

表 2-25　Instrumental Activities of Daily Living (IADL) Scale (文献 93) より改変引用)

| 項　目 | 得　点 |
|---|---|
| **A. 電話を使用する能力** | |
| 　1. 自分から電話をかける (電話帳を調べたり, ダイアル番号を回するど) | 1 点 |
| 　2. 2〜3 つのよく知っている番号をかける | 1 点 |
| 　3. 電話にでるが自分からかけることはない | 1 点 |
| 　4. まったく電話を使用しない | 0 点 |
| **B. 買い物** | |
| 　1. すべての買い物は, 自分で行う | 1 点 |
| 　2. 少額の買い物は, 自分で行える | 0 点 |
| 　3. 買い物に行く時は, いつも付き添いが必要である | 0 点 |
| 　4. まったく買い物はできない | 0 点 |
| **C. 食事の準備** | |
| 　1. 適切な食事を自分で計画し準備し給仕する | 1 点 |
| 　2. 材料が供与されれば, 適切な食事を準備する | 0 点 |
| 　3. 準備された食事を温めて給仕する, あるいは食事を準備するが適切な内容ではない | 0 点 |
| 　4. 食事の準備と給仕をしてもらう必要がある | 0 点 |
| **D. 家事** | |
| 　1. 家事を一人でこなす, あるいは時に手助けを要する (例：重労働など) | 1 点 |
| 　2. 皿洗いやベッドの支度などの日常的仕事はできる | 1 点 |
| 　3. 簡単な日常的仕事はできるが, 妥当な清潔さの基準を保てない | 1 点 |
| 　4. すべての家事に手助けを必要とする | 1 点 |
| 　5. すべての家事にかかわらない | 0 点 |
| **E. 洗濯** | |
| 　1. 自分の洗濯は完全に行う | 1 点 |
| 　2. ソックス, 靴下のゆすぎなど簡単な洗濯をする | 1 点 |
| 　3. すべて他人にしてもらわなければならない | 0 点 |
| **F. 移送の形式** | |
| 　1. 自分で公的機関を利用して旅行したり, 自家用車を運転する | 1 点 |
| 　2. タクシーを利用して旅行するが, その他の公的輸送機関は利用しない | 1 点 |
| 　3. 付き添いがいたり, みんなと一緒なら公的輸送機関で旅行する | 1 点 |
| 　4. 付き添いか, みんなと一緒にタクシーか自家用車に限り旅行する | 0 点 |
| 　5. まったく旅行しない | 0 点 |
| **G. 自分の服薬管理** | |
| 　1. 正しい時に正しい量の薬を飲むことに責任がもてる | 1 点 |
| 　2. あらかじめ薬が分けて準備されていていれば飲むことができる | 0 点 |
| 　3. 自分の薬を管理できない | 0 点 |
| **H. 家計管理** | |
| 　1. 経済的問題を自分で管理して維持する | 1 点 |
| 　2. 日々の小銭は管理するが, 預金や大金などでは手助けを必要とする | 1 点 |
| 　3. 金銭の取り扱いができない | 0 点 |

第Ⅱ章 ● 安全で的確な評価のポイント

表 2-26　**Motor Activity Log**（文献 94）より引用）

| 動作評価項目 | AOU | QOM |
|---|---|---|
| ①本・新聞・雑誌を持って読む | | |
| ②タオルを使って顔や身体を拭く | | |
| ③グラスを持ち上げる | | |
| ④歯ブラシを持って歯を磨く | | |
| ⑤髭剃り・化粧をする | | |
| ⑥鍵を使ってドアを開ける | | |
| ⑦手紙を書く・タイプを打つ | | |
| ⑧安定した立位を保持する | | |
| ⑨服の袖に手を通す | | |
| ⑩物を手で動かす | | |
| ⑪フォークやスプーンを把持して食事をとる | | |
| ⑫髪をブラシや櫛でとかす | | |
| ⑬取っ手を把持してカップを持つ | | |
| ⑭服の前ボタンをとめる | | |
| **合計** | | |
| **平均（合計÷該当動作項目数）** | | |

・AOU（Amount of Use：使用頻度）
　0：患側はまったく使用していない（不使用：発症前の 0％使用）
　1：場合により患側を使用するが，きわめてまれである（発症前の 5％使用）
　2：時折患側を使用するが，ほとんどの場合で健側のみを使用している（発症前の 25％使用）
　3：脳卒中発症前の使用頻度の半分程度で，患側を使用している（発症前の 50％使用）
　4：脳卒中発症前とはほぼ同様の頻度で，患側を使用している（発症前の 75％使用）
　5：脳卒中発症前と同様の頻度で，患側を使用している（発症前の 100％使用）
・QOM（Quality of Movement：動作の質）
　0：患側はまったく使用していない（不使用）
　1：動作の過程で患側を使用するが，動作の助けにはなっていない（きわめて不十分）
　2：動作に患側を多少使用しているが，健側による介助が必要，または動作が緩慢か困難である
　　（不十分）
　3：動作に患側を使用しているが，動きがやや緩慢または不十分である（やや正常）
　4：動作に患側を使用しており，動きもほぼ正常だが，スピードと正確さに劣る（ほぼ正常）
　5：脳卒中発症前と同様に，動作に患側を使用している（正常）

## 3）対象者の希望を聴取する

　対象者の希望を聴取する際には，カナダ作業遂行測定（COPM：Canadian Occupational Performance Measure）や Aid for Decision-making in Occupation

Choice（ADOC）[95]などのツールを用い，なぜその行動を習得したいのかを対象者に問いかけ，対象者とセラピストが協働して目標を設定することが有効とされている[96]．COPMは面接により対象者のできない行動を聴取した後，それぞれの行動の重要度を1〜10点で対象者に段階づけさせ，さらに重要度の点数が高かった5つの行動における遂行度と満足度を1〜10点で対象者に再び段階づけさせるものである．ADOCでは，日常生活に関する行動が描かれた複数のイラストを対象者に提示し，対象者自身にとって価値のある行動とそうでない行動に振り分けていくことによって対象者の希望を聴取する．その後，対象者とセラピストが十分に協議したうえで，リハビリテーションで目標とする行動が決定される．通常はタブレットを使用して95枚のイラストが対象者に提示されるが，身の回りに関する行動，移動，家庭生活，社会活動，余暇からなる49枚のイラストを用いた紙面版も公開されている（図2-24）．

## 4）認知症を有した対象者の日常生活を評価する

　認知症を有した対象者では，記憶障害（約束を忘れる，物の置き場所がわからなくなる，同じことをはじめて話すかのように繰り返し話す），失語〔会話の中で「あれ」「それ」といった指示語が増える（喚語困難），話したい語とは別の語をいう（語性錯語），他人がいった語や句を繰り返す（反響言語），物の名前がわからない〕，視覚性失認（物をみてもそれが何だかわからない），地誌的失見当識（熟知しているはずの場所や風景がわからない，家の中やよく知った近所でも迷う），観念失行（道具が上手に使えない，道具の誤った使い方がみられる），遂行機能障害（計画を立てて行動することができない）などの認知機能障害が脳損傷の部位や程度に応じてまだら状に出現する（表1-5）．また，認知症に伴ってさまざまな行動異常および心理症状（BPSD：Behavioral and Psychological Symptoms of Dementia）が出現する．行動異常には暴言・暴力，徘徊，不穏などがあり，心理症状にはアパシー，うつ症状，不安，妄想などがある（表1-5）．

　これらの認知機能障害やBPSDによって，日常生活ではまず，手段的活動（家事，買い物，金銭管理など）が障害され，次いで症状の進行に伴って基本的活動（起居移動，食事，排泄，更衣，整容など）が障害される．日常生活場面におけるBPSDを評価する尺度に，Dementia Behavior Disturbance Scale（DBDS），Neuropsychiatric Inventory（NPI），Behavioral Pathology in Alzheimer's Disease（Behave-AD），Cohen-Mansfield Agitation Inventory（CMAI）などがある（表2-27）．DBDSは，徘徊，興奮，摂食障害，攻撃性，性的異常などの行動障害の出現頻度を評価する（表

第Ⅱ章 ● 安全で的確な評価のポイント

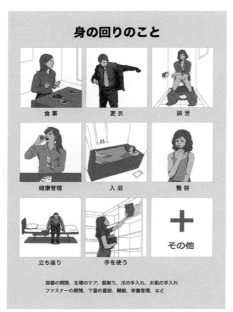

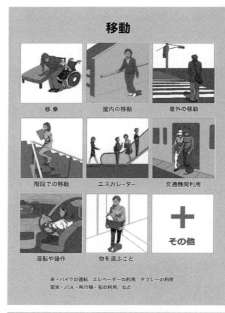

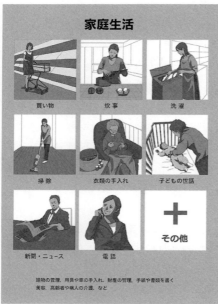

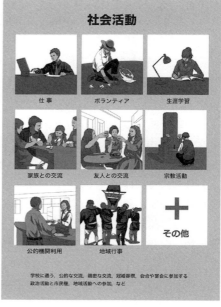

図 2-24　ADCO 紙面版（文献 97）より引用）

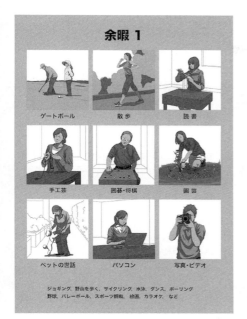
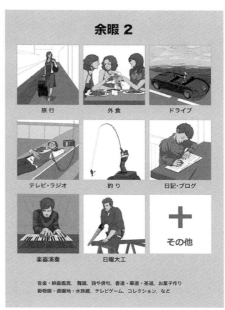

図 2-24 つづき

表 2-27 行動異常および心理症状に対する検査

| Dementia Behavior Disturbance Scale (DBDS) | 徘徊，興奮，摂食障害，攻撃性，性的異常などの行動障害の出現頻度を評価する |
|---|---|
| Neuropsychiatric Inventory (NPI) | 妄想，幻覚，興奮，うつ症状，不安，多幸，無為，脱抑制，易刺激性，異常行動などの精神症候を評価する |
| Behavioral Pathology in Alzheimer's Disease (Behave-AD) | 介護者からの情報に基づいて，アルツハイマー病の行動異常および心理症状を評価する |
| Cohen-Mansfield Agitation Inventory (CMAI) | 介護者からの情報に基づいて，行動障害の出現頻度を評価する |

2-28）．NPI は，妄想，幻覚，興奮，うつ症状，不安，多幸，無為，脱抑制，易刺激性，異常行動などの精神症候を評価する．Behave-AD は，介護者からの情報に基づいてアルツハイマー病の行動異常および心理症状を評価する．CMAI は，介護者からの情報に基づいて行動障害の出現頻度を評価する．

また，日常生活における介護や BPSD への対応は，介護者にとって心理的・時間的に大きな負担になる．介護負担を評価する尺度には，Zarit 介護負担尺度（ZBI:

第Ⅱ章●安全で的確な評価のポイント

表2-28　Dementia Behavior Disturbance Scale（DBDS）（文献98）より改変転載）

| 項目内容 | |
| --- | --- |
| 1. 同じことを何度も何度も聞く | 15. 引き出しやタンスの中身を全部出してしまう |
| 2. よく物をなくしたり，置き場所を間違えたり，隠したりしている | 16. 夜中に家の中を歩き回る |
| 3. 日常的な物事に関心を示さない | 17. 家の外に出てってしまう |
| 4. 特別な理由がないのに夜中起き出す | 18. 食事を拒否する |
| 5. 根拠なしに人にいいがかりをつける | 19. 食べすぎる |
| 6. 昼間，寝てばかりいる | 20. 尿失禁する |
| 7. やたらに歩き回る | 21. 日中，目的なく屋外や屋内をうろつきまわる |
| 8. 同じ動作をいつまでも繰り返す | 22. 暴力を振るう（殴る，かみつく，引っかく，蹴る，唾をはきかける） |
| 9. 口汚くののしる | 23. 理由なく金切り声をあげる |
| 10. 場違いあるいは季節に合わない不適切な服装をする | 24. 不適当な性的関係をもとうとする |
| 11. 不適切に泣いたり笑ったりする | 25. 陰部を露出する |
| 12. 世話をされるのを拒否する | 26. 衣服や器物を破ったり壊したりする |
| 13. 明らかな理由なしに物を貯め込む | 27. 大便を失禁する |
| 14. 落ちつきなく，あるいは興奮してやたら手足を動かす | 28. 食物を投げる |

4点：常にある　3点：よくある　2点：ときどある　1点：ほとんどない　0点：まったくない

表2-29　介護負担に対する検査

| Zarit 介護負担尺度（ZBI：Zarit Caregiver Burden Interview） | 介護負担を評価する22項目の質問紙である．8項目の短縮版も開発されている |
| --- | --- |
| Neuropsychiatric Inventory-caregiver Distress Scale（NPI-D） | 日常生活場面における認知症の行動・心理症状（BPSD）を評価する．NPIに対応した尺度で，介護負担を評価する |
| NPI-Brief Questionnaire Form（NPI-Q） | 日常生活場面における認知症の行動・心理症状（BPSD）を評価する．NPIに対応した尺度で，質問紙を用いて認知症症状や介護負担を評価する |

Zarit Caregiver Burden Interview），Neuropsychiatric Inventory-caregiver Distress Scale（NPI-D），NPI-Brief Questionnaire Form（NPI-Q）などがある（表2-29）．

## 5）失語を有した対象者の日常生活を評価する

　失語を有した対象者では，買い物や電話，金銭管理など，日常生活におけるさまざまな行動に困難をきたす．日常生活場面における失語を評価する尺度に，実用コミュニケーション能力検査（CADL：Communicative Abilities in Daily Living）が

ある[98]．CADL は日常生活における 34 項目のコミュニケーション課題から構成され，各課題における対象者の反応が評価される[99]．例えば，「外出」という場面設定では，①自動販売機で切符を買う，②エレベーターに乗って利用階数を伝える，③商品の説明を読んで品物を選ぶ，④値段をみて手持ちのお金で買えるかどうかを判断する，⑤お釣りの誤りを指摘するというように，1 日の生活の流れに沿って項目が配列されている[100]．

### 6）注意障害を有した対象者の日常生活を評価する

　注意障害を有した対象者では，作業中にミスが多い，気が散りやすい，いくつかのことを同時に行うと混乱してしまう，ぼんやりしている，言動にまとまりがないといった症状が出現する．日常生活場面における注意障害を評価する尺度に，臨床的注意評価スケールがある[101]．臨床的注意評価スケールは，容量性注意，選択性注意，持続性注意などの側面から日常生活における注意障害を評価するものである．

### 7）記憶障害を有した対象者の日常生活を評価する

　記憶障害を有した対象者では，物の置き場所を忘れる，外出して家に帰れなくなる，何度も同じ話を繰り返す，以前に経験したことを思い出せなくなるといった症状が出現する．日常生活場面における記憶障害を評価する尺度に，日本語版リバーミード行動記憶検査（RBMT：Rivermead Behavioral Test）がある[76]．日本語版リバーミード行動記憶検査は，人名や顔写真を覚えるといった日常記憶，約束事や用件を覚えてタイミングよく思い出すといった展望記憶などの 11 項目から構成され，日常生活に則した状況下で記憶が評価される．

### 8）半側空間無視を有した対象者の日常生活を評価する

　半側空間無視を有した対象者では，片側を見落とす，片側にある物にぶつかる，字や絵を描くときに片側に偏る，麻痺はないのに片側の手足を使わないといった視空間の半側にある対象が無視される症状が出現する．日常生活場面における半側空間無視を評価する尺度に，Catherine Bergego Scale がある（**表 2-30**）[102]．

## 3. 対象者・介護者の希望や行動の難易度をもとに標的行動を決定する

　日常生活に関するスクリーニング評価を行うとともに対象者の希望を聴取し，行動に関する全体像を把握して標的行動（target behavior）を決定した後に，詳細評価

第Ⅱ章 ● 安全で的確な評価のポイント

## 表 2-30　Catherine Bergego Scale（文献 103）より改変転載）

1. 顔の左側を洗ったり，左側の髭を剃るのを忘れる

2. 左の袖を調整したり，左側のスリッパを履くのが難しい

3. 皿の左側のものを食べ忘れる

4. 左側の歯を磨き忘れる

5. 左側を向きにくい

6. 身体の左側を忘れる（肘かけに左腕をのせ忘れる，車いすのフットレストに左足をのせ忘れる，左側の手を使おうとしない，など）

7. 左側から来る人や物音に注意を払うことが難しい

8. （歩行中や車いすの操作時に）ドアや家具など左側の物や人にぶつかる

9. よく知っている場所やリハビリテーション病棟内で左方向に向かうことが難しい

10. 部屋や浴室で左側にある自分のものを見つけるのが難しい

【セラピストによる観察評価】
　0 点：無視なし
　1 点：軽度の無視（左側への躊躇，遅延，ときに見落とし，動揺）
　2 点：中等度の無視（はっきりとした左側の見落とし）
　3 点：重度の無視（左側への探索なし）

【面接による対象者の自己認識】
　0 点：難しくない
　1 点：少し難しい
　2 点：中くらいに難しい
　3 点：かなり難しい

【判定】
　 1～10 点：軽度の無視
　11～20 点：中等度の無視
　21～30 点：重度の無視

を実施する．標的行動とは，リハビリテーションの支援目標となる行動のことをいう．標的行動を定める方法には，①対象者の希望を聴取して，将来できるようになりたい行動を支援の標的にする方法，②介護者の希望を聴取して，対象者に将来できるようになってもらいたい行動を支援の標的にする方法，③行動の難易度をもとにして，難易度が低い行動を短期的な支援の標的にする方法などがある（表 2-31）．

　対象者が望む行動を支援の目標にした場合，行動の改善や習得に伴う目標への接近状況を対象者に提示することが可能になる．対象者の希望を聴取する際には，ADOC（図 2-24）[95] などのツールを用い，なぜその行動を習得したいのかを対象者に問いかけ，対象者とセラピストが協働して目標を設定することが有効である[96]．

　介護者が望む行動を支援の目標にした場合，自宅復帰を視野にいれた実際的な支

164

第3節●行動評価でわかる日常生活の問題点

表2-31 標的行動の決定方法

| ①対象者の希望を聴取して，将来できるようになりたい行動を支援の標的にする方法 | ・自宅復帰を視野に入れた実際的な支援計画を立案できる<br>・行動の改善に伴う目標への接近状況を対象者に提示できる<br>・介護者からの賞賛などが対象者に提示される可能性が高まる |
|---|---|
| ②介護者の希望を聴取して，対象者に将来できるようになってもらいたい行動を支援の標的にする方法 | ・自宅復帰を視野に入れた実際的な支援計画を立案できる<br>・行動の改善に伴う目標への接近状況を介護者に提示できる<br>・介護者からの賞賛などが対象者に提示される可能性が高まる |
| ③行動の難易度をもとにして，難易度が低い行動を短期的な支援の標的にする方法 | ・支援の過程において行動の習得が短期的に得られる<br>・行動の改善に伴う目標への接近状況を対象者に提示できる<br>・セラピストが対象者に内容を十分に説明して，対象者の理解を得ることが重要である |

援計画を立案することが可能になる．また，行動の改善に伴う目標への接近状況を介護者に提示することによって，介護者からの賞賛などが対象者に提示される可能性が高まる．介護者の希望を聴取する際にも，ADOC[95]などのツールを用い，なぜその行動を習得してほしいのかを介護者に問いかけ，対象者，介護者，セラピストが協働して目標を設定することが有効である[96]．

　日常生活の行動は，食事，移乗，更衣，歩行，入浴の順に難度が高くなることが知られている[103]．行動の難易度が低い順番に支援を実施した場合，支援の過程において行動の習得が短期的に得られるという利点がある．また，行動の改善に伴う目標への接近状況を対象者に提示できる頻度も高まる．ただし，行動の難易度をもとにする場合には，セラピストが対象者に内容を十分に説明して，対象者の理解を得ることが重要である．

　レジスタンストレーニング，ストレッチング，バランストレーニング，有酸素運動トレーニングなどの機能訓練の場合，トレーニング中やその後に筋肉痛，関節痛，息切れ，疲労感などの対象者にとって好ましくない結果が生じる．また，行動練習中にも息切れ，疲労感，失敗経験などが生じることもある．もし，対象者に十分な情報を提示せずに，対象者の希望だけを聴取したとすると，どのようなことが予想されるだろうか．十分な情報がない場合，対象者は「できることなら避けたい」ことを選択することは通常はない．しかし，機能訓練や行動練習はリハビリテーションを行ううえで必須のものである．そのため，十分な説明を行い，対象者がそれに合意して練習に取り組む環境を設定することが重要になる．説明と同意（informed consent）は，対象者とセラピストが標的行動を共有するための大切な手続きであるともいえる．

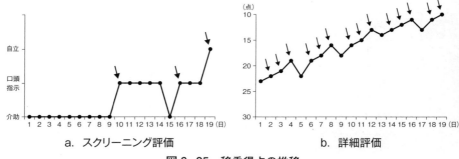

図2-25 移乗得点の推移

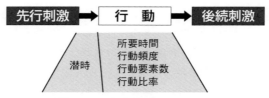

図2-26 標的行動の測定方法

## 4. 行動を詳細に評価して対象者に説明する

　日常生活に関するスクリーニング検査は，対象者の行動障害の全体像を捉えるのには適しているが，行動に関する詳細な評価が難しいという限界がある．**図2-25a**は，片麻痺の対象者の移乗が自立するまでの得点変化の例を示したものである．スクリーニング評価では，「介助」「口頭指示」「自立」の段階づけが基本になっている．このような介助，口頭指示，自立の3段階で採点した場合には，行動の改善をフィードバックできた日数（矢印）が3日間のみだったことがわかる．一方，同じ対象者の移乗の行動を詳細に段階づけて評価したものが**図2-25b**である．行動を詳細に段階づけた場合には，行動の改善をフィードバックできた日数（矢印）が14日間だったことがわかる．このように，行動に関する得点の段階づけを細かくすることによって，行動のわずかな改善を感度よく捉えて，対象者にフィードバックすることができる．

　標的行動を詳細に評価する方法には，潜時の測定，所要時間の測定，行動頻度の測定，行動要素数の測定，行動比率の測定などがある（**図2-26**）．脳血管障害に伴う症状や行動障害は個別性が強く多様だが，標的行動の変化を感度よく捉え，リハ

第3節 ●行動評価でわかる日常生活の問題点

ビリテーションの効果検証や目標設定を行うために，標的行動に対する詳細な評価が不可欠である．

## 1）潜時の測定により行動開始の遅延を明確に評価する

　行動開始の合図から行動を開始するまでの時間を測定する方法を潜時の測定という．潜時の測定は，行動の開始を明確に定義できる場合に適用される．例えば，開始の合図から一歩踏み出すまでの時間，開始の合図から食事を始めるまでの時間などが潜時の測定にあたる．潜時を測定することによって，行動開始の遅延を明確に評価することが可能になる．

## 2）所要時間の測定により行動の遅延を明確に評価する

　対象者が，たとえ行動を自力で遂行できたとしても，行動の遂行に時間がかかることが少なくない．所要時間の測定とは，行動の開始から終了までの時間を測定する方法である．例えば，歩行に要する時間[32, 104~107]や着衣に要する時間[108]などが所要時間の測定にあたる．道路の横断の場合，1.0 m/秒以上（10 m 歩行所要時間10.0 秒）の歩行速度が必要とされており[109]，屋外歩行に必要な歩行速度の目安になる．また，歩行中の話しかけによって歩行を中断した場合，転倒の有無を陽性適中率83％，陰性適中率76％で判別可能であるとされているため[110]，転倒のリスクに注意する必要がある．このように所要時間を測定することによって，行動の遅延を明確に評価することが可能になる．測定に際しては，標的行動の開始と終了を事前に定義しておく必要がある．

## 3）行動頻度の測定により自発的行動を明確に評価する

　単位時間あたりの行動の頻度を求める方法を行動頻度の測定という．これは，行動の自発頻度を向上することが支援の目標になっている場合に適用される．行動頻度の測定では，行動の生起回数をカウントしなければならないため，数えることが可能な行動のみに適用される．例えば，まばたきなどのように著しく高頻度の行動，くしゃみなどのように著しく低頻度の行動，睡眠などのように持続性の行動は数えることが困難なため，測定機械などを使用しない限り測定の対象とはならない．また，毎回のセッションにおいては観察時間を一定にして行動生起数をカウントする．例えば，最初のセッションでは1時間観察して，次のセッションでは5分しか観察しないというような観察時間があまりに異なる場合には，この方法は適用できない．行動頻度の測定は，食事[87, 111]，問題行動の出現数[112]，トレーニングにおける重錘

167

第Ⅱ章 ● 安全で的確な評価のポイント

表 2-32　立ち上がり尺度

| 1. 側臥位 | 4. 四つ這いから両膝立ち |
|---|---|
| 可　　□→ 2 の練習へ進む<br>不可　□→ 1 の練習を継続 | 可　　□→ 5 の練習へ進む<br>不可　□→ 4 の練習を継続 |
| 2. 側臥位から横座り | 5. 両膝立ちから片膝立ち |
| 可　　□→ 3 の練習へ進む<br>不可　□→ 2 の練習を継続 | 可　　□→ 5 の練習へ進む<br>不可　□→ 4 の練習を継続 |
| 3. 横座りから四つ這い | 6. 片膝立ちから立ち上がり |
| 可　　□→ 4 の練習へ進む<br>不可　□→ 3 の練習を継続 | 可　　□<br>不可　□→ 6 の練習を継続 |

時間 　　　 秒　合計点 　　　 /6 点

表 2-33　着衣尺度

| ①麻痺側手を袖に通す | 1. 指示なし　□<br>2. 口頭指示　□<br>3. モデリング　□<br>4. タッピング　□<br>5. ガイド　□ | ⑤非麻痺側手を袖に通す | 1. 指示なし　□<br>2. 口頭指示　□<br>3. モデリング　□<br>4. タッピング　□<br>5. ガイド　□ |
|---|---|---|---|
| ②麻痺側肘を袖に通す | 1. 指示なし　□<br>2. 口頭指示　□<br>3. モデリング　□<br>4. タッピング　□<br>5. ガイド　□ | ⑥襟を整える | 1. 指示なし　□<br>2. 口頭指示　□<br>3. モデリング　□<br>4. タッピング　□<br>5. ガイド　□ |
| ③袖を麻痺側肩まで引き上げる | 1. 指示なし　□<br>2. 口頭指示　□<br>3. モデリング　□<br>4. タッピング　□<br>5. ガイド　□ | ⑦ボタンをはめる | 1. 指示なし　□<br>2. 口頭指示　□<br>3. モデリング　□<br>4. タッピング　□<br>5. ガイド　□ |
| ④衣服を背中から渡す | 1. 指示なし　□<br>2. 口頭指示　□<br>3. モデリング　□<br>4. タッピング　□<br>5. ガイド　□ | | 得点 　　　 /35<br>所要時間 　　　 秒 |

挙上回数[86]，外出の際に道に迷った回数[107]など，さまざまな行動に適用することができる.

## 4) 行動要素数の測定により行動要素の問題を的確に評価する

一つの行動を一連の細かい行動要素に分割し，自力で遂行できた行動要素数をカ

第3節 ● 行動評価でわかる日常生活の問題点

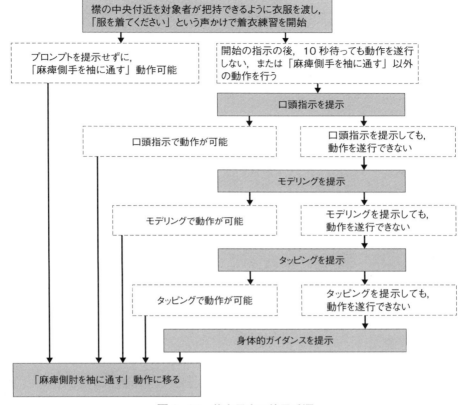

図2-27 着衣尺度の使用手順

プロンプト：対象者の行動が生起する確率を高めるような手がかり
モデリング：セラピストが手本を見せて対象者にそれを模倣するように促す方法
タッピング：対象者の身体や行動指標を軽くたたいて行動の方向を誘導する方法

ウントする方法を行動要素数の測定という．行動要素数を測定することによって，対象者一人ひとりの行動要素のどこに問題があるかを的確に評価し，具体的な支援計画を立案することが可能になる．また，個々の行動要素のわずかな改善を感度よく捉えて，対象者にフィードバックすることも可能になる．行動要素数の測定は，臥位からの立ち上がり（表2-32）[113]，ベッドからの起き上がり，入浴[115]，トイレ行動[116]などさまざまな行動に適用することができる．

第Ⅱ章 ● 安全で的確な評価のポイント

表2-34　移乗尺度

| ①片側のブレーキをかける | 1. 指示なし ☐<br>2. 口頭指示 ☐<br>3. タッピング ☐<br>4. 身体的誘導 ☐ | ⑥体幹を前傾する | 1. 指示なし ☐<br>2. 口頭指示 ☐<br>3. タッピング ☐<br>4. 身体的誘導 ☐ |
|---|---|---|---|
| ②反対側のブレーキをかける | 1. 指示なし ☐<br>2. 口頭指示 ☐<br>3. タッピング ☐<br>4. 身体的誘導 ☐ | ⑦ベッドに手をつく | 1. 指示なし ☐<br>2. 口頭指示 ☐<br>3. タッピング ☐<br>4. 身体的誘導 ☐ |
| ③片側のフットプレートを上げる | 1. 指示なし ☐<br>2. 口頭指示 ☐<br>3. タッピング ☐<br>4. 身体的誘導 ☐ | ⑧立ち上がる | 1. 指示なし ☐<br>2. 口頭指示 ☐<br>3. タッピング ☐<br>4. 身体的誘導 ☐ |
| ④反対側のフットプレートを上げる | 1. 指示なし ☐<br>2. 口頭指示 ☐<br>3. タッピング ☐<br>4. 身体的誘導 ☐ | ⑨殿部の向きを変える | 1. 指示なし ☐<br>2. 口頭指示 ☐<br>3. タッピング ☐<br>4. 身体的誘導 ☐ |
| ⑤殿部を前方に移動して浅く座る | 1. 指示なし ☐<br>2. 口頭指示 ☐<br>3. タッピング ☐<br>4. 身体的誘導 ☐ | ⑩座る | 1. 指示なし ☐<br>2. 口頭指示 ☐<br>3. タッピング ☐<br>4. 身体的誘導 ☐ |

合計点 ☐ /40点

表2-35　起き上がり尺度

| 行動連鎖 | 得　点 |
|---|---|
| 1. 座位保持 | 1・2・3・4 |
| 2. 肘つき位から座位 | 1・2・3・4 |
| 3. 側臥位（肩の下に大クッション）から座位 | 1・2・3・4 |
| 4. 側臥位（肩の下に小クッション）から座位 | 1・2・3・4 |
| 5. 側臥位から座位 | 1・2・3・4 |
| **合計得点** | /20 |

身体的ガイド（1点），タッピング（2点），口頭指示（3点），指示なし（4点）

## 5）行動比率の測定により自発的行動の種類を明確に評価する

　行動の生起機会に対する各行動の生起頻度の割合について求める方法を行動比率の測定という．行動比率を測定することによって，対象者の自発的行動の種類を明確に把握することができるようになる．また，複数の条件（生起機会）における行

動比率を比較することによって，対象者の自発的行動を高めるためには，どのような条件が適しているかを判断することが可能になる．行動比率の測定は，更衣（**表2-33，図2-27**）[108]，移乗（**表2-34**），ベッドからの起き上がり（**表2-35**）[114)117)]，入浴[115)]など，さまざまな行動に適用することができる．

## ● 文 献

1) 寺尾詩子，他：第Ⅰ章 脳血管障害・せん妄．聖マリアンナ医科大学リハビリテーション部（編）：疾患別リハビリテーションリスク管理マニュアル．ヒューマン・プレス，2018, pp2-97

2) 横山仁志，他：第Ⅲ章 呼吸器疾患．聖マリアンナ医科大学リハビリテーション部（編）：疾患別リハビリテーションリスク管理マニュアル．ヒューマン・プレス，2018, pp234-323

3) Brunnstrom S：Motor testing procedures in hemiplegia：based on sequential recovery stages. *Phys Ther* **46**：357-375, 1966

4) Fugl—Meyer AR, et al：The post-stroke hemiplegic patient. 1. a method for evaluation of physical performance. *Scand J Rehabil Med* **7**：13-31, 1975

5) Liu M, et al：Psychometric properties of the Stroke Impairment Assessment Set（SIAS）. *Neurorehabil Neural Repair* **16**：339-351, 2002

6) Brott T, et al：Measurements of acute cerebral infarction：a clinical examination scale. *Stroke* **20**：864-870, 1989

7) Lyden P, et al：Improved reliability of the NIH Stroke Scale using video training. NINDS TPA Stroke Study Group. *Stroke* **25**：2220-2226, 1994

8) Scandinavian Stroke Study Group：Multicenter trial of hemodilution in ischemic stroke-background and study protocol. Scandinavian Stroke Study Group. *Stroke* **16**：885-890, 1985

9) Hislop HJ, 他（著），津山直一，他（訳）：新徒手筋力検査法 第9版．協同医書出版社，2014

10) 大塚友吉，他：高齢者の握力—測定法と正常値の検討．リハ医 **31**：731-735, 1994

11) 平澤有里，他：健常者の等尺性膝伸展筋力．PTジャーナル **38**：330-333, 2004

12) Agre JC, et al：Strengs testing with a portable dynarnometer reliability for upper and lower extremities. *Arch Phy Med Rehabil* **68**：454-458, 1987

13) 奈良 勲，他：ダイナモメーターの信頼性—Musculator GT-10の使用経験による．理学療法学 **17**：247-250, 1990

14) Wikholm JB, et al：Hand-held dynamomctcr measurements：tester strength makes a difference. *JOSPT* **13**：191-198, 1991

15) 加藤宗規，他：ハントヘルドダイナモメーターによる等尺性膝伸展筋力の測定—固定用ベルトの使用が検者間再現性に与える影響．総合リハ **29**：1047-1050, 2001

16) 山﨑裕司，他：膝伸展筋力評価における徒手固定の限界．総合リハ **35**：1369-1371, 2007

17) 寺尾詩子，他：虚弱高齢患者における昇段能力と等尺性膝伸展筋力の関係．高知リハビリテーション学院紀要 **5**：1-6, 2003

18) 大森圭貢，他：高齢患者における等尺性膝伸展筋力と立ち上がり能力の関連．理学療法学 **31**：106-112, 2004

19) 山﨑裕司，他：膝伸展筋力と移動動作自立の関連—性差が与える影響．高知リハビリテーション学院紀要 **7**：47-53, 2005

20) Gandevia SC：Spinal and supraspinal factors in human muscle fatigue. *Physiol Rev* **81**：1725-1789, 2001

21) Suzuki M, et al：Reliability and validity of measurements of knee extension strength obtained from nursing home residents with dementia. *Am J Phys Med Rehabil* **88**：924-933, 2009

22) 平木幸治，他：膝伸展筋の徒手筋力検査値と伸展ピークトルク値の関連．総合リハ **31**：785-790, 2003

23) Bohannon RW：Interrater reliability of a Modified Ashworth Scale of muscle spasticity. *Phys Ther* **67**：206-207, 1987

24) 二木 立：脳卒中の予後予測 歩行自立度を中心に．理療と作療 **21**：710-715, 1987

25) Bonita R, et al：Recovery of motor function after stroke. *Stroke* **19**：1497-1500, 1988

26) Dam M, et al：The effect of long-term rehabilitation therapy on poststroke hemiplegic patients. *Stroke* **24**：1186-1191, 1993

27) Duncan PW, et al：Similar motor recovery of upper and lower extremities after stroke. *Stroke* **25**：1181-1188,

1994

28) Duncan PW, et al : Defining post-stroke recovery : implicatoins for design and interpretation of drug trials Neuropharmacology **39** : 835–841, 2000

29) Goodwin N, et al : Intensive, time-series measurement of upper limb recovery in the subacute phase following stroke. *Clin Rehabil* **17** : 69–82, 2003

30) Suzuki M, et al : Predicting Recovery of Bilateral Upper Extremity Muscle Strength after Stroke. *J Rehabil Med* **43** : 935–943, 2011

31) Suzuki M, et al : Predicting Recovery of Upper-body Dressing Ability after Stroke. *Arch Phys Med Rehabil* **87** : 1496–1502, 2006

32) 青木詩子, 他 : 慢性期片麻痺患者の非麻痺側膝伸展筋力と歩行能力の関連. 総合リハ **29** : 65–70, 2001

33) Maeda T, et al : Discrimination of Walking Ability Using Knee Joint Extension Muscle Strength in Stroke Patients. *J Phys Ther Sci* **13** : 87–91, 2001

34) Rubenstein LZ, et al : Falling syndromes in elderly persons. *Compr Ther* **15** : 13–18, 1989

35) Hier DB, et al : Behavioral abnormalities after right hemisphere stroke. *Neurology* **33** : 337–344, 1983

36) 二木　立 : 機能障害の構造および機能障害・年齢と能力障害との関係の研究. 総合リハ **11** : 557–569, 1983

37) Walker MF, et al : Reacquisition of dressing skills after stroke. *Int Disabil Stud* **12** : 41–43, 1990

38) Walker MF, et al : Factors influencing dressing performance after stroke. *J Neurol Neurosurg Psychiatry* **54** : 699–701, 1991

39) Schmitz-Hübsch T, et al : Scale for the assessment and rating of ataxia : development of a new clinical scale. *Neurology* **66** : 1717–1720, 2006

40) 難治性疾患克服研究事業 : 運動失調に関する調査および病態機序に関する研究班　SARA日本語版 (http://www. nanbyou. or. jp/upload_files/sca_sara. pdf) 2019年1月10日閲覧

41) Podsiadlo D, et al : The timed "Up & Go" : a test of basic functional mobility for frail elderly persons. *J Am Geriatr Soc* **39** : 142–148, 1991

42) Duncan PW, et al : Functional reach : a new clinical measure of balance. *J Gerontol* **45** : M192–197, 1990

43) Tinetti ME : Performance-oriented assessment of mobility problems in elderly patients. *J Am Geriatr Soc* **34** : 119–126, 1986

44) Whitney S, et al : Concurrent validity of the Berg Balance Scale and the Dynamic Gait Index in people with vestibular dysfunction. *Physiother Res Int* **8** : 178–186, 2003

45) Dite W, et al : A clinical test of stepping and change of direction to identify multiple falling older adults. *Arch Phys Med Rehabil* **83** : 1566–1571, 2002

46) Berg KO, et al : Measuring balance in the elderly : validation of an instrument. Can J Public Health **83** : S7–11, 1992

47) Shumway-Cook A, et al : Predicting the probability for falls in community-dwelling older adults using the Timed Up & Go Test. *Phys Ther* **80** : 896–903, 2000

48) Thomas JI, et al : A pilot study to explore the predictive validity of 4 measures of falls risk in frail elderly patients. *Arch Phys Med Rehabil* **86** : 1636–1640, 2005

49) 今泉　寛 : 足踏みバランステストおよびつかまり立ちテストとの関係を中心として. 昭和医会誌 **59** : 73–86, 1999

50) Vellas BJ, et al : One-leg balance is an important predictor of injurious falls in older persons. *J Am Geriatr Soc* **45** : 735–738, 1997

51) 松本栄子 : 脳血管障害者の杖と歩行. 理療と作療 **18** : 365–369, 1984

52) 日本整形外科学会, 他 : 関節可動域表示ならびに測定法. リハ医 **32** : 207–217, 1995

53) Johnston RC, et al : Hip motion measurements for selected activities of daily living. *Clin Orthop Relat Res* **72** : 205–215, 1970

54) 山﨑裕司, 他 : 足関節背屈可動域としゃがみ込み動作の関係. 理療科 **25** : 209–212, 2010

55) 大森圭貢, 他 : 靴下着脱および足の爪切り遂行能力と股関節可動域の関連—保存的治療中の変形性股関節症患者における検討. 高知リハビリテーション学院紀要 **13** : 1–7, 2012

56) Kerrigan DC, et al : Reduced hip extension during walking : healthy elderly and fallers versus young adults. *Arch Phys Med Rehabil* **82** : 26–30, 2001

57) 竹島伸生 : 高齢者の運動耐容能について. 名古屋市立大学自然科学研究教育センター大学院システム自然科学研究科Annual review **6** : 26–34, 2001

58) 千住秀明 : 6-Minute Walking Distance. 内山　靖, 他 (編) : 臨床評価指標入門—適用と解釈のポイント. 協同医書出版社, 2003, pp135–142

59) Casanova C, et al : The 6-min walk distance in healthy subjects : reference standards from seven countries. *Eur Respir J* **37** : 150–156, 2011

60) Martino R, et al : The Toronto Bedside Swallowing Screening Test (TOR-BSST) : development and validation

文　献

of a dysphagia screening tool for patients with stroke. *Stroke*　**40**：555-561, 2009

61）平位知久，他：凍結含浸食品の嚥下造影所見についての検討．日耳鼻　**113**：110-114，2010

62）日本摂食・嚥下リハビリテーション学会医療検討委員会：嚥下造影の標準的検査法（詳細版）日本摂食・嚥下リハビリテーション学会医療検討委員会案作成に当たって．日摂食嚥下リハ会誌　**8**：71-86, 2004

63）高橋賢晃，他：嚥下内視鏡検査を用いた咀嚼時の舌運動機能評価─運動障害性咀嚼障害患者に対する検討．老年歯科医学　**24**：20-27, 2009

64）Folstein MF, et al : "Mini—Mental State" a practical method for grading the cognitive state of patients for the clinician. *J Psychiatr Res*　**12**：189-198, 1975

65）加藤伸司，他：改訂長谷川式簡易知能評価スケール（HDS-R）の作成．老年精神医学雑誌　**2**：1339-1347, 1991

66）O'Bryant SE, et al : Detecting dementia with the Mini—Mental State Examination in highly educated individuals. *Arch Neurol*　**65**：963-967, 2008

67）Crum RM, et al : Population-based norms for the Mini—Mental State Examination by age and educational level. *JAMA*　**269**：2386-2391, 1993

68）Eriksson S, et al : Risk factors for falls in people with and without a diagnose of dementia living in residential care facilities : a prospective study. *Arch Gerontol Geriatr*　**46**：293-306, 2008

69）Asada T, et al : Predictors of fall-related injuries among community-dwelling elderly people with dementia. *Age Ageing*　**25**：22-28, 1996

70）Guo Z, et al : Cognitive impairment, drug use, and the risk of hip fracture in persons over 75 years old : a community-based prospective study. *Am J Epidemiol*　**148**：887-892, 1998

71）Suzuki M, et al : Predicting recovery of cognitive function soon after ischemic stroke : differential modeling with logarithmic and linear regression. *PLoS One*　**8**：e53488, 2013

72）Desmond DW, et al : Recovery of cognitive function after stroke. *Stroke*　**27**：1798-1803, 1996

73）日本認知機能障害学会（編）：標準失語症検査マニュアル．新興医学出版社, 2004

74）今村陽子：脳神経外科臨床における認知機能検査法と意義．認知リハ　**2**：8-25, 1997

75）Wechsler D（原著）：ウェクスラー記憶検査．日本文化科学社, 2003

76）Wilson BA（原著），他：日本版リバーミード行動記憶検査 The Rivermead Behavioral Test（RBMT）．千葉テストセンター, 2002

77）BIT日本版作製委員会：BIT行動性無視検査日本版．新興医学出版社, 1999

78）日本失語症学会：標準高次動作性検査．医学書院, 1999

79）日本認知機能障害学会（編）：標準高次視覚検査．新興医学出版社, 2003

80）日本高次脳機能障害学会（編）：標準注意検査法（CAT）標準意欲評価法．新興医学出版社, 2006

81）Ponsford J, et al : Theuse of a rating scale of attenlional behaviour. *Neuropsychol Rehabil*　**1**：241-237, 1991

82）脳卒中合同ガイドライン委員会：脳卒中治療ガイドライン2009．協和企画, 2009, p 6, 7, 15

83）Buchner DM, et al : Effects of physical activity on health status in older adults II : intervention studies. *Ann Rev Public Health*　**13**：469-488, 1992

84）鈴木　誠，他：Pacing障害における着衣動作訓練の有効性─トークンシステムによるアプローチ．作業療法　**20**：563-569, 2001

85）鈴木　誠，他：ルール制御理論に基づく座位バランス訓練の有効性．総合リハ　**29**：837-842, 2001

86）鈴木　誠，他：重度失語および重度痴呆患者における注目・賞賛の有効性．作業療法　**23**：198-205, 2004

87）鈴木　誠，他：箸操作訓練における身体的ガイドの有効性．総合リハ　**34**：585-591, 2006

88）van Swieten JC, et al : Interobserver agreement for the assessment of handicap in stroke patients. *Stroke*　**19**：604-607, 1988

89）Mahoney FI, et al : Functional ecaluation : the Barthel Index. *Md State Med J*　**14**：61-65, 1965

90）千野直一（編）：脳卒中患者の機能評価─SIASとFIMの実際．シュプリンガー・フェアラーク, 2003, pp43-96

91）Oliver D, et al : Development and evaluation of evidence based risk assessment tool（STRATIFY）to predict which elderly inpatients will fall : case-control and cohort studies. *BMJ*　**315**：1049-1053, 1997

92）Oliver D, et al : A systematic review and meta-analysis of studies using the STRATIFY tool for prediction of falls in hospital patients : how well does it work？*Age Ageing*　**37**：621-627, 2008

93）Lawton MP, et al : Assessment of older people : self-maintaining and instrumental activities of daily living. *Gerontologist*　**9**：179-186, 1969

94）高橋香代子，他：新しい上肢運動機能評価法─日本語版Motor Activity Logの信頼性と妥当性の検討．総合リハ　**36**：797-803, 2008

95）Tomori K, et al : Utilization of the iPad Application : Aid for Decision-making in Occupation Choice. *Occup Ther Int*　**19**：88-97, 2012

96）友利幸之介：提言「Why」．行動リハ　**2**：2, 2013

97) Paper版ADOC（http://adocproject. com/manual/trial）2019年1月15日閲覧

98) Baumgarten M, ET AL : Validity and reliability of the dementia behavior disturbance scale. *J Am Geriatr Soc* **38** : 221-226, 1990

99) 綿森淑子, 他：実用コミュニケーション能力検査—CADL検査. 医歯薬出版, 1990

100) 綿森淑子, 他：実用コミュニケーション能力検査の開発と標準化. リハ医　**24** : 103-112, 1987

101) 綿森淑子：実用コミュニケーション能力検査（CADL）と失語症の訓練について. 失語症研究　**13** : 191-199, 1993

102) 先崎　章, 他：臨床的注意評価スケールの信頼性と妥当性の検討. 総合リハ　**25** : 567-73, 1997

103) Azouvi P, et al : Behavioral assessment of unilateral neglect : study of the psychometric properties of the Catherine Bergego Scale. *Arch Phys Med Rehabil* **84** : 51-57, 2003

104) Koyama T, et al : Relationships between independence level of single motor-FIM items and FIM-motor scores in patients with hemiplegia after stroke : an ordinal logistic modelling study. *J Rehabil Med* **38** : 280-286, 2006

105) 大森圭貢, 他：高齢入院患者の脚伸展筋力と歩行自立度・歩行速度の関連. 理学療法学　**16** : 913-917, 1999

106) 大森圭貢, 他：道路横断に必要な歩行速度と下肢筋力の関連—高齢入院患者における検討. 理学療法学　**28** : 53-58, 2001

107) 大森圭貢, 他：道路横断に必要な歩行速度を有するための等尺性膝伸展筋力値—高齢女性患者における検討. 高知リハビリテーション学院紀要　**7** : 25-29, 2006

108) 鈴木　誠, 他：地理的障害に対する道順訓練の有効性. 行動分析学研究　**22** : 68-79, 2008

109) Suzuki M, et al : Development of the Upper-Body Dressing Scale for a buttoned shirt : preliminary correlational study. *Am J Phys Med Rehabil* **87** : 740-749, 2008

110) 高橋精一郎, 他：歩行評価基準の一考察—横断歩道の実地調査より. 理学療法学　**16** : 261-266, 1989

111) Lundin-Olsson L, et al : "Stops walking when talking" as a predictor of falls in elderly people. *Lancet* **349** : 617, 1997

112) 山崎裕司, 他：身体的ガイドとフェイディング法を用いた左手箸操作の練習方法. 総合リハ　**33** : 859-864, 2005

113) Baker JC, et al : Assessment and treatment of hoarding in an individual with dementia. *Behav Ther* **42** : 135-142, 2011

114) Adams JMG, et al : The effectiveness of physiotherapy to enable an elderly person to get up from the floor. *Physiotherapy* **86** : 185-189, 2000

115) 遠藤有紗, 他：進行性核上性麻痺患者に対する逆方向連鎖法を用いた起き上がり動作練習. 行動リハ　**2** : 31-37, 2013

116) 宮本真明, 他：認知機能障害を有する脳血管障害患者に対する介入効果. PTジャーナル　**41** : 941-945, 2007

117) 松井　剛, 他：難易度調整を併用した行動連鎖法による介入. 行動リハ　**2** : 18-24, 2013

118) 中山智晴, 他：認知機能障害を合併した重症脳血管障害患者における検討. 高知リハビリテーション学院紀要　**11** : 41-46, 2010

第III章

# 予後予測に基づく
# 総合的アプローチのポイント
## —— 効果のある総合的な支援

## 第1節
# 評価結果に基づくリハビリテーション計画

　これまで収集してきた運動機能，認知機能，行動に関する評価結果をまとめ，リハビリテーションの支援目標や支援内容を決定するには，どうしたらよいのだろうか？　評価結果のまとめ方の例を**表3-1**に示す．評価結果をまとめる際には，①標的行動を決定したうえで，②標的行動に関連する機能障害を抽出するとともに，③新しい行動レパートリーの獲得状況を整理する．次に，④機能と行動の予後予測を行うとともに，⑤病前の日常生活状況を整理する．最後に，⑥機能と行動の予後や病前の日常生活状況などを考慮し，支援計画を立案する．ここでは評価結果を統合するための方法について考えてみたい．

### Clinical Points

①☞ 運動機能，認知機能，行動に関する評価結果をまとめ，リハビリテーションの支援目標や支援内容を決定する

②☞ 評価結果を統合する際には，①標的行動に関連する機能障害の抽出，②新しい行動レパートリーの獲得状況の整理，③機能と行動の予後予測，④病前の日常生活状況の把握，⑤支援計画の立案を行う

## 1. 現状を整理することにより機能と行動の関連性を分析する

### 1）標的行動に関連する機能障害を抽出する

　脳血管障害に伴う多様な症状によって対象者の行動が障害され，日常生活においてはさまざまな困難や負担が生じる．そのため，まず行動に関する評価結果を整理し，対象者が日常生活のどのような行動に困難をきたしているのかを明らかにする．それとともに，対象者や介護者の希望を聴取してリハビリテーションの支援目的とする行動を決定する必要がある．標的行動を決定する方法には，①対象者の希望を聴取して，将来できるようになりたい行動をリハビリテーションの標的にする方法，②介護者の希望を聴取して，対象者に将来できるようになってもらいたい行動をリハビリテーションの標的にする方法，③行動の難易度をもとにして，難易度が低い行動を短期的なリハビリテーションの標的にする方法の3つがあった（**表2-33**）．

176

第1節 ● 評価結果に基づくリハビリテーション計画

表3-1　評価結果のまとめ方

| 1. 標的行動の決定 | ・対象者が日常生活の，A，B，C…に困難をきたしている<br>・対象者の希望，介護者の希望，行動の難易度からAを標的行動にする |
|---|---|
| 2. 関連する機能障害の抽出 | ・Aの行動障害をきたしている原因として，機能障害a，b，c…が考えられる |
| 3. 新しい行動様レパートリーの獲得状況 | ・Aの行動障害をきたしている原因として，新しい行動様式の未獲得が考えられる |
| 4. 予後予測 | ・因子a，b，c…は，今後○○のレベルまで改善する可能性が考えられる<br>・因子dとして，新たな行動レパートリーを学習する可能性は□□□．よって，対象者の標的行動は○○週で○○まで改善すると推測される |
| 5. 病前の日常生活状況 | ・病前の同居者，介護者，家屋状況，経済状況は，○○である |
| 6. 支援計画 | ・標的行動の見通しとしては○○のため，今後は下記の支援が必要である<br>①行動練習については，○○する必要がある<br>②機能訓練については，○○する必要がある<br>③家屋・福祉用具については，○○する必要がある<br>④介助者には，○○に関する指導が必要である |

　それらの方法によって標的行動を決定した後に，標的行動に関連する機能障害について考える．例えば，運動麻痺，体性感覚障害，半側空間無視，関節可動域制限などの運動および認知機能障害が日常生活に関する行動の予後に影響することが知られている[1~14]．また，機能と行動は閾値を伴う非線形の関係にあり，行動に強く影響を及ぼす機能レベルと行動にはあまり影響を及ぼさない機能レベルが存在することが示唆されている（図2-20，2-21）[15]．そのため機能障害の結果を整理し，標的行動の障害に影響を及ぼしていると推測される機能障害を明らかにするとともに，行動の自立に必要な機能レベルを明らかにする必要がある（表2-21）．

## 2) 新しい行動レパートリーの獲得状況を把握する

　日常生活における行動の障害は機能障害の影響を受けるが，機能障害のみによって規定されているわけではない．例えば，利き手の運動麻痺によって箸が使えなくなった対象者の場合，箸操作という行動が運動麻痺という機能障害のみによって規定されているとすれば，この対象者は利き手の運動麻痺が回復しない限り，再び箸が使用できないということになる．しかし実際は，たとえ利き手の運動麻痺がまったく回復しなかったとしても，対象者が利き手と反対の手を使用して箸をうまく操作できるようになれば，再び箸を用いて食事をすることができるようになる．つま

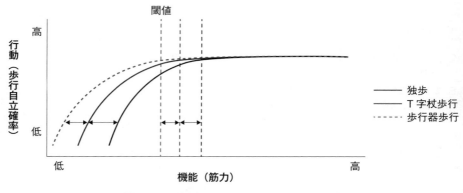

図3-1 行動様式の変更に伴う曲線の移動

り，脳血管障害を発症した後に障害を生じる以前にはなかった行動レパートリーを新たに獲得することによって，再び行動が可能になるといえる．そのため，行動に影響を及ぼす機能障害を抽出することに加えて，脳血管障害を発症する以前にはなかった新しい行動レパートリーを獲得する必要性についても検討する必要がある．

歩行能力と等尺性膝伸展筋力体重比の関係を調べた研究では，独歩，T字杖を使用した歩行，歩行器を使用した歩行において，80%の確率で自立するために必要な筋力体重比の水準が，それぞれ0.57 Nm/kg，0.43 Nm/kg，0.17 Nm/kgであったとされている[16]．このことは，行動様式の変更によって，行動と機能の非線形の関係を示す曲線が左右に移動することを示唆している（図3-1）．

国際生活機能分類（ICF）のモデルを使用して，機能訓練と行動練習の位置づけを整理する（図3-2）．例えば，脳血管障害を発症した対象者が箸を操作する場合，脳血管障害という疾病によって，運動機能障害や認知機能障害が生じ，それらの機能障害によって利き手を使用した箸操作という病前に行っていた行動連鎖が困難になる．そして，食事に介助が必要という日常生活上の問題が生じる．運動機能障害や認知機能障害に対する機能訓練は，心身機能の障害に直接働きかけ，図3-3のAに示すように機能を向上するという効果を有している．一方，行動練習は健常時には使用していなかった新たな行動連鎖を獲得する，あるいは健常時と同様の行動連鎖を再獲得することによって日常生活上の問題を減らそうとするものである．例えば，非麻痺側の上下肢を主に使用する方法や，さまざまな福祉用具の使用，家屋改修による新しい環境の利用といった，新しい行動連鎖を学習することによって，たとえ機能障害に変化を認めなかったとしても日常生活の障害が減少する．つまり，

第1節 ●評価結果に基づくリハビリテーション計画

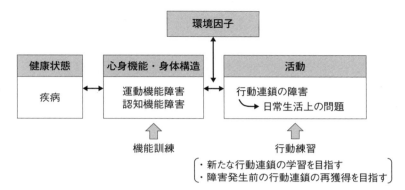

図3-2 国際生活機能分類（ICF）における機能訓練と行動練習の位置づけ

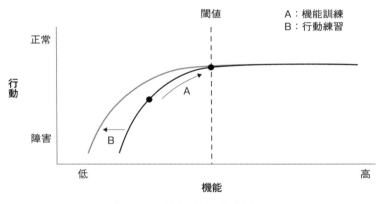

図3-3 機能訓練と行動練習

図3-3のBに示すように，行動練習は機能と行動の関係性を示す曲線自体を左に移動するという効果を有しているといえる．

## 2. 予後を予測してリハビリテーションの見通しを立てる

いくら優れた支援方法が開発されたとしても，対象者が熱心にそれに取り組まなければ効果は得られない．リハビリテーションは，対象者の協力や努力なしでは成立しないといえる．行動に影響を及ぼす機能障害の予後や新しい行動連鎖の学習の可能性を考慮し，対象者の標的行動や機能の障害がいつまでにどの程度改善するのかを予測することが，リハビリテーションの重要な視点になる．この予測により，リハビリテーションにおける短期的および長期的な目標値を対象者に提示して支援

第Ⅲ章 ● 予後予測に基づく総合的アプローチのポイント――効果のある総合的な支援

に対する動機づけを高めることが可能になる．また，目標を明確に提示することは，目標に対してどのくらい近づいているのかという，行動の改善状況を具体的かつ明確に対象者に示すことにつながる．

## 1）シナプスの再組織化が機能の改善に影響する

脳血管障害後の数日から数カ月の間に，脳損傷部位の周辺領域における脳浮腫や血流低下（虚血性ペナンブラ）が改善するとともに，脳損傷部位と神経線維の連絡がある遠隔脳領域における機能不全（ディアスキシス）も改善してくる．また，数週間から数年間かけて脳損傷前には機能していなかったサイレントシナプスの使用や新しいシナプスの形成が生じる．これらによって症状が，短期的および長期的に改善すると考えられている．特にサイレントシナプスの使用や新しいシナプスの形成は，リハビリテーションによる症状の改善と密接に関連するが，この背景にはどのようなメカニズムがあるのだろうか．

シナプス前末端からグルタミン酸が高頻度に放出されて同一あるいは近隣のシナプスにある AMPA 受容体が活性化されると，NMDA 受容体の $Mg^{2+}$ が外れて $Na^+$ と $Ca^{2+}$ が細胞内に流入し，シナプス後膜に大きい興奮性シナプス後電位（EPSP：excitatory postsynaptic potential）が生じる（図 1–7b）[17]．このような NMDA 受容体の活性化に伴う持続的なシナプス伝達効率の増加を長期増強（LTP：long–term potentiation）という．

LTP の初期には，カルモジュリン依存性プロテインキナーゼ Ⅱ やプロテインキナーゼ C などの酵素が活性化されて AMPA 受容体の数が増加し，これによってシナプスの伝達効率が持続的に高まるとされている（図 3–4，3–5）．また，NMDA 受容体しか発現していないサイレントシナプスが脳内には存在しており，そこに AMPA 受容体が新たに挿入されることによって NMDA 受容体が機能するようになり LTP が引き起こされることも知られている[18]．これがサイレントシナプスの使用と密接に関係している．

LTP の後期には，プロテインキナーゼ A，サイクリック AMP 応答配列結合タンパク質（CREB：cyclic AMP responsive element binding protein），MAP キナーゼ（MAPK：mitogen–activated protein kinase）などの複数の細胞内情報伝達系の活性化を経てシナプスの蛋白質が新たに合成され，シナプスに形態学的な変化が生じることが知られている（図 3–5）．この過程がシナプスの再組織化につながる．

一次運動野損傷後の把握動作の回復を調べた動物実験では，運動機能訓練の有無にかかわらず母指の外側面で保持する代償的な把握は自然回復したものの，母指と

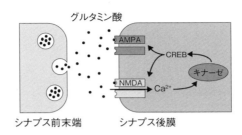

図 3-4　長期増強のメカニズム
AMPA：AMPA 受容体，NMDA：NMDA 受容体，CREB：サイクリック AMP 応答配列結合タンパク質

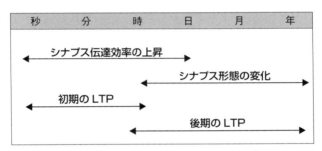

図 3-5　初期と後期の長期増強（LTP）

示指の先端で把握する精密把握の回復には訓練が必要であったとされている[19]．このような一次運動野損傷後に運動機能が回復する背景には，一次運動野内の筋支配領域が変化することや[20]，運動前野から脊髄への下行路を代償経路として使用すること[21]などのシナプスの再組織化が関与していると考えられている．また，皮質下の脳損傷の場合，皮質脊髄路の神経線維が変性するとともに赤核脊髄路におけるシナプスの再構築が生じることが知られ[22]，これが運動機能の回復に関与していると考えられている．

## 2）機能障害の予後に基づいてリハビリテーションの目標を決める

運動麻痺は発症後 3 カ月まで回復して，その後は徐々に遅い回復になり，運動麻痺が重症であるほど回復に長い期間を必要とすることが知られている[23〜28]．また，発症から 1 カ月後の自動関節可動域（active range of motion）が，発症から 3 カ月後の可動域や上肢機能と相関することから，発症初期の自動関節可動域がその後の可動域や上肢機能の予測因子になりうると考えられている[29,30]．

第Ⅲ章 ● 予後予測に基づく総合的アプローチのポイント──効果のある総合的な支援

　嚥下障害の予後には，嚥下造影検査における誤嚥の有無，画像上の両側病変の有無，下肢 Brunnstrom Stage Ⅲ以下が関与するとされ，これら 3 つの因子の組み合わせから経口摂取の予後を予測できるとされている[31]．

　失語は，脳血管障害発症後 2 週間で著明な改善がみられるとされ，約 12 カ月で急性期で認められた失語の 40％が改善するとされている[32]．失語の回復過程を非流暢型，流暢型，全失語に分類して調査した研究[32]では，非流暢型は回復に長い期間を要し，流暢型は発症から 6 カ月までに良好に回復して，その後は緩徐な回復になるとされている．また，全失語の回復は不良ではあるものの，6 カ月以降も持続的に回復したとされている．

　記憶障害について調査した研究では[33]，18 名の対象者のうち発症から 1 年以内に正常スコアまで改善した対象者は 4 例だったことが示されている．そのため，発症から数カ月以内に複数の記憶検査において正常得点まで改善しない限り記憶障害が持続すると考え，代償的手法の獲得などを目標としたリハビリテーションに取り組む必要性があるとされている．

　半側空間無視については，左半球病変よりも右半球病変において回復が不良で，1 カ月以上続くと障害として残りやすいとされている[34]．また，脳出血よりも脳梗塞の回復が不良であるとされ[2]，特に右頭頂葉病変では障害が残存しやすいことが示唆されている[35]．被殻出血では，血腫量が 40 mL を超えた場合に回復が不良であることが報告されている[36]．また，病前に大脳皮質の萎縮が存在する対象者では，発症後 3 〜 5 カ月後の回復が不良であるといわれている[37]．ただし，発症後 6 カ月から 1 年までに改善がみられた対象者も報告されている[38~40]．

## 3）行動障害の予後に基づいてリハビリテーションの目標を決める

　行動についても，機能障害の回復パターンと同様に発症後 3 カ月程度まで大きく回復し，最終的には最大回復量の 70 〜 85％程度の回復が起こるとされている[41, 42]．また，重症度別に行動障害の予後を調査した研究では，行動の障害が重症なほど回復に長い期間を必要とすることも指摘されている．

　歩行については，脳血管障害発症後 1 カ月以内にベッド上生活が自立すれば，なんらからの形で歩行が自立するとされている[43]．また，発症後 2 週の時点における座位バランス能力をもとにして，発症 6 カ月後までの歩行能力を予測できることも示唆されている[44]．初回の評価時に両手を膝の上においた姿勢で 15 秒以上の座位保持が可能であれば，4 週間以内に歩行が可能になり，不可能であれば 6 週間で歩行に一部介助や監視が必要になることが多いとされている[45]．

182

第1節 ● 評価結果に基づくリハビリテーション計画

自宅退院が可能か否かの予後には，排泄自立の有無，家族人数，経済状況，同居者および配偶者の有無，生活保護受給の有無などが影響することが知られている[46~50]．また，自宅が賃貸住宅の場合，段差解消や手すりなどの家屋改修を自由に実施できない場合もある．若年の対象者の場合には，職業復帰も重要な問題になりうる．そのため，標的行動の予後と病前の日常生活状況を照らし合わせ，自宅復帰の可能性，家屋改修や福祉用具，福祉サービス，介護者への指導などを考慮する必要がある．

## 4）具体的な予後を予測する

機能障害や行動障害の回復を予測するモデルの一つに自然対数のモデルがある．自然対数を用いたモデルは，計算が容易であるうえに，一人ひとりの対象者の回復に応じて予測が可能であるため，臨床への適用性が高いとされている．近年では，運動機能障害，認知機能障害，行動障害の回復曲線が，自然対数に近似することが報告されている[11, 41, 51]．

▶ $X = a^p$ ················································ （式16）

▶ $P = \log_e X$ ··········································· （式17）

▶ $P = \ln X$ ············································· （式18）

式16は，Pを左辺に移動することによって，式17のように変形することができる．式16のaには任意の数値が代入されるが，ネイピア数（$e = 2.71828\cdots\cdots$）を代入した場合に，$P = \log_e X$ の式は自然対数と呼ばれる．また，$\log_e X$ は自然対数（natural logarithm）の頭文字をとって，式18のように $\ln X$ と記載される．

**図3-6a** に示すように，$P = \ln X$ のグラフは，Xの値が小さい場合にPの変化量が大きく，Xの値が大きくなるにつれてPの変化量が小さくなるという曲線を描く．そのため発症の初期に改善率が大きく，発症から時間が経つにつれて徐々にプラトーに達するというような脳血管障害の回復曲線をよく反映するといわれている[11, 41, 51]．

**図3-6b** に示すように，Pを機能障害や行動障害の得点，tを発症からの日数とすると，機能や行動の得点 $f(t)$ は，発症からの日数の自然対数 $\ln(t)$ に，係数（$\beta$）を乗じ，定数（d）を加えた式19で表すことができる．

▶ $f(t) = \alpha + \beta \ln(t)$ ································· （式19）

183

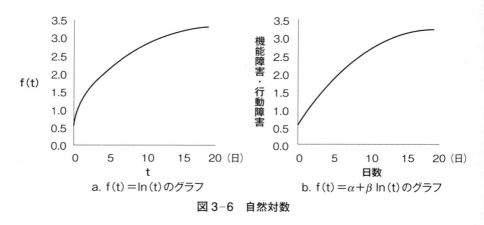

a. $f(t) = \ln(t)$ のグラフ　　　　b. $f(t) = \alpha + \beta \ln(t)$ のグラフ

図 3-6　自然対数

　なぜ，$\ln(t)$ の式に $\alpha$ や $\beta$ を加えるのかというと，$\beta$ が大きいほうが回復の速度が速いことを表し，$\alpha$ が大きいほうが発症時の機能や行動の水準が高いことを表すため，一人ひとりの対象者の回復速度や発症時の機能障害の程度を式に反映できるからである．

---【自然対数モデルによる予後予測を臨床場面で解説①】---
　例えば，右片麻痺によって利き手の握力が低下した対象者 A と B がいたとする．発症時の握力が対象者 A では 3 kg，対象者 B では 5 kg だったとすると，式 19 の $\alpha$ の値は対象者 A よりも B が大きくなる．また，1 週間後の握力が対象者 A では 4 kg，対象者 B では 10 kg だったとすると，式 19 の $\beta$ の値は対象者 A よりも B が大きくなる．このように各対象者における $\alpha$ と $\beta$ の値を求めることによって，自然対数の曲線を一人ひとりの対象者に近似させることができる．

　表計算ソフトや電卓を使用すれば，発症から A 日目と B 日目の 2 回の測定結果をもとにして，発症から X 日目の未知の値を簡易に予測することができる．まず，図 3-7 のように「セル A1 〜 A5」と「セル C1」に見出し，「セル D1」に式を入力しておく．次に，「セル A1」と「セル A2」に得点を入力する．また，「セル A3」と「セル A4」にそれぞれ，測定年月日を入力する．最後に，「セル A5」に予測したい年月日を入力すると，「セル D1」に予測値が算出される．

第1節 ●評価結果に基づくリハビリテーション計画

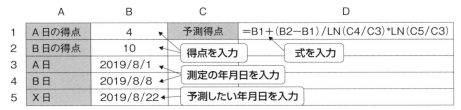

図3-7　自然対数モデルを使用した予後予測

---【自然対数モデルによる予後予測を臨床場面で解説②】---

　例えば，脳血管障害発症から1週間後のMini-Mental State Examination得点が4点，2週間後の得点が10点だった対象者がいたとする．この対象者の発症から4週後の予測得点を求める場合，図3-7のように各セルに数値と式を入力する．

　ただし，脳幹や小脳に病巣のある対象者，くも膜下出血を発症した対象者の場合には，機能および行動の回復経過が対数に近似しない場合があることも指摘されている[41]．そのため，自然対数モデルを用いて予測値を計算する際には，過去の研究[11, 41, 51]で示されている適用疾患，適用期間，予測精度を確認しておく必要がある．

　また，具体的な予測値を求める方法のほかに，将来的に行動が自立する確率を求める方法もある[10, 52]．この場合，将来の自立に必要な機能障害や行動のカットオフ値と現在の機能および行動の水準が比較され，現在の能力がカットオフ値を上回っているかどうかによって自立の確率が予測される．カットオフ値の精度は，感度(sensitivity)，特異度(specificity)，陽性適中率(positive predictive value)，陰性適中率(negative predictive value)などを使用して調べられる．

　リハビリテーションにおいて実施される検査は，図3-8のように真陽性(true positive)，偽陽性(falsepositive)，偽陰性(false negative)，真陰性(true negative)という結果に関する4つの可能性を有している．真陽性と真陰性は，ターゲット条件の有無(予後予測の場合は，ターゲット条件がある＝自立とみなす)を検査が正確に評価したことを表している．一方，偽陽性は実際にはターゲット条件を有さない(自立しない)にもかかわらず検査で有する(自立する)と誤って評価された場合で，偽陰性は実際にはターゲット条件を有する(自立する)にもかかわらず検査で有さない(自立しない)と評価された場合を表している．

　感度(sensitivity)は，ターゲット条件が実際に存在する場合に，正しく陽性と判

**ターゲット条件の有無（実際にそのターゲット条件があったかどうか）**

| 検査結果 | | ターゲット条件（＋） | ターゲット条件（－） |
|---|---|---|---|
| | 陽性 | a（真陽性） | b（偽陽性） |
| | 陰性 | c（偽陰性） | d（真陰性） |

感　　度：a/（a+c）
特 異 度：d/（b+d）
陽性適中率：a/（a+b）
陰性適中率：d/（c+d）

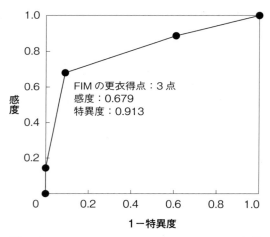

**図 3-8　感度・特異度・適中率**

**図 3-9　Receiver operating characteristic 曲線を使用した予後予測**（文献 10）より改変引用）

断するテストの能力を表し，a（真陽性）を a＋c（真陽性＋偽陰性）で除した値になる．特異度（specificity）は，ターゲット条件が実際に存在しない場合に，正しく陰性と判断する検査の能力を表し，d（真陰性）を b＋d（偽陽性＋真陰性）で除した値になる．陽性適中率（positive predictive value）は，検査で陽性と判断された対象者が実際にターゲット条件を有する可能性を表し，a（真陽性）を a＋b（真陽性＋偽陽性）で除した値になる．陰性適中率（negative predictive value）は，検査で陰性と判定された対象者が，実際にターゲット条件を有さない可能性を表し，d（真陰性）を c＋d（偽陰性＋真陰性）で除した値になる．

感度と特異度を用いて着衣障害の予後を調査した研究[10]では，練習初回の機能的自立度評価法（FIM：Functional Independence Measure）の更衣項目得点のカットオフ値を 3 点とした場合に，感度と特異度がともに高くなることが示唆されてい

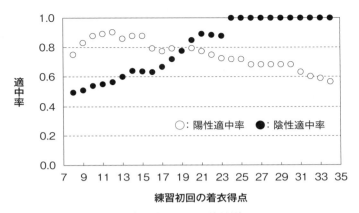

図3-10 適中率曲線を使用した予後予測 (文献52)より改変引用)

る（図3-9）．また，陽性適中率と陰性適中率をもとに着衣動作尺度（Upper-Body Dressing Scale）の得点に関するカットオフ値を調査した研究[52]では，カットオフ値を20点とした場合に陽性適中率と陰性適中率がともに高くなることが示唆されている（図3-10）．このようにして，対象者の現在の得点が，これらのカットオフ値を上回っているかどうかによって自立の確率を予測することができる．

## 第2節 リハビリテーション計画に基づく総合的な支援

標的行動を決定し，関連する機能障害を抽出した後に，新しい行動連鎖の獲得状況や病前の日常生活状況を考慮し，リハビリテーションの支援計画を立案する．支援計画の立案に際しては，標的行動に関する予後と目標値を明確にしたうえで，①機能障害に対する訓練，②行動障害に対する練習，③家屋改修や福祉用具の処方，④福祉サービスの検討，⑤介護者への指導の側面から総合的な支援を考慮する必要がある．ここでは，機能障害に対する訓練について考えてみたい．

第Ⅲ章 ● 予後予測に基づく総合的アプローチのポイント──効果のある総合的な支援

**Clinical Points** ▶

①🛑 運動機能障害に対する訓練には，レジスタンストレーニング，バランストレーニング，ストレッチング，有酸素運動トレーニング，上肢の使用訓練，嚥下訓練などがある

②🛑 認知機能障害に対する訓練には，認知症・失語・記憶障害・半側空間無視・失行・失認・注意障害に対する訓練などがある

③🛑 機能訓練では，いかに行動に必要なレベルまで機能を高められるかが焦点になる

④🛑 機能訓練を導入する際には，見通しをもたせる先行刺激を提示するとともに，訓練後に強化刺激が得られるように配慮する必要がある

## 1. 機能訓練により機能が向上する

### 1）機能の改善に伴って行動が改善する

図 2-23 に示した行動障害の原因を整理するためのチャートを使用して，まず対象者の行動障害の背景に機能の問題があるのか，行動の問題があるのかについて考える．機能レベルが行動に必要な閾値を下回っている場合には，行動障害の背景に機能の問題があることが多く，レジスタンストレーニング，ストレッチング，バランストレーニング，有酸素運動トレーニング，認知機能訓練などの機能訓練が重要になる．機能障害に対する訓練を行う際には，機能訓練によって対象者の機能をいかに行動に必要な閾値まで高められるかということが焦点になる（表 2-21）．

機能の向上を目指した機能訓練によって機能レベルが向上すると，それに伴って行動が改善する．脳血管障害を発症した対象者に対するレジスタンストレーニングの効果を検証した研究では，筋力の増強に伴って行動が改善することが報告されている[53]．また，脳血管障害の運動麻痺と日常生活における行動障害の回復様式を検証した研究では，運動麻痺の改善に伴って行動が改善し，機能と行動の回復曲線がともに自然対数に近似することが知られている[11]．この背景には，図 3-3A に示すような，機能訓練によって対象者の機能状態を曲線の右に移動することが関与していると考えられる．

ただし，機能の改善には一定以上の負荷強度と頻度が必要になることが知られている．脳血管障害を発症した対象者に対するレジスタンストレーニングの効果を検証した研究では，one repetition maximum（1RM：1 回に持ち上げられる重量の最大値）の 50％から 60％以上の負荷によって筋力が増強すること[54~56]，筋力の増強

188

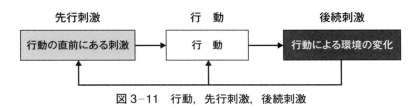

図3-11 行動,先行刺激,後続刺激

に伴って行動が改善すること[53],レジスタンストレーニングによって痙縮が増悪しないこと[57]が報告されている.また,ストレッチングは関節可動域の制限に対して有効であるとされているが[58～61],回数や持続時間については報告による差が大きいことが指摘されている[62].さらに,反復的な関節運動が痙縮を一時的に減少することや[63,64],運動麻痺の改善に寄与することなども報告されている[65,66].

## 2）先行・後続刺激を整備して機能訓練を定着させる

機能訓練では,いかに行動に必要なレベルまで機能を高められるかが焦点になるが,臨床では機能訓練が定着しないことも少なくない.脳血管障害を発症した対象者の運動継続率について調査した研究では,在宅で運動を週4回以上継続した割合は31％にとどまり,42％の対象者は週1回未満だったと報告されている[67].また,入院中に作業療法および理学療法へ熱心に参加していた対象者の割合は57％で,訓練を回避したり,真面目に参加できない対象者は21％にのぼるとされている[68].転倒予防のための運動プログラムでは,週4回以上実施できていた対象者は28％にとどまり,49％の対象者は週1回以下の実施だったとされている[69].

機能訓練が定着しない原因はどこにあるのだろうか？それを考えるために,対象者の行動の前後にどのような刺激があるのかについて整理する必要がある.行動に先立って存在し,行動に影響を与える環境条件のことを「先行刺激（antecedent stimulus）」という（図3-11）.一方,行動を起こした結果,環境から与えられる応答のことを,「後続刺激（consequent stimulus）」という.また,後続刺激によってその行動の生起頻度が増えることを「正の強化あるいは強化（positive reinforcement）」といい,行動を強化する後続刺激を強化刺激と呼ぶ.後続刺激によって,その行動の出現頻度が減ることを「負の強化あるいは弱化（negative reinforcement）」といい,行動を弱化する後続刺激のことを嫌悪刺激と呼ぶ.

図3-12に示すように,レジスタンストレーニング,ストレッチング,有酸素運動トレーニングなどの機能訓練はいずれも,トレーニング中やその後に筋肉痛,関節痛,息切れ,疲労感など,対象者にとって好ましくない結果（後続刺激）が生じる.

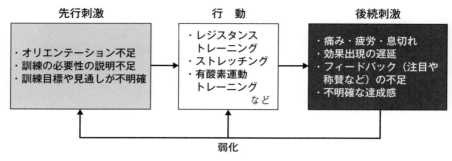

図 3-12　機能訓練が定着しない原因

　一方で，期待される筋力の増強，関節可動域の増大，運動耐容能の向上などの効果や，それらによってもたらされる行動の改善および自覚症状の改善などの効果は，すぐには生じない．また，セラピスト側に「自分自身のためにやるのだから努力するのは当然だ」という考えが存在した場合，トレーニング中に対象者に対して注目や称賛などの後続刺激を提示する頻度は著しく少なくなる．

　レジスタンストレーニングを行う前に，「力をつけるための運動をしましょう」と説明したとすると，どの程度の筋力が必要で，現在どの程度筋力が足りないのかが明確になっていない．そのため，この先どのくらい努力を続ければいいのかの見通しが立たず，対象者にとっては途方もない努力を要求されているように感じられてしまう．ストレッチングの指導も同様である．自宅でトレーニングを行うようにいくら厳しく指導しても，そのメニューを行うとどの程度効果があって，何週後にどの程度改善するのかが明確になっていないと，ストレッチングの見通しが立たず，対象者には延々と同じことを繰り返さなければならないように感じられてしまう．機能訓練は，対象者が努力してトレーニングに取り組まなければ効果を得ることができない．しかし，機能訓練には多くの嫌悪刺激が随伴しており，機能訓練を実施する行動は弱化されやすいといえる（図 3-12）．

　それでは，機能訓練を導入する際に，どのようなことに気をつければよいのだろうか？　機能訓練を導入する際の基本は，見通しをもたせる先行刺激を提示するとともに，訓練後に強化刺激が得られるように配慮することである（図 3-13）．まず先行刺激として，なぜ機能訓練が必要なのかを対象者に示し，先行刺激として訓練目標を明確にすることが大切である．例えば，「力をつけるために運動をしましょう」というような漠然とした説明では，この先どの程度努力を続ければいいのか見通しが立たず，対象者にとっては途方もない努力を要求されているように感じられてし

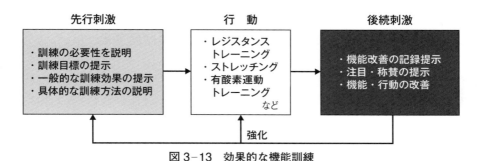

図3-13 効果的な機能訓練

まう．そのため，「歩くためには最低でも体重の25％程度の筋力が必要ですが[70]，現在の筋力は体重の10％です」というように，なぜレジスタンストレーニングが必要なのかを対象者に具体的に示す必要がある．また，「最大筋力の65％程度の負荷強度で3カ月程度トレーニングすると，3割くらい筋力が増加したという報告があります[71]」などのように，レジスタンストレーニングを行うことによって，どのようなメリットがあるのかを具体的に説明して，対象者に見通しをもたせることが必要である．これらの説明の際，情報を文章化・グラフ化して提示し，セラピストと対象者がお互い確認できるようにすると，さらに効果的である．

　また，目標があまりにも遠いと先行刺激による制御機能が低くなるため，達成可能な目標を段階的に設定する必要がある．例えば，筋力維持に必要な歩行量が1日4,000歩だったとしても[72]，ベッドからやっと起き上がれるようになった対象者に対しては目標が遠すぎる．この場合，座位時間の延長などの達成可能な目標を段階的に設定し，立ち上がりや歩行の練習を経てから徐々に4,000歩へ近づけていく必要がある．ただし，トレーニングを行ったとしても期待される筋力増加や行動改善などの効果は，すぐには得られない．そのため訓練当初には，意図的に強化刺激を準備する必要がある．例えば，称賛，注目，うなづきなどの社会的な強化刺激が有効である．特にこれらの強化刺激は即時的に提示でき，コストもかからない点で有用なものである．重度の認知症や失語を合併した対象者でも，称賛や注目が標的行動を増加させる強化刺激になりうることが報告されている[73]．

　また現在，自分がどの程度行動できているかという情報を対象者に提示することも有効である．例えばレジスタンストレーニングの場合，実施したトレーニング量や筋力値の推移，筋力増強による行動スキルの変化をフィードバックするなどが，それにあたる．機能訓練の継続によって体調改善などが自覚されるようになった場合は，それ自体が強化刺激として働き始める．

## 2. 運動機能訓練により多様な運動機能障害が改善する

### 1）レジスタンストレーニングは筋力を高める

　筋力の増強を目的として実施される抵抗負荷を用いたトレーニングをレジスタンストレーニングという．レジスタンストレーニングを行う際のポイントを**表3-2**にまとめる．レジスタンストレーニングでは，測定された対象者の1RMに基づいて抵抗負荷の強度が決定される．1RMを測定する際には，まずストレッチングやウォーミングアップの後に，軽い負荷量で筋力測定の方法に慣れるようにする．その後，予想される最大重量で重錘を挙上する．挙上に成功したら少し負荷を増量して再度挙上し，失敗したら少し負荷を減量して再度挙上する．測定の間には3分以上の休止期間を設けるとともに[74]，測定は5回程度までとして疲労の影響を考慮する．

　上腕屈筋群の伸張性収縮に伴う筋損傷の程度を調査した研究では，最大筋力発揮下で5秒間の伸張性収縮を12回以上行った場合，筋損傷を反映するクレアチニンキナーゼ（CK）値が上昇することが知られている[75]．そのため1RMの測定に際しては，重錘を持ち上げた後の伸張性収縮に伴う筋損傷に注意する必要がある．

　また，対象者の1RMをより簡便に推定するために，膝伸展筋力についてはハンドヘルドダイナモメーターによる等尺性膝伸展筋力の最大値を式20に代入して1RMを推定する方法が考案されている[76]．

$$\blacktriangleright 1RM = 0.157 \times 膝伸展筋力 + 2.183 \quad\cdots\cdots\cdots\cdots\cdots\cdots\cdots（式20）$$

　非鍛錬者の場合，トレーニング開始初期には負荷強度を1RMの40％程度に設定してトレーニング動作の習熟を図り，動作が習熟するのに伴って徐々に負荷強度を上げていく．トレーニング動作の習熟背景には，トレーニングの継続によって同一負荷強度の動作に対して活動する運動単位（一つの$\alpha$運動神経と，その$\alpha$運動神経がコントロールする筋線維群である．なお，$\alpha$運動神経とは骨格筋を収縮する役割をもつ）が少なくなり[77]，効率的に筋力発揮を行えるような適応が生じていると考えられている．そのため動作の習熟に合わせて，より多くの運動単位の参加動員を促すために負荷強度を漸増していくことが筋力増強を図るうえで重要になる．筋力増加をもたらす負荷強度は1RMの60％以上とされているが[54]，非鍛錬者では50％以下の負荷においても筋力増強効果があるといわれている[55]．また，60代の健常女性における膝関節伸展運動の1RMは，体重の約13％であることが知られて

第 2 節 ● リハビリテーション計画に基づく総合的な支援

表 3-2　レジスタンストレーニングのポイント

・トレーニング開始初期には，負荷強度を 1 RM の 40％程度に設定して動作の習熟を図る
・筋力増加をもたらす負荷強度は，1 RM の 60％以上とされている
・非鍛錬者では，50％以下の負荷においても筋力増強効果がある
・さまざまな関節角度・動作速度・収縮様式を組み合わせた複合的なトレーニングが効果的である
・レジスタンストレーニングによって 1 カ月間で 5 ～ 20％程度の筋力増強が期待できる

1 RM：最大で 1 回のみ持ち上げられる重量

いる[78]．膝伸展筋力の 1 RM が体重の 12.5％を上回っている場合，日常生活で問題のない筋力を有する可能性が高いことも報告されている[79]．

レジスタンストレーニングの目安として，反復回数は 10 回前後（8 ～ 12 回），セット数は 3 セット以上にする．セット間の休息は筋疲労を考慮し，3 分程度を目安にするとよいとされているが，1 年以上の鍛錬者では 1 分程度に短縮することがさらなる筋力増強のために有効といわれている．レジスタンストレーニングに伴う筋蛋白の合成増加は，運動の 48 時間後も維持されることから[80]，トレーニングは 1 ～ 2 日の休息日を設けて週 2 ～ 3 日実施するのがよいとされている．

また，運動単位の活動参加は，関節角度，関節運動速度，収縮様式に依存しているため，トレーニング効果の発現にも特異性が存在する．例えば，等尺性のレジスタンストレーニングでは，トレーニングした関節角度において筋力増強効果が最大になる．一方，等張力性のレジスタンストレーニングでは，トレーニングした角速度や収縮様式において筋力増加が顕著に出現する速度依存性や収縮様式依存性がある[81,82]．このような関節角度・関節運動速度・収縮様式に特異的な筋力増強効果があるため，さまざまな関節角度，動作速度，収縮様式を組み合わせた複合的なレジスタンストレーニングが理想的とされている．また，レジスタンストレーニングによって筋力の増強とともに歩行速度および歩行耐久性が向上することが知られている[83]．

筋力低下が著しい場合には，椅子からの立ち上がりや立位でのつま先立ちといった動作でも筋力増強効果が認められる．40 cm の高さの台から立ち上がることができる膝伸展筋力体重比の下限値が 0.20 kgf/kg とされていることから（式21）[84]，対象者の筋力と体重がわかれば，椅子からの立ち上がる際のおおよその負荷強度を計算することができる．式 21 をもとにして，対象者の体重に 0.2 をかけることによって 40 cm の台から立ち上がるために必要な膝伸展筋力を計算することができる（式22）．これを対象者の等尺性膝伸展筋力で除すことによって，対象者が 40 cm の台

第Ⅲ章 ● 予後予測に基づく総合的アプローチのポイント──効果のある総合的な支援

からつかまらずに立ち上がる際の負荷量（等尺性最大筋力との比）を推定すること
ができる（式23）.

▶ 0.20 kgf/kg＝立ち上がりに必要な等尺性膝伸展筋力÷体重 ‥‥‥（式21）

▶ 立ち上がりに必要な等尺性膝伸展筋力＝0.2×体重 ‥‥‥‥‥‥‥（式22）

▶ 負荷強度＝0.2×体重÷対象者の等尺性膝伸展筋力 ‥‥‥‥‥‥（式23）

　負荷強度が 0.5 〜 0.6 の場合は，40 cm の台からつかまらずに立ち上がる練習を
レジスタンストレーニングとして実施することができる．この強度よりも負荷が高
い対象者に対しては，台を高くしたり，手すりを把持して立ち上がる練習から開始
する．ただし，立ち上がりの動作を習熟していない対象者では，この値よりも負荷
強度が大きくなる．

　また，膝関節屈曲 90° における筋力を 1 とすると，60° では筋力が 1.16 倍，45° で
は 1.19 倍になることが知られているため[85]，式 23 の対象者の等尺性膝伸展筋力を
1.16 倍あるいは 1.19 倍することによって，台を高くした際の負荷強度をそれぞれ
推定することができる（式 24 と 25）.

【台を高くした場合の負荷強度】
▶ 負荷強度（膝関節伸展 60°）＝0.2×体重÷（対象者の等尺性膝伸展筋力×1.16）
　‥‥‥‥‥‥‥‥‥‥‥‥‥‥‥‥‥‥‥‥‥‥‥‥‥‥‥‥‥‥（式24）

▶ 負荷強度（膝関節伸展 45°）＝0.2×体重÷（対象者の等尺性膝伸展筋力×1.19）
　‥‥‥‥‥‥‥‥‥‥‥‥‥‥‥‥‥‥‥‥‥‥‥‥‥‥‥‥‥‥（式25）

　片足のつま先立ち動作における足関節の底屈筋群に対する負荷量は，最大筋力の
約 34％に相当するとされている[86]．そのため筋力低下が著しい対象者の場合には，
手すりを把持した両脚のつま先立ちから始めて，片足のつま先立ちに移行すること
によって筋力増強効果が期待できる．

　一方，椅座位における膝関節伸展運動の負荷量は 1 RM の 5 〜 9％に相当すると
いわれており[87]，膝関節伸展運動のみでは筋力増強効果が得られない．そのため，
椅座位の膝関節伸展運動に関しては，重錘を負荷する必要性が高いといえる．一方，
側臥位で股関節を外転（膝関節伸展位）する運動や腹臥位で股関節を伸展（膝関節伸
展位）する運動の負荷量は，それぞれ最大筋力の 44 〜 65％，25 〜 39％といわれて
いる[87]．そのため筋力低下が著しい対象者の股関節周囲筋に関しては，抗重力位の

194

運動によって筋力増強が可能であると考えられている.

表3-3に示すようにレジスタンストレーニングによって，1カ月間で5〜20％程度の筋力増強が期待できる．また，レジスタンストレーニングが痙縮を悪化させないことも知られている[57].

筋力の増加は，動作時に動員される運動単位の数，発火頻度の増加・同期化といった筋力発揮の信号を伝える神経系の適応と，筋線維の肥大や筋線維走行角度の増加といった神経からの信号を力学的出力に変換する骨格筋の適応によってもたらされる．例えば，筋力を強く発揮すると導出される筋電図の振幅や波形の密度が増加する（図3-14）．これは，筋の収縮力を強くすることに伴って，運動単位の活動頻度の増加や新たな運動単位の動員が起こるためである．発揮する筋力を徐々に強くしていく過程では，まず小さい運動単位が動員され，次に収縮力を強くするのに伴って徐々に大きなサイズの運動単位が動員される．それと同時に，すでに動員されている運動単位の発火頻度が増加してくる（サイズの原理：図3-15）[99].そのため，筋収縮力を強くすると新たな運動単位の動員により筋電図の振幅が大きくなる．また，発火頻度が多くなると，他の運動単位の活動時期と重なる頻度も多くなり（同期化），筋電図の振幅は大きくなる．このような神経系の適応は，筋の適応に比べて早期に生じるため，レジスタンストレーニング開始初期の筋力の増加は神経系の要因によると考えられている．なお，この時期における筋力の増加は筋横断面積の増加などの筋肥大を伴わない．神経系による筋力の調節には，①動員する運動単位の種類と総数による調節（recruitment），②α運動神経の発火頻度による調節（rate coding），③運動単位の活動時相による調節（synchronization）の3つの機序があるとされている[100].

トレーニングを継続すると，神経系の要因に筋肥大による要因が加わって筋力が増強する[101, 102].さらにトレーニングを継続すると，筋力増加に対する神経系の貢献度は低下し，筋肥大の貢献度が高くなる．筋肥大は筋線維の肥大，筋線維走行角度の増加，筋線維数の増加によって起こる．なかでも，筋線維数の増加よりも筋線維の肥大のほうが筋力増強に対して大きく貢献すると考えられている．また，筋長に対して筋線維が一定の角度をもって走行している筋を羽状筋と呼び，多くの骨格筋は羽状筋に分類される（図3-16）．羽状筋では，筋の長軸に対して直角に切断した場合の断面積（解剖学的断面積）よりも筋線維の走向に対して直角に切断した場合の断面積（生理学的断面積）が大きくなる．筋力は筋の生理学的断面積に比例するため，羽状筋は高い筋収縮力を発揮できるような構造をもった筋といえる．羽状筋では，筋線維の肥大によって筋線維の走行角度（羽状角）が増加し，生理学的断

第Ⅲ章 ● 予後予測に基づく総合的アプローチのポイント——効果のある総合的な支援

### 表3-3 脳血管障害におけるレジスタンストレーニングの効果

| 研　究 | 対象者 | トレーニング | 結　果 |
|---|---|---|---|
| Åsberg ら (1989)[88] | 発症から1～2日の63名 | 負荷：立ち上がり，回数：1時間に1回，頻度：毎日，期間：5～12日間 | 日常生活における行動障害の割合が減少 |
| Sharp ら (1997)[89] | 発症から6カ月以上の15名 | 負荷：最大，回数：6～8回を3セット，頻度：週3回，期間：6週間 | 16～154%の筋力向上 |
| Teixeira-Salmela ら (1999)[90] | 発症から9カ月以上の13名 | 負荷：1 RMの50～80%，回数：10回，頻度：週3回，期間：10週間 | 42.3%の筋力向上 |
| Weiss ら (2000)[91] | 発症から12カ月以上の7名 | 負荷：1 RMの70%，回数：8～10回を3セット，頻度：週2回，期間：12週間 | −2～77%の筋力向上 |
| Kim ら (2001)[92] | 発症から6カ月以上の20名 | 負荷：最大，回数：10回を3セット，頻度：週3回，期間：6週間 | 7～155%の筋力向上 |
| Badics ら (2002)[93] | 発症から3週～10年の56名 | 負荷：最大の30～50%，回数：20回を3～5セット，頻度：週2～3回，期間：4週間 | 31%の筋力向上 |
| Monger ら (2002)[94] | 発症から12カ月以上の6名 | 負荷：立ち上がり・昇段，回数：10回を3セット，頻度：毎日，期間：3週間 | 立ち上がり能力，歩行速度が改善 |
| Barreca ら (2004)[95] | 発症から平均30日の48名 | 負荷：立ち上がり・昇段，回数：5回を3セット，頻度：週3回，期間：11週間 | 立ち上がり能力が改善 |
| Ouellette ら (2004)[53] | 発症から6カ月以上の133名 | 負荷：1 RMの70%，回数：8～10回を3セット，頻度：週3回，期間：12週間 | 11～67%の筋力向上 |
| Winstein ら (2004)[96] | 発症から平均17.3日の21名 | 負荷：自重・セラバンド・グリップ，回数：回数記載なし，頻度：週3回，期間：4～6週間 | 80%の筋力向上 |
| Cramp ら (2006)[97] | 発症から6～12カ月の10名 | 負荷：最大の20～50%，回数：10回を3セット，頻度：週2回，期間：24週間 | 0～34%の筋力向上 |
| Flansbjer ら (2008)[98] | 発症から6～48カ月の24名 | 負荷：最大の80%，回数：6～8回を2セット（負荷なしで5回，最大の25%で5回の後に実施），頻度：週2回，期間：10週間 | 非麻痺側：14～21%の筋力向上，麻痺側：21～65%の筋力向上 |

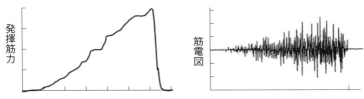

図 3-14　発揮張力と筋電図（文献99）より改変引用）

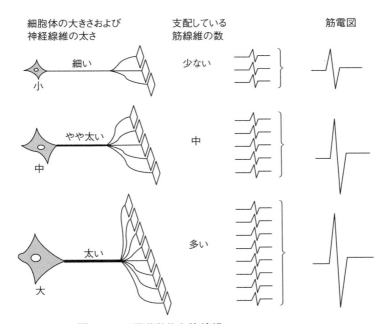

図 3-15　運動単位と筋線維（文献99）より改変引用）

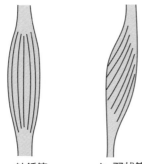

a. 紡錘筋　　b. 羽状筋　　図 3-16　紡錘筋と羽状筋

# 第Ⅲ章 ● 予後予測に基づく総合的アプローチのポイント——効果のある総合的な支援

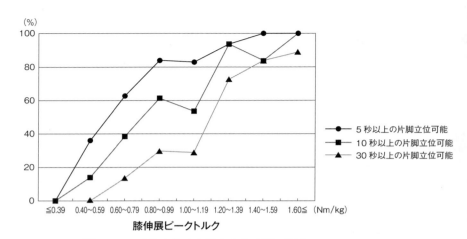

**図 3-17 膝伸展筋力と片脚立位時間の関連**(文献 104 より引用)

横軸は 60°/秒の角速度で測定された膝伸展ピークトルク値を体重で除した値を示している．縦軸は筋力区分内に位置する対象者のうち片脚立位が可能であった対象者の割合を示している．1.2 Nm/kg を下回る筋力区分では，筋力の低下に伴って片脚立位可能な対象者の割合が減少し，0.4 Nm/kg 未満では片脚立位が可能な対象者を認めない

面積が大きくなる[81]．このため，筋線維の肥大以上に生理学的横断面積の増加が生じることになり，筋力の増加をもたらす．

成熟した骨格筋組織にはサテライト細胞(satellite cell)と呼ばれる幹細胞が存在し，生後の筋肉の成長や再生に関与している．サテライト細胞は自己増殖が可能であり，トレーニングや損傷などによって生じたストレスに応じて増殖し，新たな筋線維を形成したり，すでに存在する筋線維に融合して筋肥大を引き起こしたりしていると考えられている．また，筋由来の幹細胞である筋 SP (side population) 細胞が，サテライト細胞と同様に筋肥大や筋再生に関与していることも示唆されている[103]．

## 2) バランストレーニングはバランス能力を高める

バランスとは姿勢の安定性のことをいい，運動麻痺，運動失調，筋力低下，感覚障害，関節可動域制限，認知機能障害などの影響を受ける．なかでも下肢筋力が低い場合には，筋力の増減に伴ってバランス障害を反映する片脚立位時間も増減することが知られている(図 3-17)[104]．そのため，筋力が立位や歩行などに必要な水準を上回っていてもバランスが不良な場合に，運動失調などの他の要因がバランス障害に強く影響していると判断することができる．

バランストレーニングでは，①立位姿勢を保持する練習(タンデム立位，開脚立

位，片脚立位，立位で外乱刺激，凹型板上の立位など），②重心移動の練習（体幹回旋，麻痺側への加重，前後への体重移動，左右へリーチなど），③歩行練習（歩幅・速度を変化させた歩行，タンデム歩行，8の字歩行，高さ・速度を変化させた足踏み，横・交差ステップ，障害物またぎなど），④起居練習（椅子からの立ち上がり，床からの立ち上がり，バランスボール上の開眼・閉眼座位など）といった姿勢の安定性を向上するための動作練習が有効とされている（表3-4）．また，筋力低下や関節可動域制限などを認める対象者の場合には，レジスタンストレーニングやストレッチングを合わせて実施する必要がある．近年では，コンピューター内に仮想空間を作成して，重心移動の練習を行うバーチャルリアリティを利用したバランスト

表3-4 脳血管障害におけるバランストレーニングの効果

| 研 究 | 対象者 | トレーニング | | 結 果 |
|---|---|---|---|---|
| Walker ら (2000) [105] | 発症から平均40.9日の32名（バイオフィードバックあり群16名，なし群16名） | 方　　法 | ：バイオフィードバックあり群（neuro com balance master），バイオフィードバックなし群（体幹回旋，麻痺側への加重，前後への体重移動，左右へリーチ，お手玉を輪に入れる） | バイオフィードバックあり群となし群ともに Berg balance scale の得点，歩行速度，Timed Up & Go Test の所要時間が改善 |
| | | 持続時間 | ：30分間 | |
| | | 頻　　度 | ：週に5日 | |
| | | 期　　間 | ：3～8週間 | |
| Chen ら (2002) [106] | 発症から平均3.0カ月の23名 | 方　　法 | ：バイオフィードバック（SMART balance master） | 静的・動的バランス能力が改善 |
| | | 持続時間 | ：20分間 | |
| | | 頻　　度 | ：週に5日 | |
| | | 期　　間 | ：2週間 | |
| Geiger ら (2001) [107] | 発症から15～538日の13名（バイオフィードバックあり群7名，なし群6名） | 方　　法 | ：バイオフィードバックあり群（neuro com balance master），バイオフィードバックなし群（レジスタンストレーニング，凹型板上の立位，片脚立位，タンデム立位・歩行，網上・平均台上の活動，バランスボール上の開眼・閉眼座位） | バイオフィードバックあり群となし群ともに Berg balance scale の得点，歩行速度，Timed Up & Go Test の所要時間が改善 |
| | | 持続時間 | ：50分間のバイオフィードバックなし群のトレーニングに加えて，バイオフィードバックあり群では15分間の追加トレーニング | |
| | | 頻　　度 | ：週に2～3日 | |
| | | 期　　間 | ：4週間 | |

第Ⅲ章 ● 予後予測に基づく総合的アプローチのポイント——効果のある総合的な支援

表 3-4 つづき

| 研 究 | 対象者 | トレーニング | 結 果 |
|---|---|---|---|
| Bonan ら (2004)[108] | 発症から 12 カ月以内の 10 名（視覚情報遮断あり群 10 名, なし群 10 名） | 方　法：視覚情報遮断あり群となし群（トレッドミル歩行, エルゴメーター運動, 気泡ゴム上の障害物歩行）<br>持続時間：20 分間<br>頻　度：週に 5 日<br>期　間：4 週間 | 視覚情報遮断あり群となし群ともに静的・動的バランス能力, 歩行速度, 階段昇降速度が改善 |
| Marigold ら (2005)[109] | 発症から 12 カ月以内の 61 名（敏捷性練習群 30 名, ストレッチ・レジスタンストレーニング群 31 名） | 方　法：敏捷性練習群〔姿勢練習（タンデム立位, 開脚立位, 片脚立位, 体重移動）, 歩行練習（歩幅・速度の異なる歩行, タンデム歩行, 8 の字歩行, 高低の足踏み, 横・交差ステップ, 障害物またぎ）, 立ち上がり, 立位で速い膝挙上, 立位で外乱刺激〕, ストレッチ・レジスタンストレーニング群〔マット上および立位のストレッチ, 床からの立ち上がり練習〕<br>持続時間：60 分間<br>頻　度：週に 3 日<br>期　間：10 週間 | 敏捷性練習群, ストレッチ・レジスタンストレーニング群ともに Berg balance scale の得点, Timed Up & Go Test の所要時間, ステップ反応速度, 移動プラットフォーム上の転倒が改善（敏捷性練習群でステップ反応速度, 移動プラットフォーム上の転倒がより改善） |
| Eser ら (2008)[110] | 発症から 6 カ月（中央値）の 41 名（バイオフィードバックあり群 22 名, なし群 19 名） | 方　法：バイオフィードバックあり群（nor-am target balance training system）, バイオフィードバックなし群（ストレッチ, レジスタンストレーニング, 持久力トレーニング, 歩行, 日常生活に関する行動練習, 立位で麻痺側への加重）<br>持続時間：2〜5 時間のバイオフィードバックなし群のトレーニングに加えて, バイオフィードバックあり群では 15 分間の追加トレーニング<br>頻　度：週に 5 日<br>期　間：3 週間 | バイオフィードバックあり群となし群ともに移動能力, 生活自立度が改善 |
| Rajaratnam ら (2013)[111] | 発症から平均 14.9 日の 10 名 | 方　法：バーチャルリアリティ（任天堂 Wii Fit plus とバランスボード, Xbox 360 Kinect）<br>持続時間：45 分間<br>頻　度：週に 2 日<br>期　間：6 週間 | Timed Up & Go Test の所要時間と Functional Reach Test の到達距離が改善 |

第2節 ● リハビリテーション計画に基づく総合的な支援

表3-5　脳血管障害におけるストレッチングの効果

| 研　究 | 対象者 | トレーニング | | 結　果 |
|---|---|---|---|---|
| Nuyens ら (2002)[64] | 発症から平均19カ月の10名 | 方　　法：動的ストレッチング<br>持続時間：60°/s，180°/s，300°/s のスピード<br>回　　数：10回を3セット<br>頻　　度：—<br>期　　間：— | | セット内およびセット間で筋緊張の低下 |
| Pizzi ら (2005)[114] | 発症から平均17カ月の40名 | 方　　法：静的ストレッチング<br>持続時間：90分間<br>回　　数：1回<br>頻　　度：毎日<br>期　　間：3カ月間 | | 平均20°の可動域改善，筋緊張の低下 |
| Yeh ら (2005)[63] | 発症から6カ月〜5年の30名 | 方　　法：静的ストレッチング<br>持続時間：30分間<br>回　　数：1回<br>頻　　度：—<br>期　　間：— | | 平均3.8°の可動域改善，筋緊張の低下 |
| DeMeyer ら (2015)[115] | 発症から平均8.2日の27名 | 方　　法：静的ストレッチング<br>持続時間：8〜12時間<br>回　　数：1回<br>頻　　度：毎日<br>期　　間：平均31.4日間 | | −1〜4.5°の可動域改善 |
| Jeon ら (2016)[116] | 発症から平均15.8カ月の6名 | 方　　法：動的ストレッチング<br>持続時間：30分間<br>回　　数：1回<br>頻　　度：週に3日<br>期　　間：12週間 | | 9〜37°の可動域改善，20％の疼痛軽減 |

レーニングや，床反力計などのセンサーで重心を測定して，視覚的なフィードバックを行いながら重心移動の練習を行うバイオフィードバックを利用したバランストレーニングなども開発されている．ただし，バーチャルリアリティやバイオフィードバックでは，通常の運動療法を超える効果を得られないという指摘もある[105, 107, 110]．バランストレーニングは，1日20〜60分間のトレーニングを，週2日以上実施することが推奨されている（表3-5）．

## 3）ストレッチングは関節可動域を拡大させる

固定や安静などによる骨格筋，関節包，靱帯などの関節周囲にある軟部組織の柔軟性低下に対して，軟部組織を伸張するストレッチングが有効とされている．ストレッチングには，筋を持続的に伸張する静的ストレッチング（static stretching）と，

201

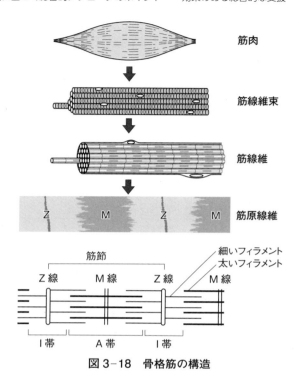

図3-18 骨格筋の構造

伸張したい筋の拮抗筋を随意的に収縮する動的ストレッチング（synamic streching）がある．

骨格筋は，直径約 0.05〜0.1 mm，長さ数 mm〜数十 cm の筋線維によって構成され，筋線維は筋原線維によって構成されている（図3-18）．筋原線維はさらに筋節（sarcomere）に分けることができ，骨格筋を弛緩した状態における筋節の長さは約 2.4〜2.5 μm とされている．筋節は，Z膜（Z線）と呼ばれる隔膜によって隣接する筋節と連結され，その中央部に密度の高いA帯，両側に密度の低いI帯がある．A帯にはミオシンと呼ばれるタンパク質から構成される太いフィラメントが存在し，I帯にはアクチンと呼ばれるタンパク質から構成される細いフィラメントが存在している．ストレッチングによる筋線維径や筋節長の変化を検討した研究では，骨格筋を伸張するのに伴って筋線維径が太くなること[112]や筋節数が増加することが示されている[113]．

関節周囲にある軟部組織の柔軟性低下による関節可動制限に対してストレッチングが有効であるとされている（表3-5，3-6）．また，ストレッチングによって筋緊

表3-6　健常者におけるストレッチングの効果

| 研　究 | 対象者 | トレーニング | | 結　果 |
|---|---|---|---|---|
| de Weijer ら (2003) | 18 ～ 42 歳 の 56 名 | 方　　　法：静的ストレッチ<br>持続時間：30 秒間<br>回　　　数：3 回<br>頻　　　度：週に 1 日<br>期　　　間：― | | 14°の可動域 改善 |
| Chan ら (2001) [117] | 18 ～ 30 歳 の 40 名 | 方　　　法：静的ストレッチ<br>持続時間：30 秒間<br>回　　　数：10 回<br>頻　　　度：週に 3 日<br>期　　　間：4 週間 | | 9°の可動域 改善 |
| Willy ら (2001) [118] | 平均 21 歳の 18 名 | 方　　　法：静的ストレッチ<br>持続時間：30 秒間<br>回　　　数：2 回<br>頻　　　度：週に 5 日<br>期　　　間：12 週間 | | 9°の可動域 改善 |
| Youdas ら (2003) [119] | 平均 41 歳の 101 名 | 方　　　法：静的ストレッチ<br>持続時間：2 分間<br>回　　　数：1 回<br>頻　　　度：毎日<br>期　　　間：6 週間 | | 可動域の変化 なし |
| Peres ら (2002) [120] | 平均 22.5 歳 の 60 名 | 方　　　法：静的ストレッチ，温熱<br>持続時間：ストレッチ 10 分間，温熱 10 分間<br>回　　　数：1 回<br>頻　　　度：週に 4 ～ 5 日<br>期　　　間：3 週間 | | 8.1°の可動 域改善 |
| Knight ら (2001) [121] | 平均 27.6 歳 の 97 名 | 方　　　法：静的ストレッチ，超音波<br>持続時間：ストレッチ 20 秒間，超音波 7 分間<br>回　　　数：4 回（間に 10 秒間の休憩）<br>頻　　　度：週に 3 日<br>期　　　間：6 週間 | | 6.2°の可動 域改善 |

張が低下することや疼痛が減少することが知られている[63, 64, 114, 116]．装具などを用いた麻痺肢に対する静的ストレッチングでは，30 分間～12 時間にわたる持続的な筋の伸張を毎日行うことによって効果が得られるとされている．装具を用いた静的ストレッチングの例を図3-19に示す．健常な上下肢に対する静的ストレッチングでは，20 秒間～10 分間にわたる持続的な筋の伸張を 1 ～ 10 回，週に 1 ～ 5 日間行うことによって効果が得られるとされている．一方で，運動麻痺を有し上下肢に対する動的なストレッチングでは，30 分間の運動を週に 3 日間行うことによって効果が得られるとされている．また，10 分間程度の温熱や超音波を併用すること

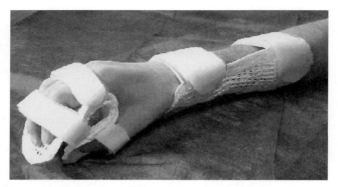

図3-19 装具を用いた静的ストレッチングの例（文献114）より引用）

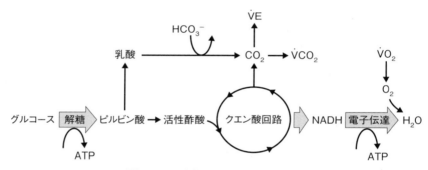

図3-20 有気的代謝と無気的代謝

ATP：アデノシン三リン酸，NADH：nicotinamide adenine dinucleotide，VE：分時換気量（mL/分），$VO_2$：酸素摂取量（mL/分），$VCO_2$：二酸化炭素排出量（mL/分）

によって，より高い効果が得られることも示唆されている[120, 121]．

## 4）有酸素運動トレーニングは運動耐容能を高める

　有酸素運動とは，有気的代謝で産生されたエネルギーによって遂行できる運動のことである．一方，無酸素運動とは無気的代謝で行われる運動，または有気的代謝に無気的代謝が加わった状態における運動のことである[122]．例えば，快適な速度で歩行する場合，グルコースから形成されたピルビン酸がクエン酸回路に入り，酸素の供給によって運動のエネルギー源となるアデノシン三リン酸（ATP：adenosine triphosphate）が効率よく産生される（図3-20）．このように，十分な酸素供給のもとで有気的代謝を用いて産生されたエネルギーにより遂行される運動が

有酸素運動である.

　一方,クエン酸回路の代謝率は,それに続く電子伝達系で必要とされる酸素によって規定されるため,酸素供給の不十分な状況下では,解糖系で産生されたピルビン酸がクエン酸回路に入ることができず,乳酸が生成される.このような有気的代謝に無気的代謝が加わった状態における運動が無酸素運動である.無酸素運動において生成された乳酸は,重炭酸イオン($HCO_3^-$)で中和されて二酸化炭素と水を生じさせるとともに,二酸化炭素は血中に出て呼吸中枢を刺激し,換気を亢進させる.なお,有気的代謝に無気的代謝が加わってガス交換の変化が生じる直前の運動強度,または酸素摂取量を嫌気性代謝閾値(AT:anaerobic threshold)という.

　また,酸素消費量(VO$_2$:oxygen consumption)と心拍数は最大下レベルの運動において直線関係にあることから,有酸素運動トレーニングでは運動強度を心拍数に置き換えてATにおける心拍数を目安にした強度で運動が行われる[123].その際,運動強度を求める方法には,最大心拍数に対する比率を求める方法(% HR max;式26)と,予備心拍数(heart rate reserve)に対する比率を求める方法(% HRR;式27)がある.また,ATにおける心拍数はHR maxの70〜85%に相当するとされている[123].

▶ 運動強度(% HR max)＝心拍数/最大心拍数×100 ・・・・・・・・・・・・・(式26)

▶ 運動強度(%HRR)＝(心拍数−安静時心拍数)÷(最大心拍数−安静時心拍数)
　×100 ・・・・・・・・・・・・・・・・・・・・・・・・・・・・・・・・・・・・・・・・・・・・・・・・・・・・・・(式27)

最大心拍数は,運動負荷試験によって実際に測定するか,年齢予測式(式28)によって推定するかのいずれかの方法で求められる.ただし,心疾患を合併した対象者の場合,重症な対象者ほど最大心拍数が低くなることがあるため,年齢予測式を用いることは適当ではなく,運動負荷試験を行う必要があるとされている[123].

▶ 予測される最大心拍数＝220−年齢 ・・・・・・・・・・・・・・・・・・・・・・・・・・・・(式28)

脳血管障害を発症した対象者に対して,最大心拍数の40〜80%の強度の有酸素運動を25〜60分間,週に3回実施することによって,VO$_2$の増加,安静時心拍数および血圧の低下,歩行速度の向上,心疾患リスクスコアの低下,うつ頻度の減少,中性脂肪・総コレステロールの減少,麻痺側の血流改善,歩行速度の向上,バランス能力の改善が得られることが知られている(表3-7).

第Ⅲ章 ● 予後予測に基づく総合的アプローチのポイント——効果のある総合的な支援

## 5) 上肢の使用訓練は運動麻痺を改善させる

上肢の使用を通じて運動麻痺を改善することを目指す訓練として，目標指向型運動，constraint-induced movement therapy（CI療法），経皮的電気刺激，ミラーセラピー，反復経頭蓋磁気刺激，経頭蓋直流電流刺激などの有効性が報告されている（**表3-8**）．

### ◤a 目標指向型運動を行う

標的にリーチする，標的を指し示す，指をタッピングする，ペンで標的を消す，硬貨を裏返す，ペンで迷路課題を行う，ネジを締める，物を移動するなどの目標指向型運動を30分間，週に1日実施することによって上肢に関する生活動作能力が向上することや[134]（**表3-9**），両上肢を前後に動かす運動を20分間，週に3日間実施することによって上肢機能が改善するとされている[65, 135]（**図3-21**）．

### ◤b CI療法を行う

CI療法は，段階的な難易度で調整された麻痺側上肢の使用訓練を，非麻痺側の上肢を拘束して集中的に行うことにより運動麻痺の改善を目指すものである[134, 136]（**図3-22**）．非麻痺側の上肢を拘束する意義は，麻痺側上肢の随意運動を引き出すことにある．そのため，非麻痺側の上肢による代償動作を十分に抑制できれば，必ずしも拘束しなくてもよいとされている[150]．訓練は，課題指向型訓練（task-oriented approach）とトランスファーパッケージ（transfer package）からなる．

課題指向型訓練では，70%程度の成功率を維持できる難易度に調整された粗大動作および巧緻動作からなる麻痺側上肢の課題を使用し，1日に6時間程度，週に5

**表3-7 脳血管障害における有酸素運動トレーニングの効果**

| 研　究 | 対象者 | トレーニング | 結　果 |
|---|---|---|---|
| Katz-Leurer ら<br>(2003)[124] | 発症から30日の92名 | 方　　法：最大心拍数の60%で自転車エルゴメーター運動<br>持続時間：30分間<br>頻　　度：週に5日<br>期　　間：8週間 | 安静時心拍数の減少 |
| Macko ら<br>(2005)[125] | 発症から6カ月以上の45名 | 方　　法：最大心拍数の60～70%でトレッドミル上の歩行運動<br>持続時間：40分間<br>頻　　度：週に3日<br>期　　間：6カ月間 | 心血管能力の向上 |

第 2 節 ● リハビリテーション計画に基づく総合的な支援

表 3-7　つづき

| 研　究 | 対象者 | トレーニング | | 結　果 |
|---|---|---|---|---|
| Katz-Leurer ら (2007)[126] | 発症急性期の64名 | 方　　法：予備心拍数の60%で自転車エルゴメーター運動 | | 持久力の向上，歩行速度の向上 |
| | | 持続時間：30分間<br>頻　　度：週に3日<br>期　　間：8週間 | | |
| Ivey ら (2007)[127] | 発症から1年以上の48名 | 方　　法：予備心拍数の60〜70%でトレッドミル上の歩行運動 | | 最大酸素摂取量の増加 |
| | | 持続時間：40分間<br>頻　　度：週に3日<br>期　　間：6週間 | | |
| Lennon ら (2008)[128] | 発症から1年以上の48名 | 方　　法：予備心拍数の50〜60%で自転車エルゴメーター運動 | | 最大酸素摂取量の増加，心疾患リスクスコアの低下，うつ頻度の減少 |
| | | 持続時間：30分間<br>頻　　度：16セッション<br>期　　間：10週間 | | |
| Lee ら (2008)[129] | 発症から3カ月以上の52名 | 方　　法：最大酸素摂取量の50〜70%で自転車エルゴメーター運動 | | 有酸素運動能力の向上 |
| | | 持続時間：30〜60分間<br>頻　　度：30セッション<br>期　　間：10〜12週間 | | |
| Quaney ら (2009)[130] | 発症から6カ月以上の38名 | 方　　法：予備心拍数の70%で自転車エルゴメーター運動 | | 最大酸素摂取量の増加 |
| | | 持続時間：45分間<br>頻　　度：週に3日<br>期　　間：8週間 | | |
| Rimmer ら (2009)[131] | 発症から6カ月以上の55名 | 方　　法：最大酸素摂取量の60〜70%で自転車エルゴメーター運動 | | 血圧の低下，中性脂肪・総コレステロールの減少 |
| | | 持続時間：30分間<br>頻　　度：週に3日<br>期　　間：14週間 | | |
| Ivey ら (2010)[132] | 発症から6カ月以上の53名 | 方　　法：予備心拍数の60〜70%でトレッドミル上の歩行運動 | | 麻痺側の血流改善，呼吸循環機能の改善 |
| | | 持続時間：40分間<br>頻　　度：週に3日<br>期　　間：6カ月間 | | |
| Globas ら (2012)[133] | 発症から6カ月以上の38名 | 方　　法：予備心拍数の60〜80%でトレッドミル上の歩行運動 | | 最大酸素摂取量の増加，歩行速度の向上，バランス能力の改善 |
| | | 持続時間：30〜50分間<br>頻　　度：週に3日<br>期　　間：3カ月間 | | |

第Ⅲ章 ● 予後予測に基づく総合的アプローチのポイント——効果のある総合的な支援

### 表3-8 脳血管障害における上肢使用訓練の効果

| 研　究 | 対象者 | トレーニング | | 結　果 |
|---|---|---|---|---|
| Platz ら<br>(2001)[134] | 発症から4～90日の44名 | 方　　法 | arm ability training（標的を指し示す，指のタッピング，消去課題，硬貨を裏返す，迷路課題，ネジを締める，物の移動） | 上肢に関する生活動作能力が改善 |
| | | 持続時間 | 32分間 | |
| | | 頻　　度 | 週に1日間 | |
| | | 期　　間 | 3週間 | |
| Whitall ら<br>(2000)[65] | 発症から14～204カ月の14名 | 方　　法 | 両手動作訓練（両手でバーを把持して前後に移動） | 上肢機能が改善 |
| | | 持続時間 | 20分間 | |
| | | 頻　　度 | 週に3日間 | |
| | | 期　　間 | 6週間 | |
| Wolf ら<br>(2006)[135] | 発症から平均179.8日の106名 | 方　　法 | CI療法の課題志向型訓練 | 上肢機能が改善，生活における上肢の使用頻度が向上 |
| | | 持続時間 | 6時間（課題志向型訓練），日中の90％の時間（生活における上肢の使用訓練） | |
| | | 頻　　度 | ：毎日 | |
| | | 期　　間 | 2週間 | |
| Wu ら<br>(2007)[136] | 発症から平均6.7カ月の13名 | 方　　法 | CI療法の課題志向型訓練 | 上肢機能が改善，生活における上肢の使用頻度が向上，生活自立度が向上，生活の質が向上 |
| | | 持続時間 | 2時間 | |
| | | 頻　　度 | ：週に5日間 | |
| | | 期　　間 | 3週間 | |
| Takebayashiら(2013)[137] | 16名（発症から6カ月未満13名，6カ月以上3名） | 方　　法 | CI療法の課題志向型訓練とトランスファーパッケージ | 上肢機能が改善，生活における上肢の使用頻度が向上 |
| | | 持続時間 | 4.5時間（課題志向型訓練），0.5時間（トランスファーパッケージ） | |
| | | 頻　　度 | ：毎日 | |
| | | 期　　間 | 10日間 | |
| Chae ら<br>(1998)[138] | 発症から平均13.6日の14名 | 方　　法 | 総指伸筋と撓側手根伸筋に対する経皮的電気刺激（0～60mAの強度，25～50Hzの頻度，刺激幅300μ秒，10秒間の刺激と10秒間の休憩の反復） | 上肢機能が改善 |
| | | 持続時間 | 90分間 | |
| | | 頻　　度 | ：毎日 | |
| | | 期　　間 | 15日間 | |

第 2 節 ● リハビリテーション計画に基づく総合的な支援

表 3-8 つづき

| 研　究 | 対象者 | トレーニング | | 結　果 |
|---|---|---|---|---|
| Powell ら<br>(1999)[139] | 発症から平均 23.9 日の24 名 | 方　法 | 総指伸筋，撓側手根伸筋，尺側手根伸筋に対する経皮的電気刺激（運動閾値の強度，20 Hz の頻度，刺激幅300 μ 秒，5 秒間の刺激と 10 ～ 20秒間の休憩の反復） | 筋力と上肢機能が改善 |
| | | 持続時間：30 分間を 3 回 | | |
| | | 頻　度 | ：毎日 | |
| | | 期　間 | ：8 週間 | |
| Francisco ら<br>(1998)[140] | 発症から平均 17.5 日の4 名 | 方　法 | 総指伸筋，撓側手根伸筋，尺側手根伸筋に対する経皮的電気刺激（0 ～60 mA の強度，20 ～ 100 Hz の頻度，刺激幅200 μ 秒，5 秒間の刺激と 5 秒間の休憩の反復） | 上肢機能と日常生活自立度が改善 |
| | | 持続時間：30 分間 | | |
| | | 頻　度 | ：週に 5 日間 | |
| | | 期　間 | ：平均 33.0 日間 | |
| Hsu ら<br>(2010)[141] | 発症から 4～ 90 日の 44名（低刺激量群 22 名，高刺激量群 22名） | 方　法 | 総指伸筋，撓側手根伸筋，棘上筋，三角筋に対する経皮的電気刺激 | 低刺激量群，高刺激量群ともに上肢機能が改善 |
| | | 持続時間：40 分間（低刺激量群），60 分間（高刺激量群） | | |
| | | 頻　度 | ：週に 5 日間 | |
| | | 期　間 | ：4 週間 | |
| Invernizzi ら<br>(2013)[142] | 発症から平均 22 日の 13名 | 方　法 | ミラーセラピー（非麻痺側の肩関節，肘関節，手首の屈曲・伸展と前腕の回内・回外を鏡に映して行い，鏡像を麻痺側に投影して観察） | 上肢機能が改善 |
| | | 持続時間：30 ～ 60 分間 | | |
| | | 頻　度 | ：週に 5 日間 | |
| | | 期　間 | ：4 週間 | |
| Yavuzer ら<br>(2008)[143] | 発症から平均 5.4 カ月の17 名 | 方　法 | ミラーセラピー（非麻痺側の手首，手指の屈曲・伸展を鏡に映して行い，鏡像を麻痺側に投影して観察） | 上肢機能と日常生活自立度が改善 |
| | | 持続時間：30 分間 | | |
| | | 頻　度 | ：週に 5 日間 | |
| | | 期　間 | ：4 週間 | |
| Etoh ら<br>(2013)[144] | 発症から平均 5.4 カ月の17 名 | 方　法 | 経頭蓋磁気刺激（非損傷側運動野に対して安静時運動閾値の 90 ％の強度・1 Hz の頻度）の後に促通反復療法 | 促通反復療法に伴う上肢機能の改善が経頭蓋磁気刺激によって促進 |
| | | 持続時間：4 分間（経頭蓋磁気刺激），40 分間（手関節および手指の自動運動を高頻度で反復） | | |
| | | 頻　度 | ：週に 5 日 | |
| | | 期　間 | ：2 週間 | |

209

第Ⅲ章 ● 予後予測に基づく総合的アプローチのポイント——効果のある総合的な支援

表 3-8 つづき

| 研　究 | 対象者 | トレーニング | | 結　果 |
|---|---|---|---|---|
| Lindenberg ら (2010)[145] | 発症から5カ月以上の10名 | 方　　法 | ：経頭蓋直流電流刺激（損傷側の中心溝に陽極，非損傷側の中心溝に陰極，1.5 mA）の後に目標指向型運動（リーチ，把持，物品操作など） | 上肢機能が改善 |
| | | 持続時間 | ：30分間（経頭蓋磁気刺激），60分間（目標指向型運動） | |
| | | 頻　　度 | ：毎日 | |
| | | 期　　間 | ：5日間 | |
| Ochi ら (2013)[146] | 発症から平均4.4年の18名（損傷側の陽極経頭蓋直流電流刺激＋ロボット訓練群9名，損傷側の陰極経頭蓋直流電流刺激＋ロボット訓練群9名） | 方　　法 | ：損傷側の陽極経頭蓋直流電流刺激＋ロボット訓練群（損傷側中心溝に陽極，対側眼窩上に1 mAの陰極経頭蓋直流電流刺激中にロボットアシストによる前腕回内・回外と手首屈曲・伸展を各500回反復）損傷側の陰極経頭蓋直流電流刺激＋ロボット訓練群（損傷側中心溝に陽極，対側眼窩上に1 mAの陰極経頭蓋直流電流刺激中にロボットアシストによる前腕回内・回外と手首屈曲・伸展を各500回反復） | 両群ともに上肢機能が改善 |
| | | 持続時間 | ：10分間 | |
| | | 頻　　度 | ：毎日 | |
| | | 期　　間 | ：5日間 | |
| Lo ら (2010)[147] | 発症から平均6カ月以上の127名（ロボット訓練群49名，通常リハビリテーション群50名，通常ケア群28名） | 方　　法 | ：ロボット訓練群（ロボットアシストによる肩・肘・前腕の運動），通常リハビリテーション群（ストレッチ，リーチなどロボットアシストに類似した運動），通常ケア群（通常の医学的治療とケア） | 上肢機能に3群間の差を認めなかった |
| | | 持続時間 | ：60分間 | |
| | | 頻　　度 | ：週に3回 | |
| | | 期　　間 | ：12週間 | |
| Volpe ら (2008)[148] | 発症から平均6カ月以上の21名（ロボット訓練群11名，上肢訓練群10名） | 方　　法 | ：ロボット訓練群（ロボットアシストによる上肢の運動），上肢訓練群（ストレッチ，両側の上肢運動，リーチ運動） | 上肢機能に2群間の差を認めなかった |
| | | 持続時間 | ：60分間 | |
| | | 頻　　度 | ：週に3回 | |
| | | 期　　間 | ：6週間 | |

日間，2～3週間にわたって訓練が行われる[151].

　トランスファーパッケージでは，課題志向型訓練において習得した動作を実際の生活に転移させることが目的になる[136, 152]. トランスファーパッケージは，日常生

表 3-9　Arm ability training（文献141）より改変引用）

| 標的を指し示す | 机上および机上30 cm上方にある標的（3～25 mm）にペンを速く正確にあてる |
| --- | --- |
| 指をタッピングする | 示指と中指を反復して速く交互に動かす |
| ペンで標的を消す | さまざまな大きさの円をペンで消去する |
| 硬貨を裏返す | 前腕を回内・回外して硬貨を裏返す |
| ペンで迷路課題を行う | ペンで迷路をなぞる |
| ボルトとナットを締める | 非麻痺側手でボルト（直径2, 5, 10 mm），麻痺側手でナットをつまんで締める |
| 小さい物品物を移動する | 小さい木片（幅25, 10, 5 mm）を移動する |
| 大きい物品物を移動する | 水の入ったグラス（直径8, 6.5, 5.5 cm）を20 cm移動する |

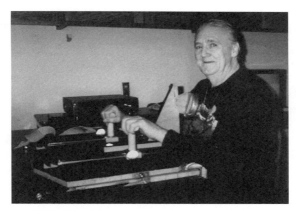

図 3-21　Bilateral arm trainer（文献65）より引用）

活における麻痺側上肢の使用に関する対象者の同意，麻痺側上肢の使用に関するセルフモニタリングの実施，麻痺側上肢を実生活で使用するための問題解決行動の学習からなる．セルフモニタリングの際には，動作のどの点が難しかったか，どんな介助が必要だったかを日記などに記載するように指導し，その内容に基づいて麻痺側上肢を実生活で使用するための行動方法に関するアドバイスが行われる．

### c　経皮的電気刺激を行う

　麻痺側の棘上筋，三角筋，橈側手根伸筋，尺側手根伸筋，総指伸筋に対する経皮的電気刺激を0～60 mAあるいは運動閾値の強度，20～50 Hzの頻度で5～10

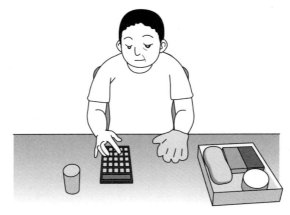

図 3-22　CI 療法（文献 149）より引用）

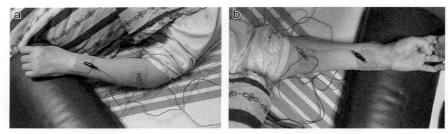

図 3-23　麻痺側前腕の伸筋群 (a) と屈筋群 (b) に対する経皮的電気刺激（文献 153）より引用）

秒間の刺激を 5 〜 20 秒間の休息を挟みながら 30 〜 90 分間行う．その介入を週に 5 日以上行うことによって，上肢機能や日常生活の自立度が改善するとされている[137〜140]（図 3-23）．

### d　反復経頭蓋磁気刺激を行う

　目標指向型運動に経頭蓋磁気刺激（TMS：transcranial magnetic stimulation）や経頭蓋直流電流刺激（tDCS：transcranial direct current stimulation）を併用することによって効果が促進されることも知られている．TMS とは，頭皮上に置いた刺激コイルに，短時間に大きな電圧をかけて急速に電流を流すことにより磁束の変化を生じさせ，その磁束の変化量に応じてコイルに流した電流と逆向きの誘導電流を脳内に誘発して脳の神経を刺激するという方法である（図 3-24）．頭蓋骨は電気抵抗が高いため，脳を直接電流で刺激しようとすると大きな電流を使用しなければな

第 2 節 ● リハビリテーション計画に基づく総合的な支援

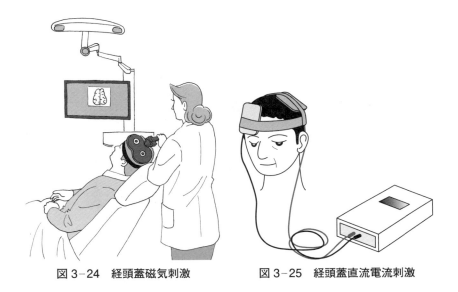

図 3-24　経頭蓋磁気刺激　　　図 3-25　経頭蓋直流電流刺激

らない．骨には痛覚はないが，骨膜や皮膚には痛覚があるため，大きな電流で刺激した際には痛覚を刺激して痛みを生じる．一方，磁場は骨の抵抗を受けないため，TMS では磁場の変化を利用することによって痛みを誘発することなく脳の神経を刺激することができる．TMS の中でも，刺激頻度が 1 Hz を越える高頻度の反復 TMS ではコイル直下の大脳皮質の興奮性が増加し，1 Hz 以下の低頻度 TMS では大脳皮質の興奮性が減少すると考えられている．脳血管障害に対する TMS では，損傷側の一次運動野に 10 〜 50 Hz の頻度で刺激する方法や，非損傷側の一次運動野に 1 Hz の頻度で刺激する方法などが知られている[144,155,156]．角田ら[157,158]は，TMS と目標指向型運動を併用した支援を 15 日間にわたって実施したことにより上肢機能が改善したことを報告している．

### ■e 経頭蓋直流電流刺激を行う

　tDCS は，頭皮上に陽極と陰極の 2 つの電極をおき，直流電流を通電するものである（図 3-25）．tDCS は活動電位を直接引き起こすのではなく，静止膜電位の状態を変化させる作用を有する[159,160]．脳血管障害に対する tDCS では，損傷側の一次運動野に陽極刺激を，非損傷側の一次運動野あるいは眼窩上に陰極刺激を 1.0 〜 1.5 mA の強度で 10 〜 30 分間行う方法などが知られている[145,146]．

213

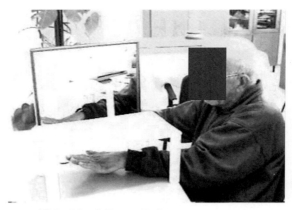

図3-26　ミラーセラピー（文献143）より引用）

### ◤f　ミラーセラピーを行う

鏡に投影させた非麻痺側上肢の運動を注視させるミラーセラピーを30～60分間，週に5日間行うことによって上肢機能や日常生活の自立度が向上するとされている[142, 143]（図3-26）．

### ◤g　ロボットアシスト訓練を行う

ロボットによってアシストされながら目標指向型運動を行う方法の有効性も示されているが[161]，目標指向型運動などの従来の訓練を超える効果は得られなかったとする報告もある[147, 148]．

## 6）嚥下訓練は嚥下障害を改善させる

嚥下障害に対する機能訓練には，食物を使わない間接嚥下訓練と，食物を使う直接嚥下訓練（摂食訓練）がある．間接嚥下訓練では，メンデルゾーン手技（Mendelsohn maneuver），シャキア体操（Shaker exercise），咽頭電気刺激，反復TMS，tDCSの有効性が報告されている（表3-10）．

### ◤a　間接嚥下訓練を行う

メンデルゾーン手技は，舌骨と喉頭における挙上量の拡大および挙上持続時間の延長，咽頭収縮力の増加を目的としたトレーニングである．トレーニングでは，舌骨と喉頭の挙上が最も高い位置に達した時点で嚥下を3～4秒間停止し，その後に力を抜いて嚥下前の状態に戻すように指示する．トレーニング方法の理解を得やす

第2節 ● リハビリテーション計画に基づく総合的な支援

**表3-10 嚥下障害に対する間接嚥下訓練の効果**

| 研 究 | 対象者 | トレーニング | 結 果 |
|---|---|---|---|
| McCullough ら (2012)[162] | 発症から1.5 ～22カ月の 18名 | 方 法：メンデルゾーン手技中に表面筋電図によるバイオフィードバックを実施<br>持続時間：30～40回の嚥下（45～60分間）<br>頻 度：1日に2回<br>期 間：2週間 | 舌骨の運動, 上部食道括約筋の開口が改善 |
| Shaker ら (2002)[163] | 発症から9～ 2,880日の11 名 | 方 法：シャキア体操<br>持続時間：3回（頭部挙上位保持）, 30回（頭部の上げ下げ）<br>頻 度：1日に3回<br>期 間：6週間 | 喉頭の運動, 上部食道括約筋の開口が改善 |
| Lim ら (2009)[164] | 16名（発症から6カ月未満 13名, 6カ月以上3名） | 方 法：顎下領域（顎二頭筋, 舌骨筋群, 甲状軟骨筋群）に対する電気刺激（7 mA）<br>持続時間：60分間（1秒間の刺激と1秒間の休憩を反復）<br>頻 度：週に5日<br>期 間：6週間 | 食材の咽頭通過時間, 嚥下機能が改善 |
| Lee ら (2015)[165] | 発症から平均 34.3日の12 名 | 方 法：舌骨上筋の hotspot に対する反復経頭蓋磁気刺激（安静時運動閾値の110%の強度, 10 Hz の頻度）<br>持続時間：10分間<br>頻 度：週に5日<br>期 間：2週間 | 嚥下機能が改善 |
| Kumar ら (2011)[135] | 発症から24 ～168時間の 7名 | 方 法：経頭蓋直流電流刺激（非損傷側の中心溝と中側頭葉の間に陽極, 対側の右眼窩上に陰極, 2 mA）<br>持続時間：30分間<br>頻 度：毎日<br>期 間：5日間 | 嚥下機能が改善 |

くするために表面筋電図を用いた視覚的フィードバックを併用することもある．この方法によって，嚥下後の咽頭残留と誤嚥が減少したという報告がある[162]．

　シャキア体操は，喉頭挙上に関与する舌骨上筋群の筋力強化と喉頭の前上方運動の改善による食道入口部の開大を目的とした方法である．シャキア体操では，まず背臥位で肩を床につけたまま，頭部を挙上し，そのまま1分間挙上位を保持する．これを1分間の休憩を挟みながら3回繰り返す．次に，背臥位で頭部の上げ下ろしを連続して30回反復する．この一連の運動を1日3回，6週間継続する．この方法によって，食道入口部の食塊通過が促進され，咽頭残留が減少したという報告がある[163]．

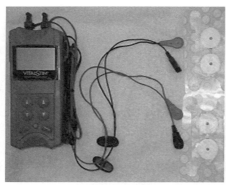 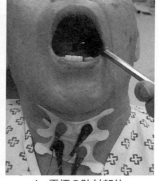

a. 電気刺激装置　　　　　　　　b. 電極の貼付部位

**図3-27　咽頭電気刺激**(文献164)より引用)

　咽頭電気刺激では，経皮的に舌骨周囲筋群などが刺激される．刺激の際には，アルコール綿で顎下領域（顎二腹筋前腹，舌骨筋，甲状舌骨筋群）直上の皮膚を脱脂し，表面電極を貼付して2.5〜25 mAの強度，80 Hzの周波数の刺激を1日に60分間，週に5日間行う．これによって嚥下障害が改善したという報告がある[166]（図3-27）．

　反復TMSとtDCSは，非侵襲的に大脳皮質を刺激することによって脳の可塑的変化を促し，嚥下機能を改善することを目的とした方法である．反復TMSを安静時運動閾値の90〜120％の強度および1〜5 Hzの頻度で1日に10〜20分間，5日間にわたって実施することによって嚥下障害が改善したという報告がある[167]．tDCSでは，3×5 cmの陽極電極を非損傷側の中心溝と中側頭葉の間，5×6 cmの陰極電極を対側の右眼窩上に設置して，2 mAの強度で30分間，5日間にわたって実施することによって嚥下障害が改善したという報告がある[168]．

### b 直接嚥下訓練を行う

　**表3-11**に摂食開始時の留意点を示す．直接嚥下訓練の際には，対象者の嚥下障害の程度に応じて食品形態を調整する必要がある．また，食事の際には，体幹角度の調整，頸部前屈，麻痺側への頸部回旋，非麻痺側への体幹傾斜，反復嚥下，交互嚥下，ストローピペット法，息こらえ嚥下法（supraglottic swallow）などによって誤嚥の可能性を減らすことができるとされている．

#### (1) 食品形態の調整

　嚥下障害を有する対象者の場合，水飲み検査，嚥下造影検査，ビデオ内視鏡検査

表3-11　摂食開始時の留意点

| 姿　勢 | ・30〜60°のリクライニングで頸部を前屈する<br>・片麻痺の場合には，麻痺側を枕などで高くして非麻痺側から食べる |
|---|---|
| 食　前 | ・発声により湿性嗄声の有無を確認する<br>・口腔体操や空嚥下を行う |
| 摂　食 | ・少量をゆっくりと摂食する<br>・口腔内に食塊がなくなったのを確認してから次の一口を食べる |
| 食　後 | ・発声により湿性嗄声の有無を確認する<br>・30分間はリクライニング位で過ごす |

などの結果をもとに食品の形態を調整することが，誤嚥性肺炎や脱水，栄養障害を減少させるといわれている[169, 170]．食品の形態を調整する際には，ペースト，粥，刻み食のどの形態にするか，水分にとろみは必要かどうかについて検討する．水分に増粘剤を用いる場合，増粘剤の量が少ないと誤嚥しやすくなり，また多すぎるとべたつきが増して咽頭部の残留が多くなる．増粘剤は，水分をスプーンですくって落とした時にかるく糸を引く程度が目安とされている．なお，低栄養を合併している対象者の場合，ゼリー状の栄養補助食品などの利用が褥瘡や体力の改善に有効とされている[171]．

　また，誤嚥性肺炎を予防するためには，口腔ケアを行って口腔内を清潔に保つ必要がある．口腔ケアを行う際，①口腔内観察（プラークや食物残渣の付着状況，粘膜の発赤などを観察する），②歯面清掃（歯ブラシやスポンジブラシにジェルをつけて清掃する，一つの場所を小さく振動させて1本1本磨く，歯の裏面など磨き残しがないように歯と歯茎の境目をていねいに磨く），③粘膜清掃（スポンジブラシにジェルをつけて口腔前庭・口蓋面などの粘膜表面を奥から手前に清掃する），④舌清掃（歯ブラシにジェルをつけて奥から手前に清掃する，歯ブラシを嚙んでしまう場合にはスポンジブラシを使用する），⑤うがい（うがいが不可能な場合はスポンジブラシやガーゼで清掃する），⑥ジェルをスポンジブラシで口腔内全体に塗布するという手順で行う[172]．

### （2）体幹角度の調整と頸部前屈

　食事の際の体幹角度を床面から30°のリクライニング位とし，頸部を前屈した場合に誤嚥が少ないとされている（図3-28）[174, 175]．ただし，リクライニング位にした場合に舌根沈下による呼吸障害が出現する可能性や，対象者の嚥下能力を超えた食物量・水分量が咽頭へ流入したり鼻咽腔へ逆流する可能性があることも指摘されているため，注意深い観察が必要である[173]．また，舌の動きが不良で咽頭へ食塊

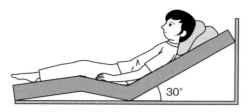

図3-28 体幹角度調整と頸部前屈

を送り込むことが困難な対象者には，体幹角度を床面から30°のリクライニング位にした姿勢で食塊を奥舌に入れる必要がある．その際，湿らせた平らの小スプーンや注射器の先端を切った食事介助器を用いると奥舌に食塊を入れやすくなる．

### (3) 麻痺側への頸部回旋と非麻痺側への体幹傾斜

嚥下造影検査やビデオ内視鏡検査で，一側の梨状窩に食塊残留を認めた対象者の場合，麻痺側への頸部回旋が有効とされている．頸部を回旋することによって，回旋側の梨状窩付近の咽頭腔は狭小化し，非回旋側は拡大する．そのため，食塊は咽頭の非回旋側を主に通過することになる．また，食事の後に頸部を回旋して空嚥下を行うことによって，麻痺側の梨状窩に残留した食塊を非麻痺側に誘導し除去することができるとされている[173,175,176]．類似の方法に，非麻痺側を下にした側臥位あるいは半側臥位で嚥下をする方法がある．この方法は，重力を利用して非麻痺側の咽頭に食塊を送るとともに食塊の流れを遅くすることができるという利点がある．また，非麻痺側への体幹傾斜と頸部回旋を組み合わせ，非麻痺側を下にした側臥位あるいは半側臥位に加えて頸部を麻痺側に回旋させて嚥下する方法もある．

### (4) 反復嚥下，交互嚥下，ストローピペット法

咽頭に食塊の残留を認める対象者の場合，一回嚥下した後にもう一回唾液を飲み込むように指示して空嚥下を促すことが有効である．空嚥下が困難な対象者の場合，べたつきやぱさつきのある食物の後にゼリーやとろみのついた水分などを嚥下するといった，異なる性状の食塊を交互に嚥下して残留物の除去を図る．また食事の最後に，とろみつきの水やお茶を5〜6口ほど嚥下して食後の咽頭残留を除去することも推奨されている．なお，スプーンから水分を摂取することが困難な対象者の場合，コップに入れた少量の水（1〜2 mL）にストローを差して飲水する方法もある（ストローピペット法）．

### (5) 息こらえ嚥下法

息こらえ嚥下法は，嚥下中の誤嚥を防ぐと同時に気管に侵入した飲食物を喀出することを目的とした方法である[177]．この方法では，飲食物を口に入れた時に鼻か

ら大きく息を吸い，息をこらえ，飲食物を強く嚥下し，口から勢いよく息を吐くという一連の行動を練習する．意識的に息こらえをすることによって嚥下動作直前から嚥下動作中に気道を閉鎖する効果があるとされている．

### (6) 認知機能障害を有する対象者の摂食

左半側空間無視を有した対象者が机の上にある左側の食器を見落とす場合，食器の枚数を事前に伝えたり，左端にある食器の傍に赤いテープなどで印を付け，食器を見失った時には左端のテープを触れてから食器を再度探すように伝えるなどの方法が有効なことがある．また，注意障害や認知症を有した対象者では，さまざまな食器を一度に認識したり（容量性注意の障害），特定の食器に注意を向けたり（選択性注意の障害），食事に注意を向け続けたり（持続性注意の障害）することが困難な場合がある．その場合，対象者の正面から声をかけて食事に注意を向けたり，机の上を整理して注意すべき食器のみを置いたりするように配慮する．

## 3. 認知機能訓練により多様な認知機能障害が改善する

### 1）回想法・運動療法は記憶障害・行動障害・心理症状を改善させる

血管性認知症は，脳の損傷部位に応じた多彩な症状を示すが（表1-5），症状の中核をなす記憶障害や行動障害および心理症状（BPSD：behavioral and psychological symptoms of dementia）に対して，回想法の有効性が示唆されている．回想法は，対象者の過去の思い出をセラピストが共感的に聞くという方法であり，30分のセッションを週に1日以上行うことによって，記憶障害やBPSDが改善するとされている（表3-12）．対象者と共感的に接する際のポイントを表3-13に示す．回想法が認知機能とBPSDに対して有効であるという報告がある一方で[182]，その効果について否定的な見解もある[183]．

また，歩行より強い負荷の運動を週3回以上行ったところ，認知症を発症する割合が低下したという報告もある[181]．さらに，運動プログラムに併せて介護者に対して行動障害への対応法を指導したところ，運動機能のみではなく，うつ症状も改善したとの報告もある[184]．

### 2）言語訓練と環境整備はコミュニケーション障害を改善させる

失語に対するリハビリテーションには，①障害された機能の改善を目指す方法，②確実なコミュニケーション手段を確保する方法，③障害に対する本人・介護者・スタッフの理解を深める方法がある（図3-29）．

機能の改善を目指して言語訓練を行う際には，聞く・話す・読む・書くなどの各

表3-12 認知症に対する訓練効果

| 研 究 | 対象者 | トレーニング | 結 果 |
|---|---|---|---|
| Baines ら (1987)[178] | 平均81.5歳の15名 | 方　　法：回想法<br>持続時間：30分間<br>頻　　度：週に5日<br>期　　間：4週間 | 記憶障害および行動障害が改善 |
| Goldwasser ら (1987)[179] | 平均82.3歳の27名 | 方　　法：回想法<br>持続時間：30分間<br>頻　　度：週に2日<br>期　　間：5週間 | うつが改善 |
| Lai ら (2004)[180] | 平均85.7歳の101名 | 方　　法：回想法<br>持続時間：30分間<br>頻　　度：週に1日<br>期　　間：6週間 | 生活上の満足感が改善 |
| Laurin ら (2001)[181] | 平均85.7歳の101名 | 方　　法：回想法<br>持続時間：30分間<br>頻　　度：週に1日<br>期　　間：6週間 | 生活上の満足感が改善 |

表3-13 血管性認知症を発症した対象者との関わり方

1. 簡潔な指示や要求を心がける
2. 患者が混乱したり，怒りだしたりする場合は要求を変更する
3. 失敗につながるような難しい作業を避ける
4. 穏やかで支持的な態度を心がける

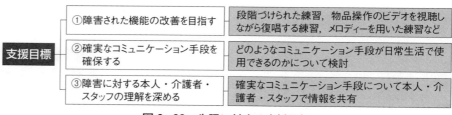

図3-29 失語に対する支援目標

領域における障害の程度や失語のタイプ（図1-66）などを考慮し，単語・統語・文章へと段階づけた練習[186]，物品操作のビデオを視聴しながら復唱する練習[187]，メロディーを用いた発語練習[188]，経頭蓋直流電流刺激[186]などが実施されている（表3-14）．機能の改善を目指した言語練習では，30～40分の練習を週に4日以上実

第2節 ● リハビリテーション計画に基づく総合的な支援

表3-14　失語に対する訓練効果

| 研　究 | 対象者 | トレーニング | | 結　果 |
|---|---|---|---|---|
| de Aguiar ら (2015)[186] | 発症から平均5.3カ月の12名 | 方　　法 | 言語訓練（単語，統語，文章への段階づけ，40分間），経頭蓋直流電流刺激（左ブローカ野などに陽極，右ブローカ野などに陰極，1〜2mA，20分間） | 失語が改善 |
| | | 持続時間：60分間 頻　　度：週に5日 期　　間：2週間 | | |
| Chen ら (2015)[187] | 発症から平均5.3カ月の6名 | 方　　法 | ミラーニューロンシステムに基づく発語練習（物品操作のビデオを視聴しながら復唱） | 失語が改善 |
| | | 持続時間：30分間 頻　　度：週に6日 期　　間：3週間 | | |
| Cortese ら (2015)[188] | 発症から9カ月以上の6名 | 方　　法：メロディーを用いた発語練習 持続時間：30〜40分間 頻　　度：週に4日 期　　間：16週間 | | 失語が改善 |

表3-15　コミュニケーション手段を検討する際のポイント

| 理解の状況 | 表　出 |
|---|---|
| ・日常会話は理解できるか<br>・単語は理解できるか<br>・文字（漢字）を提示すると理解しやすいか | ・伝えたい内容を発話で伝えられるか<br>・単語を表出できるか<br>・文字（漢字）を使用して伝えることができるか<br>・身振りで伝えることができるか<br>・Yes, No を伝えることができるか |

施することが有効とされている．

　確実なコミュニケーション手段を確保する際には，標準失語症検査[189]などの結果をもとに対象者の理解と表出の状況を把握し，どのようなコミュニケーション手段が日常生活で使用できるかについて検討する．日常生活におけるコミュニケーション手段を検討する際のポイントを表3-15に示す．また，対象者が生活の中で円滑にコミュニケーションができるよう，対象者の確実なコミュニケーション手段について本人・介護者・スタッフで情報を共有し，障害に対して理解を深めるようにする．

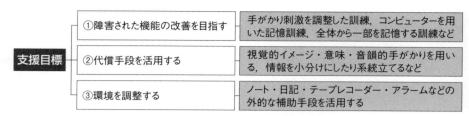

図3-30 記憶障害に対する支援目標

### 3）記憶訓練と環境整備は記憶障害を改善させる

　記憶障害に対するリハビリテーションには，①障害された機能の改善を目指す方法，②代償手段を活用する方法，③環境を調整する方法がある（図3-30）．

　まず，障害された機能の改善を目指す方法には，失敗を生じさせないように手がかり刺激を調整した訓練[190～192]，コンピューターを用いた記憶訓練[193]，経頭蓋直流電流刺激[194]，全体から一部を記憶する訓練[195]，運動療法[196]などの有効性が報告されている（表3-16）．これらの訓練は，30～90分の練習を週に5日実施することが有効とされている．

　代償手段を活用する方法には，対象者の残存している能力を利用して新たな記憶方略を獲得させるトレーニングがある．このトレーニングでは，①記憶する内容を視覚的にイメージしたり絵に描いたりする，②記憶する内容の意味を考えたり，声に出したり，字に書いたりして印象づける（記銘処理の深化），③記憶する内容の音韻的手がかりを用いる（語頭音など），④情報を小分けにしたり系統立てるなどの方法が活用される．

　環境を調整する方法には，記憶障害を補助するノート，日記，テープレコーダー，アラームなどの外的な補助手段を備忘録として活用する方法がある[197,198]．しかし，記憶障害を有する対象者では，記憶を補助するための道具を使用する戦略そのものを記憶することが難しい点が指摘されている．そのため，対象者がノートを補助手段として活用できるようになるために，①ノート作成方法の習得，②ノート持参の習慣化，③ノートをみる行動の習慣化という，ステップを練習する必要があるとされている．例えば，タイマー機能をもつ電子アラーム，電子アラーム付きの電子手帳や腕時計などを用いて適切な時間に行動の予定を参照できるようにすることも有効とされている．また，部屋の出入り口に目印をつける，目のつくところに日付け，注意書き，メッセージを書いたホワイトボードを置く，タンスの中身や物を置く場所を指定する，機器の使用方法を紙に目立つように書いて貼り付けるなどの方法も有効とされている．

表3-16　記憶障害に対する訓練効果

| 研　究 | 対象者 | トレーニング | | 結　果 |
|---|---|---|---|---|
| Cho ら (2015)[193] | 発症から平均5.3カ月の12名 | 方　法 | ：コンピューター（RehaCom）を用いた記憶訓練 | 記憶障害が改善 |
| | | 持続時間 | ：30分間 | |
| | | 頻　度 | ：週に5日 | |
| | | 期　間 | ：6週間 | |
| Jeon ら (2012)[194] | 8名（発症からの期間の記載なし） | 方　法 | ：左前頭前野背外側部（陽極），右眼窩上（陰極）への経頭蓋直流電流刺激（1 mA） | 刺激直後および2週間後のワーキングメモリーの課題成績が改善 |
| | | 持続時間 | ：20分間 | |
| | | 頻度・期間 | ：1回のみ | |
| Chen ら (2012)[195] | 発症から2年以上の6名 | 方　法 | ：複雑図形を用いて全体から部分を記憶する訓練 | 1日後の即時および遅延記憶が向上 |
| | | 持続時間 | ：90分間 | |
| | | 頻度・期間 | ：1回のみ | |
| Rand ら (2010)[196] | 発症から1〜9年の11名 | 方　法 | ：ストレッチ，バランストレーニング，レジスタンストレーニング（40分），有酸素運動（20分），レクリエーション（1時間） | 記憶障害が改善 |
| | | 持続時間 | ：120分間 | |
| | | 頻　度 | ：週に2日（運動），1回（レクリエーション） | |
| | | 期　間 | ：6カ月 | |

## 4）視覚走査訓練は半側空間無視を改善させる

　半側空間無視に対するリハビリテーションとしては，手がかり刺激を提示しながら左側にある対象物を探索する方法（視覚走査訓練），視野が非無視側へ偏位するプリズム付き眼鏡をかけてリーチ動作などを行う方法（プリズム順応法），無視側の後頭部に振動刺激を提示する方法，眼球の非無視側を覆い隠す眼鏡をかける方法（アイパッチ；**図3-31**），ビデオなどにより自らの行動をフィードバックする方法，頭部は正面を向いたまま体幹を左に回旋させる方法，無視側の上肢を無視空間内で動かす方法，セラピストが行う両手動作を記憶し模倣する方法（メンタルプラクティス）などの有効性が報告されている（**表3-17**）[199〜213]．機能の改善を目指したリハビリテーションは，20〜60分間の練習を週に2日以上実施することが有効とされている．しかし，訓練効果が日常生活へ波及することが難しいという指摘や，機能訓練によって日常生活における障害の改善を図るよりも，日常生活における行動練習のほうが効果的という報告もある[214]．また，行動練習中に視覚的な手がか

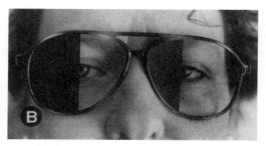

図3-31　アイパッチ（文献199)より引用)

り刺激を提示することによって，Barthel Index の得点が向上したという報告もある[215]．

### 5）手がかり刺激と難易度を調整した訓練は失行・失認を改善させる

観念運動失行に対するリハビリテーションとしては，手がかり刺激の提示や難易度を調整しながら物品を操作する訓練，メンタルプラクティス，経頭蓋直流電流刺激などの有効性が報告されている（**表3-18**)[216～221]．しかし，観念失行や視覚性失認に対するリハビリテーション方法は，まだ十分には確立されてはいないことも指摘されている．

### 6）注意訓練は注意障害を改させる

注意障害に対するリハビリテーションとして，コンピューターによる訓練やAttention Process Training を用いて紙上の数字を抹消するなどの訓練の有効性が報告されているが（**表3-19**)[193, 222～227]，日常生活への波及が難しいことも指摘されている[228]．また，認知機能障害に関する検査結果を家族に伝えることにより，家族の介護負担感を減らすとされている[229]．なお，注意障害の改善を目指したリハビリテーションは30～60分間の訓練を週に5日実施することが有効とされている．

### 7）薬物療法はうつを改善させる

うつは，希死念慮や自殺との関連が強いため，脳卒中うつスケールやうつ性自己評価尺度（Self-rating Depression Scale）などによって対象者にうつが認められた場合は，速やかに担当医師に相談する必要がある．抗うつ薬の効果を検討した研究では，うつや運動機能の改善効果が認められている[230～234]．

第2節 ● リハビリテーション計画に基づく総合的な支援

表 3-17　半側空間無視に対する訓練効果

| 研　究 | 対象者 | トレーニング | | 結　果 |
|---|---|---|---|---|
| Nys ら (2008)[203] | 発症から4週以内の20名（プリズム眼鏡群10名，通常ゴーグル群10名） | 方　　法：プリズム眼鏡群（プリズム眼鏡を装着して生活），通常ゴーグル群（通常ゴーグルを装着して生活）<br>持続時間：30分間<br>頻　　度：毎日<br>期　　間：4日間 | | 直後は通常ゴーグル群よりもプリズム眼鏡群の成績が向上．ただし，1カ月後には有意差なし |
| Serino ら (2009)[204] | 発症から4週以内の20名（プリズム眼鏡装着群10名，通常ゴーグル群10名） | 方　　法：プリズム眼鏡装着群（プリズム眼鏡を装着した視覚走査訓練），通常ゴーグル群（通常ゴーグルを装着した視覚走査訓練）<br>持続時間：30分間<br>頻　　度：毎日<br>期　　間：10日間 | | 両群において半側空間無視が改善．ただし，プリズム眼鏡装着群で改善率が大きかった |
| Turton ら (2010)[205] | 発症から20日以内の34名（プリズム眼鏡装着群16名，通常眼鏡群18名） | 方　　法：プリズム眼鏡装着群（プリズム眼鏡を装着した視覚走査訓練），通常眼鏡群（通常眼鏡を装着した視覚走査訓練）<br>持続時間：90試行<br>頻　　度：週に5日<br>期　　間：14日間 | | 通常眼鏡群よりもプリズム眼鏡群において左側への探索が拡大．ただし，日常生活におけるBIT（Behavioural Inattention Test）行動性無視検査の得点や日常生活に有意差なし |
| Mizuno ら (2011)[206] | 発症から3カ月以内の18名 | 方　　法：プリズム眼鏡を用いた視覚走査訓練<br>持続時間：20分間<br>頻　　度：週に5日<br>期　　間：14日間 | | Functional Independence Measure（FIM）の得点とBIT行動性無視検査の得点が向上 |
| Làdavas ら (2011)[207] | 発症から2カ月以内の20名（最終適用群10名，後半適用群10名） | 方　　法：最終適用群（指示運動の最終にプリズム眼鏡による視覚的情報の提示），後半適用群（指示運動の後半にプリズム眼鏡による視覚的情報の提示）<br>持続時間：30分間<br>頻　　度：週に5日<br>期　　間：2週間 | | 両群において半側空間無視が改善．ただし，最終適用群で改善率が大きかった |
| Luukkainen-Markkula ら (2009)[208] | 発症から6カ月以内の6名 | 方　　法：無視側上肢の運動（合計20～30時間），視覚走査訓練（合計10時間）<br>持続時間・頻度：無視側上肢の運動（20～30時間），視覚操作練習（10時間）<br>期　　間：3週間 | | BIT行動性無視検査の得点が向上 |

表 3-17 つづき

| 研　究 | 対象者 | トレーニング | | 結　果 |
|---|---|---|---|---|
| Fong ら (2007)[209] | 発症から2カ月以内の29名（体幹回旋群19名，体幹回旋・視覚遮断群20名） | 方　　法：体幹回旋群（随意的な体幹回旋運動），体幹回旋・視覚遮断群（半側の視覚遮断下で随意的な体幹回旋運動）<br>持続時間：60分間<br>頻　　度：週に5日<br>期　　間：1カ月間 | | 両群ともに BIT 行動性無視検査得点が向上 |
| Tsang ら (2009)[210] | 発症から平均21.5日の34名（リハビリテーション群17名，リハビリテーション・視覚遮断群17名） | 方　　法：アイパッチによる視覚遮断を用いた練習<br>持続時間：60分間<br>期　　間：4週間 | | リハビリテーション・視覚遮断群でリハビリテーション群よりも BIT 行動性無視検査の得点が向上．しかし，FIM の得点には有意差なし |
| Harvey ら (2003)[211] | 発症から5～25日の7名 | 方　　法：視覚的フィードバックを用いた練習<br>持続時間：60分間<br>頻　　度：毎日（監視下での練習を3日間の後，自宅での練習を14日間）<br>期　　間：17日間 | | 半側空間無視が改善 |
| Koch ら (2012)[212] | 発症から平均43日の9名 | 方　　法：経頭蓋磁気刺激（左後頭頂葉に対して筋収縮時運動閾値の80％の強度を用い，50 Hz の頻度で3刺激のセットを200 ms ごとに40分間提示）<br>持続時間：40分間を2セッション<br>頻　　度：週に5日<br>期　　間：2週間 | | BIT 行動性無視検査の得点が向上 |
| Ferreira ら (2011)[213] | 発症から3カ月以上の10名（視覚操作群5名，メンタルプラクティス群5名） | 方　　法：視覚走査訓練，メンタルプラクティス<br>持続時間：60分間<br>頻　　度：週に2回<br>期　　間：5週間 | | 視覚操作群でメンタルプラクティス群よりも BIT 行動性無視検査の得点と FIM の得点が向上 |

第 2 節 ● リハビリテーション計画に基づく総合的な支援

表 3-18　失行・失認に対する訓練効果

| 研　究 | 対象者 | トレーニング | 結　果 |
|---|---|---|---|
| Bolognini ら (2015)[220] | 発症から平均 12.5 カ月の 6 名 | 方　　法：左後頭頂葉（陽極），右眼窩上（陰極）への経頭蓋直流電流刺激（2 mA）<br>持続時間：10 分間<br>頻度・期間：1 回のみ | 観念運動失行の改善 |
| Wu ら (2011)[221] | 発症から 7 カ月の 1 名 | 方　　法：物品操作練習（30 分），メンタルプラクティス（30 分）<br>持続時間：60 分間<br>頻　　度：週に 3 回<br>期　　間：6 週間 | 観念運動失行の改善 |

表 3-19　注意障害に対する訓練効果

| 研　究 | 対象者 | トレーニング | 結　果 |
|---|---|---|---|
| Cho ら (2015)[193] | 発症から平均 5.3 カ月の 12 名 | 方　　法：コンピューター（RehaCom）を用いた注意訓練<br>持続時間：30 分間<br>頻　　度：週に 5 日<br>期　　間：6 週間 | 注意障害の改善 |
| Barker-Collo ら (2009)[227] | 発症から平均 18.5 カ月の 38 名 | 方　　法：Attention Process Training を用いた注意訓練<br>持続時間：60 分間<br>頻　　度：週に 5 日<br>期　　間：4 週間 | 注意障害の改善 |

## 4. 行動練習により新しい行動連鎖を獲得する

### 1)　オペラント行動は三項随伴性により成立する随意的行動である

　脳血管障害を発症した対象者の日常生活が自立に至る過程には，医学的治療による疾病の回復や機能訓練による認知機能および運動機能障害の改善などが影響するが，そのほかは行動練習による学習過程として捉えることができる．機能訓練は，運動機能や認知機能の障害に直接働きかけるものである（図3-2，3-3A）．一方，行動練習は健常なころには使用していなかった新たな行動連鎖を獲得する，あるいは健常なころと同様の行動連鎖を再獲得することによって，日常生活上の問題を減らそうとするものである（図3-2，3-3B）．ここでは，行動練習の方法について考えてみたい．

227

第Ⅲ章 ● 予後予測に基づく総合的アプローチのポイント——効果のある総合的な支援

**Clinical Points**

①🔑 行動練習は，新たな行動連鎖を獲得させ，日常生活上の問題を減らすものである

②🔑 行動の学習を促進するためには，先行刺激を整備して対象者が標的行動を成功してしかるべき環境をつくると同時に，後続刺激を整備して対象者が成功を実感できる環境をつくることが重要である

③🔑 プロンプトとは，対象者の行動が生起する確率を高めるような先行刺激のことである

④🔑 プロンプトの提示方法には，時間遅延法とフェイディング法がある

⑤🔑 後続刺激が行動の生起頻度を高める機能をもつためには，即時性，具体性，多様性，明示性が必要である

⑥🔑 課題提示の方法には，順行連鎖 (forward chaining) 法，逆行連鎖 (backward chaining) 法，総課題提示 (total-task presentation) 法がある

⑦🔑 不適切な行動が多い場合，不適切な行動と対抗する適切なオペラント行動を増やすことが重要である

⑧🔑 強化スケジュールを工夫して，後続刺激を提示する頻度を系統的に決めることにより，対象者の適切な行動を日常生活の中で定着させることが可能になる

　図3-3B に示すように，行動練習は機能と行動の関係性を示す曲線自体を左に移動させるという効果を有している．リハビリテーションでは，身辺処理，調理，外出，金銭管理などのさまざまな行動障害に対して，福祉用具の処方を含めた多様な行動練習が実施されている．行動練習では，一般に対象者とセラピストが1対1の不連続な試行を反復して行う．行動練習の有効性を**表3-20**にまとめる．

　例えば，重度の右片麻痺を有している対象者が衣服を着る行動の練習を行う場面を想定してみる．セラピストは，「服の袖を両方のももの間に垂らすように置いて，それから右手を通すとやりやすいですよ」というように，適切な行動方法を言語的に示すと同時にジェスチャーなどで手本を示しながら説明を行う．そして，対象者がセラピストの言語指示や手本を頼りにして衣服を両腿の上に広げることができた場合，「いいですよ．うまく袖を両もものの間に置けていますよ」と行動の成功を具体的にフィードバックしながら対象者を称賛する．対象者の行動やセラピストの言

第2節 ● リハビリテーション計画に基づく総合的な支援

## 表3-20　行動練習の効果

| 著　者 | 対象者数 | 診断名 | 年　齢 | 標的行動 | 主な方法 | デザイン[†] |
|---|---|---|---|---|---|---|
| Rogers ら<br>(1999)[235] | 84 | 認知症 | 82歳* | 身辺処理 | 時間遅延法 | － |
| Adams ら<br>(2000)[236] | 1 | 大腿骨骨折 | 79歳 | 起き上がり | 逆行連鎖法 | AB |
| 鈴木ら<br>(2001b)[284] | 1 | 脳血管障害 | 79歳 | 更衣 | ポジティブ<br>ルール | ABAB |
| 鈴木ら<br>(2001a)[285] | 1 | 頭部外傷 | 43歳 | 更衣 | ポジティブ<br>ルール | AB |
| 鈴木ら<br>(2004)[73] | 2 | 脳血管障害 | 46歳, 84歳 | 重錘挙上 | 後続刺激調整 | 操作交代 |
| 山崎ら<br>(2005c)[237] | 22 | 健常 | 20.6歳* | 箸操作 | 課題難易度調整 | － |
| Suzuki ら<br>(2006)[10) ‡] | 51 | 脳血管障害 | 69.4歳* | 更衣 | シェイピング | － |
| 鈴木ら<br>(2006)[238] | 1 | 脳血管障害 | 44歳 | 箸操作 | 課題難易度調整 | ABAB |
| 宮本ら<br>(2007)[239] | 1 | 脳血管障害 | 55歳 | 入浴 | シェイピング | AB |
| 下田ら<br>(2007)[240] | 1 | 認知症 | 71歳 | 歩行 | 目標提示 | AB |
| Suzuki ら<br>(2008)[52) ‡] | 63 | 脳血管障害 | 69.4歳* | 更衣 | シェイピング | － |
| 鈴木ら<br>(2008)[241] | 1 | 脳血管障害 | 64歳 | 外出 | 目標提示 | ABAB |
| 千葉ら<br>(2010)[242] | 1 | 大腿骨骨折・<br>認知症 | 87歳 | トイレ動作 | 時間遅延法 | AB |
| 中山ら<br>(2010)[243] | 1 | 脳血管障害 | 78歳 | 座位 | 目標提示 | ABAB |
| 鈴木ら<br>(2010)[244] | 1 | 脳血管障害 | 70歳 | 身辺処理 | 身体的ガイダンス | ABAB |
| 上村ら<br>(2010)[245] | 1 | 認知症 | 82歳 | 立ち上がり | プロンプトフェイディング | AB |
| Baker ら<br>(2011)[246] | 1 | 認知症 | 80歳 | ため込み行動 | 強化刺激調整 | ABAB |
| 中村ら<br>(2011)[247] | 1 | デジェリーヌ症候群 | 69歳 | 身辺処理 | シェイピング | AB |

第Ⅲ章 ● 予後予測に基づく総合的アプローチのポイント──効果のある総合的な支援

## 表 3-20　つづき

| 著　者 | 対象者数 | 診断名 | 年　齢 | 標的行動 | 主な方法 | デザイン[†] |
|---|---|---|---|---|---|---|
| 中山ら<br>(2011)[248)] | 1 | 脳血管障害 | 82 歳 | 起き上がり | 逆行連鎖法 | AB |
| 佐々木ら<br>(2011)[249)] | 1 | 脳血管障害 | 65 歳 | 上肢挙上 | 時間遅延法 | 操作交代 |
| 上村ら<br>(2011)[250)] | 3 | 骨折 | 60 〜 90 歳 | 座位 | 言語プロンプト | AB |
| 永井ら<br>(2012)[251)] | 1 | 頸髄損傷 | 66 歳 | 起き上がり | 逆行連鎖法 | ABAB |
| 打田ら<br>(2012)[252)] | 11 | 認知症 | – | 車いす操作 | シェイピング | – |
| 上村ら<br>(2012)[253)] | 1 | 脳血管障害 | 90 歳 | 起き上がり | プロンプトフェイディング | AB |
| 遠藤ら<br>(2013)[254)] | 1 | 進行性核上性麻痺 | 80 歳 | 起き上がり | 逆行連鎖法 | AB |
| 松井ら<br>(2013)[255)] | 1 | 脳血管障害 | 40 歳 | トイレ動作 | シェイピング | AB |
| 二丹田ら<br>(2013)[256)] | 1 | 認知症 | 83 歳 | 移乗 | 視覚的プロンプト | AB |
| 田辺ら<br>(2013)[257)] | 1 | 脳血管障害 | 78 歳 | 座位 | 言語プロンプト | AB |
| 矢作<br>(2013)[258)] | 1 | 脳血管障害 | 64 歳 | 会話 | 身体接触 | ABAB |
| Heinicke ら<br>(2014)[259) ‖] | 174 | 頭部外傷 | 18 歳以上 | 社会的スキル | 強化刺激調整 | – |
| 中島ら<br>(2014)[260)] | 1 | 脳血管障害 | 80 歳 | トイレ動作 | プロンプトフェイディング | AB |
| 岡田ら<br>(2014)[261)] | 1 | 脳血管障害 | 78 歳 | 起き上がり | 逆行連鎖法 | AB |
| 岡庭ら<br>(2014)[262)] | 1 | 脊髄損傷・認知症 | 80 歳 | 歩行 | 目標提示 | AB |
| 矢作<br>(2014)[263)] | 1 | 脳血管障害 | 80 歳 | 会話 | 身体接触 | ABAB |
| 吉村ら<br>(2014)[264)] | 1 | 脳血管障害 | 80 歳 | 立ち上がり | シェイピング | AB |
| Endo ら<br>(2015)[265) ¶] | 10 | 認知症 | 79.2 歳* | 更衣 | シェイピング | – |

230

第2節 ● リハビリテーション計画に基づく総合的な支援

表 3-20 つづき

| 著　者 | 対象者数 | 診断名 | 年　齢 | 標的行動 | 主な方法 | デザイン† |
|---|---|---|---|---|---|---|
| 遠藤ら<br>(2015)[266] | 1 | 認知症 | 80歳 | 車いす操作 | シェイピング | AB |
| 井尾ら<br>(2015)[267] | 1 | 脳血管障害 | 71歳 | 会話 | 視覚的プロンプト | ABAB |
| 川口ら<br>(2015)[268] | 1 | 脳血管障害 | 70歳 | 立ち上がり | 身体的ガイダンス | AB |
| 中島ら<br>(2015)[269] | 1 | 認知症 | 80歳 | 立位 | 課題難易度調整 | AB |
| 松井ら<br>(2015)[270] | 2 | 認知症 | 80歳, 70歳 | 立ち上がり・歩行 | 目標提示 | AB |
| 田辺ら<br>(2015)[271] | 1 | 認知症 | 87歳 | 立ち上がり | シェイピング | AB |
| 富田ら<br>(2015)[272] | 1 | 脳血管障害 | 80歳 | 移乗 | 課題難易度調整 | AB |
| 上村ら<br>(2015)[273] | 1 | 脳血管障害 | 70歳 | 食事・訓練参加 | ポジティブルール | AB |
| 山本ら<br>(2015)[274] | 1 | 大腿骨骨折・認知症 | 90歳 | 車いす操作 | プロンプトフェイディング | AB |
| 矢作<br>(2015)[275] | 1 | 脳血管障害 | 30歳 | 書字 | ポジティブルール | ABAB |
| 矢作<br>(2016)[276] | 10 | 認知症 | 60〜80歳 | 食事 | 視覚的プロンプト | ABAB |
| 高橋<br>(2016)[277] | 1 | 癌 | 80代 | 立ち上がり | 課題難易度調整 | ABAB |
| 森下ら<br>(2017)[278] | 1 | 脳血管障害 | 40代 | 下衣更衣 | シェイピング | AB |

*：平均年齢，†：単一事例研究のデザイン，‡：前向きコホート研究，‖：メタ分析研究，¶：横断研究，AB：ベースライン期と支援期を1回ずつ実施するデザイン，ABAB：ベースライン期と支援期を複数回反復するするデザイン

語指示，ジェスチャー，称賛などを模式的に整理すると**図3-32**のようになる．

　セラピストの言語指示やジェスチャーのように，行動に先立って提示される環境条件のことを先行刺激という（**図3-11**）．前述の例では，言語指示やジェスチャーを手がかりにして，対象者が衣服を両腿の上に広げるという行動を起こした場合，それに対してセラピストが行動の成功を具体的にフィードバックしながら称賛していた．対象者側からみた場合，セラピストによる言語的なフィードバックや称賛な

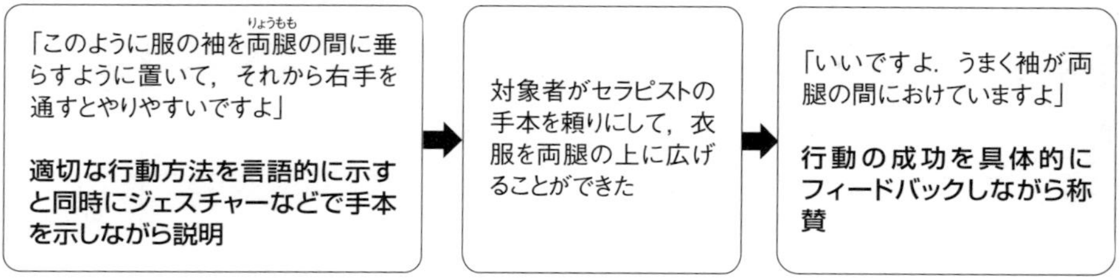

第Ⅲ章 ● 予後予測に基づく総合的アプローチのポイント——効果のある総合的な支援

「このように服の袖を両腿の間に垂らすように置いて，それから右手を通すとやりやすいですよ」

**適切な行動方法を言語的に示すと同時にジェスチャーなどで手本を示しながら説明**

→ 対象者がセラピストの手本を頼りにして，衣服を両腿の上に広げることができた →

「いいですよ．うまく袖が両腿の間におけていますよ」

**行動の成功を具体的にフィードバックしながら称賛**

図 3-32　着衣練習の場面

　どは，環境からの刺激の一部と考えられる．つまり，セラピストによる称賛は，行動を起こした結果，環境から与えられる応答である後続刺激と考えることができる．この場面を整理すると，「セラピストによる言語指示やジェスチャー（先行刺激）」→「対象者が衣服を両腿の上に広げる（行動）」→「セラピストによる行動成功のフィードバックと称賛（後続刺激）」となり，環境にあるさまざまな先行刺激を手がかりとして行動が引き起こされ，行動によってさまざまな環境の変化（後続刺激）が生じていることになる．このような，ある条件下で，ある行動をすると，ある環境の変化が起こるという行動と環境の関係性を三項随伴性（three-term contingency）といい，三項随伴性によって成り立つ行動を，オペラント行動（operant behavior）という．

　行動の学習を促進するためには，標的とした行動に先立って提示される先行刺激を整備し，対象者が標的行動を成功してしかるべき環境をつくると同時に，行動を起こした後に提示される後続刺激を整備して対象者が成功を実感できる環境をつくることが重要である[279, 280)]．

　行動練習によって行動レベルが向上すると，それに伴って機能もまた改善する可能性がある．ただし，行動練習の効果が機能に影響を及ぼすためには，一定以上の活動強度と頻度が必要になる．例えば，筋力増加をもたらす負荷強度は 1RM の 50 ％以上の負荷が必要であり，これを下回る行動では筋力増強の効果は減少する[54, 55)]．また，CI 療法を用いた麻痺側上肢の使用練習では，1 日 6 時間程度の麻痺肢の使用が必要であるとされている[151)]．

## 2）分化強化は特定の行動に強化刺激を提示して行動学習を図る方法である

　脳血管障害によって左片麻痺を有した対象者が，ベッドから起き上がる行動を例にして，行動練習の場面を考えてみよう．対象者がすでに習得している行動の総体

第 2 節 ● リハビリテーション計画に基づく総合的な支援

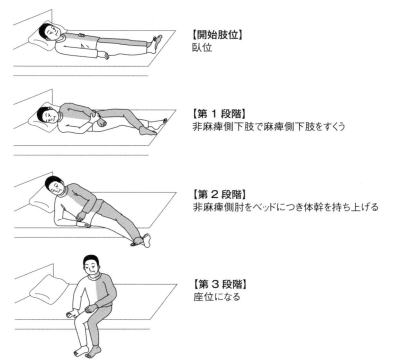

図 3-33　起き上がりの行動連鎖

を行動レパートリーと呼んだが，行動レパートリーの有無によって練習の方法が変わる．対象者が標的行動（ベッドから起き上がる行動）をレパートリーとしてもっていない場合，新しい行動レパートリーを学習し，「できないこと」をできるようにする必要がある．一方，行動レパートリーを対象者がもっているにもかかわらず，日常でその行動レパートリーを使用していない場合，「できること」を自発的にできるようにする必要がある（図 2-23）．

　対象者がベッドから起き上がる行動をイメージすると，図 3-33 のように一つの行動が，複数の行動要素の複雑な組み合わせによって成立していることがわかる．このような，一つの行動を構成している一連の行動要素の組み合わせのことを行動連鎖（behavior chain）と呼ぶ（図 2-22）．脳血管障害によって左片麻痺を有した対象者の場合，右上下肢を駆使してベッドから起き上がる行動は，障害を生じる以前にはなかった行動である．そのため脳血管障害発症後には，それまでの生活で獲得していなかった新しい行動レパートリーを障害後に学習し，獲得する必要があると

233

第Ⅲ章●予後予測に基づく総合的アプローチのポイント——効果のある総合的な支援

表3-21　プロンプト

| 種　類 | 内　容 |
|---|---|
| 言語プロンプト<br>（verbal prompt） | 音声による指示・合図・説明 |
| 視覚的プロンプト<br>（visual prompt） | 文字・絵・図・写真・サインによる指示・合図・説明 |
| モデリング<br>（modeling） | 指導者が実際に手本をみせて，対象者にそれを模倣するように促す方法 |
| 身体的ガイダンス<br>（physical guidance） | 指導者が手などを使って，対象者の身体（体全体，腕，手など）を誘導する方法 |

いえる．

　それでは，図3-33に示した行動連鎖の第1段階である「左足（麻痺側下肢）の下に右足（非麻痺側下肢）を滑り込ませ，右足（非麻痺側下肢）で左足（麻痺側下肢）をすくう」という行動要素を対象者が学習するために，セラピストはどのような先行刺激と後続刺激を提示すればよいのだろうか．

### ■a　プロンプトにより対象者が失敗する確率を減らす

　行動練習の最初の段階では，セラピストが行動の手順をさまざまな先行刺激を用いて対象者に伝える必要がある．先行刺激の中でも，対象者の行動が生起する確率を高めるような手がかりのことをプロンプト（prompt）という（表3-21）．プロンプトには，適切な身体部位や方向をポンポンと軽くたたいて誘導したり，対象者の身体に手を添えて行動を誘導したりする方法（身体的ガイダンス：physical guidance），セラピストが実際に手本をみせて対象者にそれを模倣するように促す方法（モデリング：modeling），文字や絵などを用いて指示や合図を行う方法（視覚的プロンプト：visual prompt），音声を用いて指示や合図を行う方法（言語プロンプト：verbal prompt）など，さまざまな種類がある．対象者の能力に応じたプロンプトを提示することによって，対象者が練習中に失敗を経験する確率を減らすことができる．

　例えば，前述のベッドから起き上がるという行動の練習において提示するプロンプトを考えてみると，「左足の下に右足を滑り込ませてください」と指示することは言語プロンプト，セラピストが左足の下に右足を滑り込ませる手本を実際にみせて対象者にそれを模倣するように促すことはモデリング，左足や右足をポンポンと軽くたたいて行動の方向を誘導したり，対象者の身体に手を添えて行動を誘導した

表 3-22　プロンプトの提示方法

| 方　法 | 内　容 |
|---|---|
| 時間遅延（time delay）法 | 開始の合図から一定時間待って適切な行動が出現しない時にプロンプトを提示する |
| フェイディング（fading）法 | プロンプトの多い条件から徐々にプロンプトの量を減少させていく |

りすることは身体的ガイダンスとなる.

　このように行動練習の過程では，標的行動を一つずつの行動要素に分類し，どの行動要素が困難であるかを明らかにする. その後，困難な行動を対象者が成功するために必要な種々のプロンプトを先行刺激として提示する方法が用いられる[52]. また，装具や杖などの外的補助手段も，行動の生起頻度を向上させる身体的ガイダンスの一種と考えられ，下肢装具の使用により歩行時のバランス，麻痺側立位時間，振り出しの対称性，麻痺側下肢の安定性，歩数，歩行速度が向上したという報告がある[281～283].

　一方で，プロンプトの提示方法を毎回ばらばらにすると手がかりの量を統制できず，結果として失敗する確率が減少しなくなる. そのため，あらかじめプロンプトの提示基準を決めておく必要がある. プロンプトの提示方法には，時間遅延（time delay）法とフェイディング（fading）法がある（表 3-22）. 時間遅延法は，開始の合図から一定時間待って適切な行動が出現しない時にプロンプトを提示する方法をいい，行動開始の合図から行動を開始するまでの時間が遅延する場合などに有効とされている. フェイディング法は，プロンプトの多い条件から徐々にプロンプトの量を減少させていく方法をいう. 具体的には，練習初期に対象者の身体を十分に支えながら身体的ガイダンスを行い，対象者が行動を習得するのに伴って誘導する力を少しずつ緩めていく方法や，プロンプトの種類を身体的ガイダンスからモデリング，言語プロンプトへと漸減させていく方法がある[10, 52, 265]. このようなフェイディング法や時間遅延法を用いることによって，対象者が失敗する確率を低い状態に維持しながら行動練習を行うことが可能になる. 先行刺激の整備例を表 3-23 に示す.

### ◢b 強化刺激により行動学習を促進する

　さまざまなプロンプトによって，課題の難易度を対象者の能力に合わせて調整し，成功する確率の高い環境設定で行動練習を行い，適切な行動が出現した際には行動の生起頻度を向上させる後続刺激を提示することが重要である. その後続刺激の中

表3-23 先行刺激の整備例

| プロンプト | ・言語プロンプト，視覚的プロンプト，モデリング，身体的ガイダンス |
|---|---|
| 短期的見通し | ・短期的な目標値の提示<br>・効果的な練習回数や持続時間の提示<br>・練習の回数や時間の提示<br>・練習の中止基準の提示 |
| 長期的見通し | ・一般的な練習効果の提示<br>・長期的な目標値や支援期間の提示<br>・日常生活に必要な機能レベルの提示 |

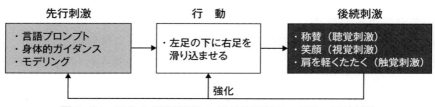

図3-34 起き上がり練習における先行刺激・行動・後続刺激

でも行動の生起頻度を増加するものを強化刺激と呼んだ（**図3-13**）．例えば，ベッドから起き上がる行動の場合，対象者が左足の下に右足を少しでも滑り込ませることができたら，即座に称賛（聴覚刺激），笑顔（視覚刺激），肩を軽くたたく（触覚刺激）などの後続刺激を提示する（**図3-34**）．行動を遂行している最中に，対象者が自身の行動の適切さを判断することが難しい場合も多いため，行動のどの点が適切なのかについてセラピストが具体的に対象者へフィードバックする必要がある．その際，言語（声かけなど），視覚（セラピストの笑顔など），触覚（対象者の背中をさするなど）などに関する多様な感覚様式を用いた後続刺激を同時に提示するよう工夫することが行動学習に有効とされている．特に後続刺激が行動の生起頻度を高める機能をもつためには，即時性，具体性，多様性，明示性が必要であるとされている（**表3-24**）．例えば，左足の下に右足を滑り込ませる行動では，適切な行動が出現した直後に（即時性），「左足が右足の下に上手に入っていますよ」といった具体的なフィードバックを行うとともに（具体性），左足を軽くたたきながら（関連性），同時に称賛や笑顔（多様性）を対象者にわかりやすい形で明確（明示性）に提示することが有効である．このように，新しい行動連鎖を学習する際には，まず少しでも可能な行動に焦点をあて，それが少しでもできたら強化刺激（行動を強化する後続刺激）を提示して，その行動の生起頻度を増やしていく．

表3-24 後続刺激提示の留意ポイント

**即時性**：適切な行動の直後に強化刺激を提示する
**多様性**：さまざまな種類の強化刺激を同時に提示する
**明示性**：強化刺激を明確な形で提示する
**具体性**：適切な行動が何かを対象者に示す
**関連性**：適切な行動に関連する身体部位を示す

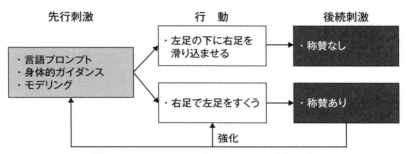

図3-35 起き上がり練習における分化強化

次に，対象者が右足を左足の下に滑り込ませられるようになってきたら，滑り込ませるだけでは後続刺激を提示せず，右足で左足をすくえた時にのみ強化刺激を提示するようにしていく（図3-35）．このように強化刺激を提示する基準を徐々に上げていき，特定の行動のみに強化刺激を提示して，それ以外の行動には強化刺激を提示しないことを分化強化（differential reinforcement）という．分化強化によって目標とした標的行動に対象者の行動を近づけていく．また，分化強化によって徐々に標的行動へ近づけ，行動レパートリーにない行動を習得する方法をシェイピング（shaping）という．

表3-25に後続刺激の整備例を示す．行動練習において行動の学習を促進するためには，「できそう」「やるとよいことがある」という状況を作り出し，練習中に成功と達成感が得られる過程を創出する必要がある．まず，先行刺激を整備した環境で行動練習を実施し，対象者に標的行動が出現した際には，即時に称賛や笑顔といった後続刺激を提示することが重要である[73]．また，ホットパックやマッサージといった心地よい刺激を練習後に提示することによって，それが強化刺激となる可能性もある．先行刺激として，「もし…したら，～しましょう」というような「if…then～」型のルールを練習前に提示した場合には，目標の後に必ず約束した後続刺激を提示することが必要である[284]．また，練習の進行度に関する記録や行動の改善状況をグラフにして示すことも効果的である．行動が自立に達したり，行動にお

第Ⅲ章 ● 予後予測に基づく総合的アプローチのポイント──効果のある総合的な支援

表3-25　後続刺激の整備例

| | |
|---|---|
| ・注目，称賛 | ・行動の自立 |
| ・物理療法，マッサージ | ・行動における労力の減少 |
| ・約束した強化刺激の提示 | ・行動中の疼痛の減少 |
| ・行動改善の記録提示 | |

ける労力や疼痛が減少したりといった効果が得られてきた段階では，それ自体が強化刺激としての機能を果たすようになりうる．また，練習に伴って対象者の自立度が向上すると，行動を自力で行った際に得られる達成感や自尊心，あるいは他者から介助される煩わしさの減少といった，行動に内在する強化刺激が行動を制御し，セラピストによる付加的な強化刺激を減少させても行動が維持される可能性がある[285]．

## ◤C　予測報酬誤差により行動が増減する

ここで，後続刺激による行動強化のメカニズムについて考えてみたい．われわれが行動を起こすと，環境からなんらかの後続刺激が与えられる．後続刺激は，周りの人から与えられる場合や物理的な環境の変化として与えられる場合がある．行動の生起頻度を増加させる後続刺激が強化刺激だが，それには生得性強化刺激と習得性強化刺激がある．生得性強化刺激とは，水や食物などのように他の強化刺激と対提示されなくても強化刺激としての機能を有している刺激である（図3-36）．一方，習得性強化刺激とは，お金や称賛などのように他の強化刺激と対提示されることによって，強化刺激としての機能を有するようになった刺激である（図3-37）．人の随意的行動では，生得性および習得性強化刺激の報酬としての価値（報酬価）をもとに，より高い報酬価を得られるような行動則が探索的に学習される．複数の行動の候補から一つの行動を選択する場合，表3-26の3つのステップによって将来に得られる報酬価が最大になるような行動が選択されると考えられている．報酬価の予測には，行動の結果として得られた実際の強化刺激と予測された強化刺激との差（予測報酬誤差）が関与しているとされ，時刻 t における予測報酬誤差を $\delta(t)$ とすると，予測報酬と実際の報酬の関係は式29で表わされる[286]．

▶$\delta(t) = r(t) + \gamma \hat{V}(t+1) - \hat{V}(t)$ ・・・・・・・・・・・・・・・・・・・・・・・・・・・・・・・・（式29）
　$\delta(t)$：予測報酬誤差，$r(t)$：時刻 t の強化刺激，$\hat{V}(t)$：時刻 t の予測強化刺激，
　$\gamma$：強化刺激の減衰定数

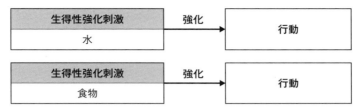

図 3-36　生得性強化刺激

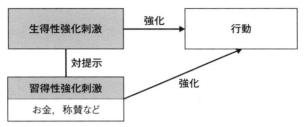

図 3-37　習得性強化刺激

表 3-26　行動選択のステップ

| ステップ1：報酬価の予測 | 行動を選択した後に起こる強化刺激が個人にとってどれほどよいことであるのかを予測する |
|---|---|
| ステップ2：行動の実行 | 強化刺激を得るために最適な行動を選択し実行する |
| ステップ3：行動の強化 | 行動の結果として得られた強化刺激と予測された強化刺激との差（予測報酬誤差）をもとに，行動選択の確率を更新する |

　学習初期において対象者は，行動に対してどのような後続刺激が得られるのかがわからない状態のため，強化刺激を予測することができない．そのため，時刻 t の予測強化刺激 $[\hat{V}(t)]$ と時刻 t の少し後の予測強化刺激 $[\hat{V}(t+1)]$ の差を検出できず，$\hat{V}(t) = \hat{V}(t+1) = 0$ になる．それによって，予測報酬誤差 $[\delta(t)]$ は時刻 t の実際の強化刺激 $[r(t)]$ と等しくなり，$\delta(t) = r(t)$ になる．つまり，学習初期は実際の強化刺激と等しいぶんだけ予測報酬誤差が得られ，行動が強化されるということになる．以下に，臨床場面を想定しながら式を解説する．

【予測報酬と実際の報酬における関係式を臨床場面で解説①】

　例えば，ベッドから起き上がる行動練習の場面を想定しながら式29を考えてみる．この場面では，対象者が期待する現時点のセラピストによる称賛や課

第Ⅲ章●予後予測に基づく総合的アプローチのポイント——効果のある総合的な支援

題の成功が$\hat{V}$(t)で，少し先の称賛や課題の成功が$\gamma\hat{V}$(t+1)となる．また，対象者が実際にセラピストから受ける称賛や課題の成功がr(t)となる．練習初期には，対象者が称賛や課題の成功などを期待することができない〔$\hat{V}$(t)＝$\gamma\hat{V}$(t+1)＝0〕．そのため対象者に提示される称賛や課題の成功が常に期待を上回る思いがけないものとなり〔予測報酬誤差：$\delta$(t)＝r(t)〕，行動が強化されることになる．

　学習が進むと対象者自身が，強化刺激を予測することができるようになってくる．実際の強化刺激が予測されたとおりのものだとすると，式29を変形した式30において実際の強化刺激〔r(t)〕と予測された強化刺激〔$\hat{V}$(t)－$\gamma\hat{V}$(t+1)〕が等しくなり，$\delta$(t)＝0になる．つまり，予測報酬誤差が生じず，行動は強化されないということになる．

▶$\delta$(t)＝r(t)－($\hat{V}$(t)－$\gamma\hat{V}$(t+1))＝0・・・・・・・・・・・・・・・・・・・・・・・・（式30）

　もし，予測以上の強化刺激が提示されると，式31のように，時刻(t)の強化刺激〔r(t)〕が予測された強化刺激〔$\hat{V}$(t)－$\gamma\hat{V}$(t+1)〕よりも大きくなるため，行動が強化される．

▶$\delta$(t)＝r(t)－($\hat{V}$(t)－$\gamma\hat{V}$(t+1))＞0・・・・・・・・・・・・・・・・・・・・・・・・（式31）

【予測報酬と実際の報酬における関係式を臨床場面で解説②】

　ベッドから起き上がる行動練習の場面を想定し式30と式31を考えてみる．練習が進んだ時期には，対象者がセラピストによる称賛や課題の成功などの期待できるようになってくる〔$\hat{V}$(t)と$\gamma\hat{V}$(t+1)〕．そのため，成功して当たり前の行動に対して，いつもどおりに称賛など〔r(t)〕を提示したとしても，期待を上回らず〔予測報酬誤差：$\delta$(t)＝0：式30〕，行動は強化されない．しかしここで，普段練習を担当しているセラピストとは違うセラピストが行動の改善を称賛したり，家族が称賛したりするといった，思いがけない称賛〔r(t)〕が提示されることによって，再び期待を上回り〔予測報酬誤差：$\delta$(t)＞0：式31〕，行動が強化される．

　一方，もし強化刺激が提示されないと，時刻(t)の強化刺激〔r(t)〕は0になるた

め，式32のように予測報酬誤差〔δ(t)〕は負になり，行動は弱化される．

$$\blacktriangleright \delta(t) = r(t) - (\hat{V}(t) - \gamma\hat{V}(t+1)) < 0 \cdots\cdots\cdots\cdots\cdots\cdots\cdots (式32)$$

---【予測報酬と実際の報酬における関係式を臨床場面で解説③】---

　ベッドから起き上がる行動練習の場面を想定し式32を考えてみる．対象者が左足の下に右足を少しでも滑り込ませることができたにもかかわらず，セラピストが称賛などを提示しなかった〔r(t)＝0〕とすると，期待を下回り〔予測報酬誤差：δ(t)＜0〕，行動が弱化されることになる．また，「動きがまだぎこちないので，もっとがんばりましょう」というような声かけをした〔r(t)＜0〕場合にも，期待を下回り〔予測報酬誤差：δ(t)＜0：式32〕，行動が弱化されることになる．

　また，時刻(t)における予測強化刺激〔$\hat{V}(t)$〕は式33のように表される．式33では，さまざまな時刻(t, t+1, t+3…)における強化刺激〔r(t), r(t+1), (t+2), (t+3)…〕が示されている．強化刺激の前についているγは減衰定数と呼び，0〜1の値をとる．このγは時刻が将来になるほど数値が0に近づき，γが指数関数的に減少し，得られる強化刺激の価値は減衰していく．つまり，γの値が大きいほど将来の強化刺激の価値が長く続き，長期的にみて有利な行動が選択されることを示している．一方，γの値が小さいほど，将来の強化刺激の価値が急激に減衰し，短期的に強化刺激が得られる行動が選択されやすくなることを示している．つまり，時間経過を加味しながら将来得られる強化刺激の総計を最大にするような行動が学習される．

$$\blacktriangleright \hat{V}(t) = r(t) + r(t+1) + \gamma^2 r(t+2) + \gamma^3 r(t+3) + \cdots \cdots\cdots\cdots\cdots (式33)$$

---【予測報酬と実際の報酬における関係式を臨床場面で解説④】---

　有酸素運動を行う場面を想定し式33を考えてみる．対象者が25〜60分間の有酸素運動を継続することによって，$VO_2$の増加，安静時心拍数および血圧の低下，歩行速度の向上，中性脂肪・総コレステロールの減少，麻痺側の血流改善，歩行速度の向上，バランス能力の改善などが得られることを知っていたとしても，それらの効果は即時的には生じない．つまり，即時効果がみられない運動は価値が小さく〔減衰定数(γ)が0に近づく〕，期待される運動の価値

第Ⅲ章 ● 予後予測に基づく総合的アプローチのポイント——効果のある総合的な支援

$[\hat{V}(t)]$ が低下する．一方，運動をしなかった場合には疲労感を回避できると同時に，テレビの視聴や趣味活動といった楽しみを得ることができる．よって，テレビの視聴や趣味活動の価値は増加し〔減衰定数 $(\gamma)$ の数値が1に近づく〕，それらの活動に対する期待 $[\hat{V}(t)]$ が大きくなる．そのため，運動の継続よりもテレビの視聴や趣味活動が選択されることになる．このような理由により，多くの対象者にとって運動の継続は難しい課題であることがわかる．

　以上のように，練習初期にはセラピストによる称賛や課題の成功などの強化刺激が提示されるたびに予測報酬誤差が生じて行動が強化されることが想定される．そのため練習初期には，すべての適切な行動に対して強化刺激を提示するようにして，行動を確実に形成することを考慮する必要がある．次に，行動が確立されてきたら，セラピストが提示する強化刺激の量と回数を系統的に減らしていく．その際，予測報酬誤差が得られやすいように，ランダムに強化刺激を提示したり，普段担当しているセラピスト以外のセラピストが強化刺激を提示したりするなどの工夫をすると効果的である．このような行動と強化刺激の関係性を理解することによって，「なぜ，そのような行動を行っているのか」「どのように行動を学習するのか」に関するさまざまなことを分析できるようになる．

## ◼ d 予測報酬誤差に応じてドーパミンニューロンが活動する

　近年では，オペラント条件づけの背景にある神経生理学的メカニズムが少しずつ明らかになってきている．図3-38に，サルの中脳のドーパミンニューロン活動を記録したものを示す．Rの時点でサルに報酬として餌が与えられる．図3-38a をみると，サルに餌を付与した時に中脳のドーパミンニューロンが活動していることがわかる．次に，CSの時点でサルに光刺激を提示して，その後に餌を付与するという練習を数日間反復する．すると，図3-38b に示すように光刺激を提示した時に中脳のドーパミンニューロンが活動するようになる．これは，報酬を期待する反応と考えられる．また，いつもどおりの餌を付与した時にはドーパミンニューロンが活動しなくなる．ただし，サルがより好むような餌を付与した場合には，再び中脳のドーパミンニューロンが活動する．一方，光刺激を提示した後に餌を付与しなかった場合には，図3-38c に示すようにRの時点で中脳のドーパミンニューロン活動が抑制されてることがわかる．これらの結果から，思いがけない報酬（より好みの餌）が付与された時のみにドーパミンニューロンが活動し，餌を付与しなかった時にはドーパミンニューロンの活動が抑制されるという予測報酬誤差に基づいた

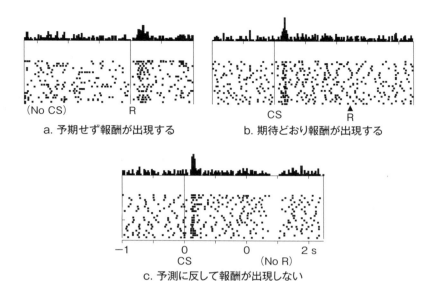

図3-38 報酬予測誤差に伴う中脳のドーパミンニューロン活動（文献296）より改変引用）

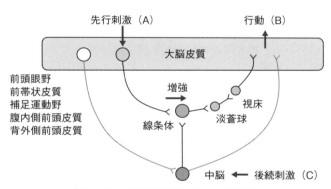

図3-39 行動選択に関わる神経回路

反応が生じるとされている．

では，予測報酬誤差に基づく行動の選択は，どのような神経回路で行われているのだろうか．図3-39は，行動の強化と弱化に関係する主な神経回路を示したものである．大脳皮質の感覚野に種々の先行刺激（A）が入力され，線条体を経て運動野へ信号が伝達されて行動（B）が生起した時に，その行動の結果として後続刺激（C）がもたらされた場合に中脳のドーパミンニューロンが活動し，線条体のシナプス結合が増強することが知られている．これによって，先行刺激（A）に対して行

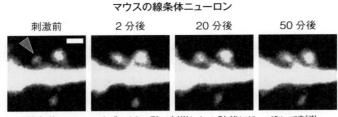

図3-40 ドーパミン刺激に伴う樹状突起の頭部増大 (文献287)より改変引用)

動(B)を引き起こしたシナプス結合が強化されるため，次回に刺激(A)が提示された際には行動(B)が生じやすくなると考えられている．このように，大脳皮質(感覚野)-線条体-大脳皮質(運動野)の神経回路がオペラント条件づけにおける行動の選択と発現に重要な役割を果たしている．

また，線条体においてシナプス結合が増強する背景として，シナプス前末端から放出された興奮性の神経伝達物質であるグルタミン酸が，標的細胞の樹状突起にある受容体に結合した2秒以内にドーパミンによる刺激が行われた場合に，樹状突起頭部の増大が生じると考えられている[287]．図3-40は，マウスの線条体の樹状突起を示したものである．興奮性の神経伝達物質であるグルタミン酸で刺激した1秒後にドーパミンで刺激すると，刺激前と比べて樹状突起の頭部が増大していることがわかる．これが，報酬に伴って中脳のドーパミンニューロンが活動して線条体のシナプス結合を増強する一つの理由と考えられている．

### e 課題提示の方法により学習効果が高まる

行動は，複数のより小さい行動要素が連なり合って行動連鎖を形成している．一連の行動要素を連鎖化する際の課題提示の方法には，順行連鎖(forward chaining)法，逆行連鎖(backward chaining)法，総課題提示(total-task presentation)法がある(図3-41)．順行連鎖法では，行動連鎖の初めから練習を開始し，一つの行動要素を学習したら，次の行動要素の練習を行うというように連鎖化していくため，実際の行動連鎖と同様の順序で練習ができるという利点がある．逆行連鎖法では，一連の行動連鎖の最後の行動要素から練習を開始し，できるようになったらその前の行動要素を指導するというように，逆方向に連鎖化していく．逆行連鎖法では，常に目標の行動連鎖が完了するため対象者の達成感を得られやすいという利点がある．総課題提示法では，対象者が行動を成功するために必要なプロンプトを提示し

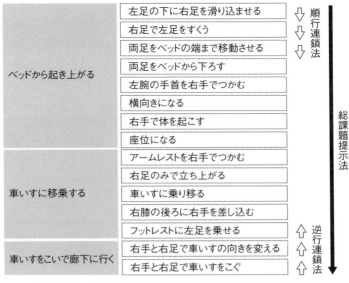

図 3-41　左側麻痺対象者に対する課題の提示方法の例

ながら行動連鎖の初めから終わりまでを一とおり練習していく．総課題提示法は，日常生活における実践と同様の手順で，毎回一とおりの行動連鎖を完了できるため，耐久性のある対象者には有効な方法である．

### f　行動内在的強化刺激により学習効果が維持される

　行動練習の初期に，セラピストによって付加された計画的な後続刺激により対象者の行動レベルが向上すると，計画的で付加的な後続刺激を徐々に減少させても，行動自体に内在する後続刺激が行動を促し，日常生活の中で行動が維持される可能性がある[285]．例えば，寝たきりの対象者が臥床している時には，視野が著しく制限されており，一日の多くの時間を天井あるいは左右の壁をみて過ごすことになる（図 3-42a）．この場合，食事の内容を目でみて確認したり，他者と会話をしたり，テレビをみたり，読書をしたりなどの座位を保持することによって得られるさまざまな刺激に触れる機会が非常に少ない状況である．つまり，他者との会話やテレビの視聴などの後続刺激は，寝たきりの状態では座位保持の自立度を高めるための刺激としてあまり機能しない．そのため，特に行動練習の初期にはセラピストによって計画的に提示される称賛や注目などの後続刺激が重要になる（図 3-42b）．行動練習によって座位を保持できる時間が延長してくると，座位を保持することに伴っ

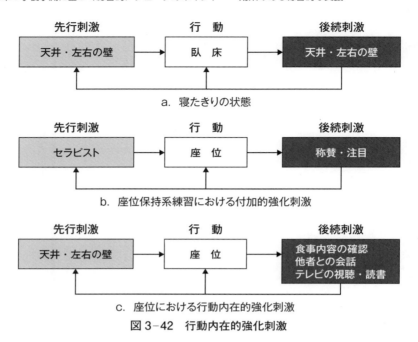

図3-42 行動内在的強化刺激

て他者との会話やテレビの視聴などのさまざまな後続刺激に触れる機会が多くなり，これらの刺激によって行動が促されて日常生活の中で座位を保持するようになっていく（図3-42c）．

ただし，認知機能障害を有している対象者の場合，他者による付加的な刺激から行動自体に内在する刺激への移行が円滑に進まない可能性も指摘されている[288]．このような場合，①セラピストによる集中的な行動練習を実施した後に，家族や介護者による介助の中に行動練習の要素を取り入れる，②学習の進行に応じて徐々に練習の要素を減少させていく，③行動習得後も間欠的にセラピストによる集中的な行動練習を実施するなどの段階的な支援の必要性が指摘されている．

### 3）適切な行動を増やすことにより不適切な行動を減らす

血管性認知症などを有する対象者では，しばしば多彩な問題行動が出現し，対象者および介助者にとって大きな負担になる．問題となる不適切な行動は目立つため，それをなんとか減らしたいと思い，また同時に減らしてほしいという周囲からの要請も強くなる．しかし，不適切な行動を減らそうとして叱責や罰などの嫌悪刺激を用いて対応すると，対象者の反発を招き，回避行動を形成することになる．

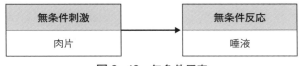

図3-43　無条件反応

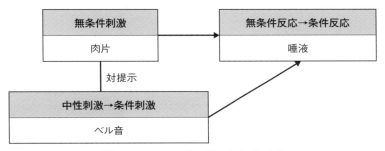

図3-44　レスポンデント条件づけ

　例えば，肉片を犬に与える場面を想像してみると，肉片という先行刺激によって唾液分泌という不随意的行動が誘発されることがわかる（図3-43）．肉片などのように学習を伴わず，生得性に不随意的行動を誘発する刺激のことを無条件刺激という．また，無条件刺激によって誘発される行動を無条件反応という．つまり，図3-43の例では肉片（無条件刺激）を犬に与えることによって，自動的に唾液が分泌される（無条件反応）ということになる．一方，犬にベルの音（中性刺激）を聞かせても通常は唾液の分泌は起こらない．しかし，肉片とベルの音を繰り返し同時に提示する（対提示）ことによって，次第にベルの音を聞かせただけでも唾液が分泌されるようになる（図3-44）．もともとは中性刺激だったベルの音が唾液分泌を誘発する条件刺激へと変化したわけである．また，条件刺激（ベルの音）によって誘発された唾液分泌の反応を条件反応と呼ぶ．このように，無条件刺激によって自動的に引き起こされる無条件反応から，条件刺激によって引き起こされる条件反応へと変化する過程をレスポンデント条件づけ（respondent conditioning）という．

　血管性認知症によって，行動練習中に床に唾を吐くという不適切行動が生じた場面を想像してみる（図3-45）．本来は対象者がセラピストをみても，恐怖，不安，緊張を生じることはない（中性刺激）．しかし，行動練習中に床に唾を吐く行動に対してセラピストが，「何をやっているんですか！唾を吐いてはだめだってことがわからないんですか」と対象者を強く叱責した場合はどうだろうか．この場合，強い叱責（無条件刺激）によって恐怖，不安，緊張が誘発される（無条件反応）．この時，

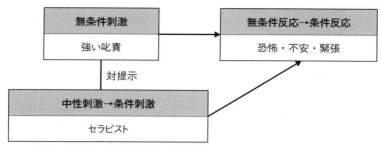

図3-45 床に唾を吐く行動におけるレスポンデント条件づけ

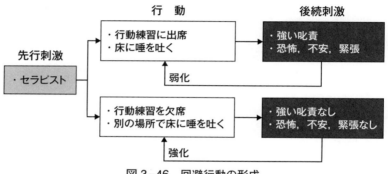

図3-46 回避行動の形成

セラピストと強い叱責が対提示されたことによって，もともとは中性刺激だったセラピストが，恐怖や緊張などを誘発する条件刺激へと変化することが想定される．その結果，セラピスト（条件刺激）によって恐怖，不安，緊張が誘発される（条件反応）ようになるわけである．この場面をオペラント行動（p32を参照）の観点から整理すると，「セラピスト」は先行刺激，「床に唾を吐く」は行動，「セラピストからの強い叱責」は後続刺激と捉えることができる．強い叱責のような嫌悪刺激は一時的に床に唾を吐く行動を弱化するものの，不安や緊張などの心理的反応（レスポンデント行動）も同時に誘発する．このような嫌悪刺激の提示に伴い不安や緊張が生じている状況下で，対象者が回避行動を起こすと嫌悪刺激や不安・緊張を経験しなくてすむようになる．そのため，嫌悪刺激の除去による強化によって回避行動が増加することが知られている（**図3-46**）．つまり，不適切な行動を減らすことを目的とした場合，たとえ一時的に行動を減らすことができたとしても，適切な行動が増えなければ，別の形で問題行動が出現することになるといえる．

　**図3-47**に示すように，不適切な行動が多い時には同時に適切な行動が少なくなっ

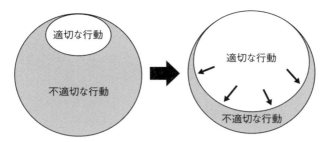

図 3-47　適切な行動と不適切な行動の関係

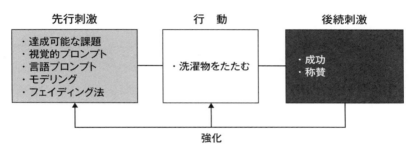

図 3-48　洗濯物をたたむ練習における無誤学習

ており，反対に適切な行動が増えると不適切な行動が減るという関係にある．そのため，不適切な行動やレスポンデント条件づけに基づく不安や緊張などの心理的反応を制御するための最も有効な手段は，不適切な行動や心理的反応に対抗するような適切なオペラント行動を形成し，定着を図ることである．

図 3-46 に例示した，回避行動が形成されて行動練習を欠席しがちになってしまった場面を考えてみる．行動練習の開始当初は，その対象者ができる範囲の適切な行動を課題として提示し，それを一人でうまくできたら称賛などの強化刺激を提示する．例えば，洗濯物をたたむという課題を対象者に提示した場合，セラピストが実際に行って見本をみせながら（モデリング），言語的に説明する（言語プロンプト）と同時に，適切な身体部位や方向をポンポンと軽くたたきながら「ここに端を合わせてください」というように誘導したり，対象者の身体に手を添えて行動を誘導したり（身体的ガイダンス）といった，課題を成功するために必要なプロンプトを提示する．それとともに，サイズの小さいタオルから始めて，大きめのバスタオル，ズボン，半袖シャツ，前開きの服などのように課題の難易度を漸増することで，不安や緊張を出させないよう無誤学習によって指導を進める（図 3-48）．そして，

第Ⅲ章 ● 予後予測に基づく総合的アプローチのポイント──効果のある総合的な支援

フェイディング法を用いて少しずつプロンプトを漸減し，最終的に対象者一人で洗濯物をたたむことができるように指導する．この時，対象者が洗濯物をたたむという適切な行動を実行している最中には，床に唾を吐く行動は出現しておらず，適切な行動の学習に伴って不適切な行動は自ずと減っていくことがわかる．このように，不適切な行動が多い場合でも，それを減らそうとするのではなく，不適切な行動と対抗する働きをもつ適切なオペラント行動を増やしていくことによって，不安や緊張を減らしていくことが可能になる．

## 4）見通しを提示して動機づけを高める

　対象者が行動レパートリーをもっているにもかかわらず，日常でその行動レパートリーを使用していない場合，「できること」を自発的にできるようにする必要がある．機能訓練と同様に，リハビリテーションにおける行動練習は，いずれも対象者のやる気や努力なしでは成立しない．行動練習に対する動機づけを高めるために，練習に関する長期的および短期的な見通しを先行刺激として提示する必要がある（表3-23）[241, 279, 280]．長期的な見通しとしては，今から行おうとしている練習の一般的効果および目標を練習開始前に提示することや，具体的な練習期間に関する情報を提示することが有効である．対象者に提示する情報の例として，例えば歩行練習の場合，1日に30分間の歩行練習や下肢の運動を行うことによって歩行能力が改善したことが示されている[289]．また，対象者の下肢機能のレベルに応じて荷重の程度を調整してトレッドミル歩行練習を行うことによって歩行自立度，歩行速度，歩行距離が改善したという報告がある[125, 290~295]．着衣練習の場合，プロンプトを調整した練習を15日間行うことによって，初回の練習時にFIMの更衣項目得点が3点以上であった対象者の90％が自立に達したと報告されている[10]．

　練習に関する見通しを提示する際，目標があまりにも遠いと先行刺激による制御機能が低くなるため，達成可能な目標を段階的に設定する必要がある．例えば，筋力維持に必要な歩行量が1日4,000歩だったとしても[72]，離床を開始して間もない対象者に対しては目標が遠すぎるため，座位時間の延長などの達成可能な目標を段階的に設定する必要がある．短期的な見通しとしては，練習を何セットあるいは何分行うかを対象者に提示することも必要である．「10m歩けるようになったら散歩に行きましょう」というような「if…then～」型のルールを練習前に提示し，目標を達成した場合に約束した後続刺激を提示することも有効とされている[284]．

250

第2節●リハビリテーション計画に基づく総合的な支援

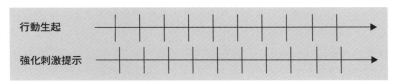

図3-49　連続強化スケジュール

横線は時間の経過，縦線は行動生起と強化刺激提示のタイミングを示している

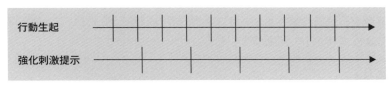

図3-50　定比率強化スケジュール

横線は時間の経過，縦線は行動生起と強化刺激提示のタイミングを示している．図の例では，50％の確率で等間隔に強化刺激が提示されている

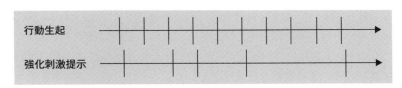

図3-51　変化率強化スケジュール

横線は時間の経過，縦線は行動生起と強化刺激提示のタイミングを示している．図の例では，50％の確率でランダムに強化刺激が提示されている

## 5）強化スケジュールを工夫して行動の定着を図る

　対象者が適切な行動を学習し，それを日常生活の中で定着させるためには，後続刺激を提示する頻度を系統的に決めること（強化スケジュール）が有効である．適切な行動が生起した時に，強化刺激を毎回提示する方法を連続強化スケジュールといい（図3-49），適切な行動が生起した時に毎回ではなく，何回かに1回のみ強化刺激を提示する方法を間欠強化スケジュールという．連続強化スケジュールは，行動を形成するうえで有効であるとされている．一方，間欠強化スケジュールは，獲得された行動を維持するうえで連続強化スケジュールよりも効果があるとされている．間欠強化スケジュールには，適切な行動の生起と強化刺激提示の比率を一定にした定比率強化スケジュールと（図3-50），適切な行動の生起と強化刺激提示の比率を一定にしない変化率強化スケジュールがある（図3-51）．学習内容の維持とい

う観点からは，定比率強化スケジュールよりも変化率強化スケジュールのほうが優れていることが知られている[296]．

行動練習の初期には，適切な行動を確実に形成するために，連続強化スケジュールを用いて強化刺激をできるだけ多く，すべての適切な行動に対して提示するとよいとされている．適切な行動が確立されてきた段階では，連続強化スケジュールを使用しなくても行動が維持できるようになる．この段階では，定比率強化スケジュールおよび変化率強化スケジュールを用いてセラピストが提示する強化刺激の量と回数を系統的に減らしていき，学習内容の定着を図っていく．例えば，脳血管障害によって利き手の運動麻痺を有した対象者が自宅で書字練習を行う場面を想像してみる．練習の初期には，連続強化スケジュールを用いて外来通院時に自宅で行った書字を毎回チェックして称賛し，自宅で行う書字練習の定着を図る．その後，徐々に称賛などの強化刺激を提示する回数を減らしていき，間欠強化スケジュールに移行する．その際，定比率強化スケジュールを用いた場合，例えば週に3回書字をチェックし称賛していたものを徐々に週に2回，1回と減らし，その後さらに2週に1回に減らすというように回数を定期的に漸減させていく．また，変化率強化スケジュールを用いた場合は，例えば1カ月に3回不定期に書字をチェックし称賛していたものを，1カ月に2回不定期に称賛し，その後さらに2カ月に1回不定期に称賛するというように回数を漸減させていく．このように，連続強化スケジュールから間欠強化スケジュールへと移行する中で，日常における書字で多くの漢字が使用できるようになってきたりすると，それ自体が内在的な強化刺激として機能するようになり，セラピストによる付加的な称賛をさらに減少させても，自宅での書字練習が維持できるようになりうる．

### 6）セルフマネジメントにより行動を維持する

リハビリテーションにおける練習の多くは，対象者が高い動機づけを長期間にわたって維持し，練習に取り組むことによって，初めて効果を得ることができる．そのため，対象者が「自分自身」で練習の見通しや目標をもちながら「自分自身」で行動を制御し，その結果を「自分自身」で確認するセルフマネジメント行動（self-management behavior）を学習する必要がある（図3-52）．

セルフ・マネジメント行動を獲得する場合には，セラピストが主導するところから始めて，徐々に対象者自身にマネジメントの主体を移していくことが大切である（図3-52）．まず，どのような行動をセルフマネジメントの標的にするかを対象者とともに決定する．次に，セラピストは標的行動の記録方法を対象者に対して綿密

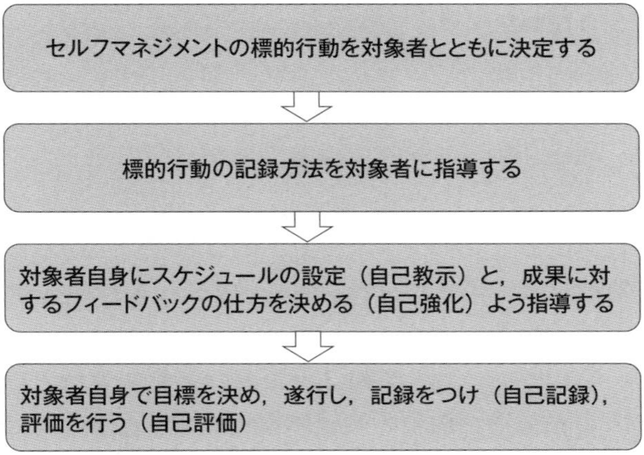

```
┌─────────────────────────────────────────┐
│ セルフマネジメントの標的行動を対象者とともに決定する │
└─────────────────────────────────────────┘
                    ↓
┌─────────────────────────────────────────┐
│ 標的行動の記録方法を対象者に指導する           │
└─────────────────────────────────────────┘
                    ↓
┌─────────────────────────────────────────┐
│ 対象者自身にスケジュールの設定（自己教示）と，成果に対 │
│ するフィードバックの仕方を決める（自己強化）よう指導する │
└─────────────────────────────────────────┘
                    ↓
┌─────────────────────────────────────────┐
│ 対象者自身で目標を決め，遂行し，記録をつけ（自己記録），│
│ 評価を行う（自己評価）                         │
└─────────────────────────────────────────┘
```

図3-52　セルフマネジメント行動

に指導する．さらに次のステップとして，セラピストが徐々に離れていき，対象者自身にスケジュールの設定（自己教示；self-instruction）と，成果に対するフィードバックの仕方を決める（自己強化；self-reinforcement）よう指導する．このように，対象者自身で目標を決め，遂行し，記録をつけ（自己記録；self-recording），評価を行い（自己評価；self-evaluation），セルフマネジメントを定着させていく．セラピストが計画した連続強化スケジュールおよび間欠強化スケジュールからセルフマネジメントへと移行することによって，学習された行動を徐々に家庭や社会の生活に結びつけ，維持できるように進めていく．

## 5. 栄養・水分を管理することにより脳血管障害の再発を予防する

　脳血管障害は，動脈硬化を基盤にして発症するため，高血圧，糖尿病，脂質異常症などの動脈硬化の危険因子に関する既往が，脳血管障害の発症や再発に影響を及ぼす（図1-90）．これらの疾患は，喫煙，食べすぎ，多量飲酒，運動不足などの生活習慣と密接に関連している[298]．そのため，薬物治療に加えて生活習慣を改善することが有効な手段になりうる[299]．

　また，低栄養状態は脳血管障害における急性期の6～60％の頻度で認められるため[300]，体格指数（BMI：body mass index），体重減少率（%LBW：loss of body weight），体重比（%UBW：%usual body weight），アルブミン（Alb），対象者の必要エネルギー量と現在の摂取エネルギー量の差などに関する評価結果に基づいて栄養指導を行う必要がある．ここでは，栄養・水分に関する支援方法について考えてみたい．

第Ⅲ章 ● 予後予測に基づく総合的アプローチのポイント——効果のある総合的な支援

**Clinical Points**

① 栄養指導を行う際には，主食，主菜，副菜，汁物・飲み物などをバランスよく配置し，対象者の摂取エネルギーと必要エネルギーの差をわかりやすく提示することが有効である

② 食事を除く1日の水分摂取量として1,200 mLを確保することが推奨されている

③ 慢性腎臓病のステージ3以降では，過剰な水分摂取により腎機能が悪化する可能性がある

④ 軽症の心不全では，1日に約7g以下程度の減塩食とし，重症の心不全では1日に3g以下の厳格な塩分制限が必要になる

炭水化物の摂取は，目標エネルギー量の50～60％程度が推奨されており[301]，低炭水化物・高タンパクの食事によって動脈硬化が進展すること[302]，慢性腎臓病が悪化すること[303]，心血管イベントが増加すること[304]が報告されている．そのため，栄養指導を行う際には，主食，主菜，副菜，汁物・飲み物などをバランスよく配置するように指導したうえで（図3-53），対象者の摂取エネルギーと必要エネルギーの差をわかりやすく提示することが有効である．

食事を除く1日の水分摂取量として，1,200 mL程度を確保することが推奨されている[305, 306]．しかし，脳血管障害を発症した対象者では，嚥下機能が低下して水を飲みにくい，トイレに行くのが億劫などの理由で飲水量が少なくなる傾向がある．特に高齢の対象者では，口渇の感度が低く，経口摂取ができる場合でも水分摂取が不足する傾向にある．そのため水分摂取について指導するとともに，水分摂取量の不足による脱水や深部静脈血栓に注意が必要である[307]．

また，慢性腎臓病，心不全，糖尿病などを合併している対象者の場合には，合併症の状態を考慮した栄養指導が必要になる．慢性腎臓病では，疾病のステージに応じた栄養摂取の指針[308~310]（表1-14）を参考にした栄養指導が行われる．慢性腎臓病のステージ1と2では，水分摂取は腎機能保持に有効であるとされているが，ステージ3以降では，過剰な水分摂取により腎機能が悪化する可能性があるとされている[309]．そのため，慢性腎臓病では水分制限やカリウムなどの電解質の調節などの治療方針に沿った水分摂取の指導が必要になる．

軽症の心不全では，1日に約7g以下程度の減塩食とし，重症の心不全では1日に3g以下の厳格な塩分制限が必要とされている[311]．通常，軽症の心不全では水

254

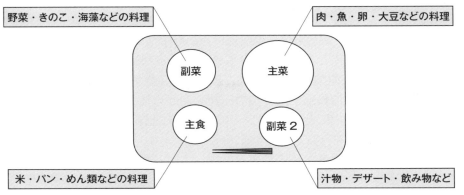

図3-53　バランスのよい食事

分制限は行われないが，口渇によって過剰な水分摂取をしていることがあるため注意を要するとされている[311]．また，重症の心不全で低ナトリウム血症をきたした場合などには水分制限が必要になるため，治療方針に沿った水分摂取の指導が必要になる．特に，体重が3日間で2kg以上増加した場合には，心不全の増悪を考慮することを基本とし（表1-11），体重の変動を±1kg以内にコントロールすることが体重管理の目標になる[312]．なお，体重が1kg以上増加した場合には水分制限を強めるなどの指導がなされる．

　糖尿病を合併している対象者の場合，標準体重と身体活動量をもとにして摂取エネルギー量の目安が算定される[313]（式12～14）．食事の際には，野菜から先に摂取することによって，食後の血糖値上昇を抑制することやHbA1cを低下する効果があることが示唆されており[314]，その背景には野菜に含まれる食物繊維が糖質の分解と吸収に遅延をもたらすことや[315]，野菜を十分に咀嚼しながら摂取することによって脳の満腹中枢が刺激され，炭水化物や菓子などの摂取量を減少できることなどが推測されている[316]．これらの栄養療法によって，血糖のコントロール状態が改善されるといわれている[317]．また，食後の高血糖を防止するため，運動の時間帯は食後30～120分くらいが望ましいとされている．

## 6. 褥瘡ケアにより褥瘡を改善させる

　褥瘡は，骨の突出部の皮下組織が接触局所で圧迫されて血行不良になることによって生じる．そのため，圧迫の除去や圧の分散が褥瘡予防とケアにとって重要になる．ここでは，褥瘡ケアの方法について考えてみたい．

第Ⅲ章 ● 予後予測に基づく総合的アプローチのポイント——効果のある総合的な支援

> **Clinical Points** ➡
>
> ①▥ 背臥位では，尾骨部の圧迫を避けるためにベッドのギャッジアップを 30°以下にとどめ，1 回のギャッジアップ時間を短時間にする
> ①▥ 臥位では，体位変換を 2 時間ごとに行う必要がある
> ③▥ 座位では，仙骨部や尾骨部の圧迫を避けるために 1 回の座位時間を 1 時間以内にとどめ，15〜30 分ごとに上半身を持ち上げるプッシュアップを行って除圧する
> ④▥ 体圧を分散するための用具として，エアーマットレスやロホクッションが有効である

　自ら体位を変換することが困難な対象者に対する体位変換は，一般に 2 時間ごとに行う必要があるとされている．背臥位では，尾骨部の圧迫を避けるためにベッドのギャッジアップを 30°以下にとどめ，1 回のギャッジアップ時間を短時間にする必要がある．また，クッションなどを使用して身体とベッドの隙間を埋めることによって圧を分散することができる（**図 3-54**）[318]．側臥位の場合には，ベッドを 30°程度ギャッジアップすることによって体圧を殿筋で支え，圧を分散することができるとされている（**図 3-55**）．

　体圧を分散するための用具として，エアーマットレスなどの体圧分散マットレスが有効とされている（**図 3-56**）．また，座位の場合には仙骨部や尾骨部の圧迫を避けるために 1 回の座位時間を 1 時間以内とし，15〜30 分ごとに上半身を持ち上げるプッシュアップを行って除圧することが必要とされている．座位の際に，大腿部にタオルを挿入することによっても体圧分散効果があるとされている．座位時に体圧を分散するための用具として，複数のエアセルで構成されているロホクッションの除圧効果が高いことが知られている（**図 3-57**）．ロホクッションは，クッション内の空気量を調節することによって骨突出部の沈み込みをつくり，殿部とクッションの接触面積を広げて座圧を分散することができる．一方，円座の場合，円座と殿部の接触部位の方向に皮膚が伸張されて褥瘡部に虚血を生じさせることから，褥瘡のケアのために円座を使用することは避けるようにする．また，骨突出部に対するマッサージも皮膚への摩擦刺激やずれが生じるため禁忌とされている．

　褥瘡の発生には，栄養状態の低下に加えて，体位変換や座位保持などの起居移動能力の低下，関節拘縮，発汗や失禁による皮膚湿潤などの複数の要因が関与すると考えられているため[319]，栄養管理，機能訓練，行動練習，失禁対策などの総合的

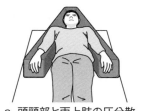
a. 頭頸部と両上肢の圧分散

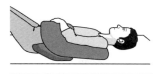
b. 上肢の圧分散

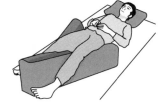
c. 下肢の圧分散

図3-54　背臥位のポジショニングの例

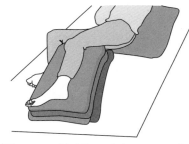
図3-55　側臥位のポジショニングの例

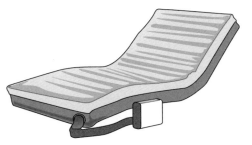
図3-56　エアーマットレス

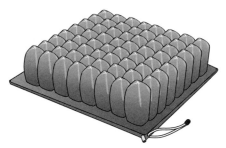
図3-57　ロホクッション

な支援が必要になる．また，看護師と連携して皮膚の洗浄，乾燥予防，皮膚被膜剤の塗付なども実施するとよい．

## 7. 家屋改修や福祉用具により日常生活の障害を軽減する

　たとえ機能障害が残存したとしても，福祉用具を使用した新しい行動を習得することによって，日常生活の障害が減少する．そのため，機能障害を補完して日常生活の障害を減らすための，さまざまな福祉用具・装具の処方や環境調整が行われる．

第Ⅲ章 ● 予後予測に基づく総合的アプローチのポイント──効果のある総合的な支援

ここでは，環境調整の方法について考えてみたい.

**Clinical Points**

① 対象者の身体の寸法と座幅やバックレストの高さなどを採寸して，車いすの大きさを調整する

② エア系やゲル系のクッションは，圧分散性が高く褥瘡の予防などに効果がある

③ ウレタン系のクッションは，座位保持性に優れている

④ 車いすで移動するために，車いすの大きさと廊下の幅を測定し，無理なく通行できるかどうかを評価する

⑤ 対象者の運動機能をもとに，補助すべき体重支持の量と移動範囲などから補助具の種類を判断する

⑥ 歩行補助具の使用に加えて，装具を使用することにより歩行の際の安定性が増す

⑦ 対象者が自宅に復帰する際には，段差解消・手すり・戸・浴槽などの環境を調整する

　移動を補完するための福祉用具である車いすには，図3-58に示すようにさまざまな種類がある. 車いすを選ぶ際には，対象者の身体の寸法と座幅やバックレストの高さなどを採寸して，大きさを調整する（図3-59）. また，対象者の身体と車いすが接触する部位では，圧迫による発赤や疼痛を生じさせないように注意する必要がある.

　車いすにクッションを使用する目的は，①圧を分散するため，②姿勢を保持するため，③動きを補助するためだが，すべてを満足することは困難なため優先順位を決めて選定する必要があるとされている[320]. エア系やゲル系のクッションは，ウレタン系のクッションと比較すると圧分散性が高く，褥瘡の予防などに効果がある. 一方，ウレタン系のクッションは形状をつくりやすく，さまざまな硬さや反発性をもつ素材を組み合わせやすいため，座位保持性に優れているとされている. また，ウレタンは紫外線や水分によって劣化するため，水で洗ったり，天日に干すことには適していないという特徴もある. クッションを使用する際には，クッションの前後・表裏を確認するとともに，必要に応じて失禁用のカバーや滑り止めシートなども検討する必要がある.

第 2 節 ● リハビリテーション計画に基づく総合的な支援

標準型自操式
車いす

片手駆動型自操式
車いす
ハンドリムが一側に2つあり，片手で2つの車輪を動かすことができる

モジュール型自操式
車いす
対象者に合わせて組み立てて使用する

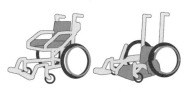
座面昇降式車いす
座面の高さを変更できるため，床からの移乗がしやすく，和室での使用にも適している

介助用車いす
駆動輪が小さく，自力で駆動できないが，折りたたみや持ち運びに適している

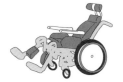
リクライニング・ティルティング機構つき車いす
重度の四肢運動機能障害により体幹や頭部のサポートが必要な際などに用いる

電動車いす
コントロールボックスはスティック状の入力装置が多く用いられ，ボックスの位置を変えれば，手指・頭頸部の運動でも操作できる

電動三輪車
前輪が二輪の電動四輪車もある．運転免許は不要である

図3-58　さまざまな車いす

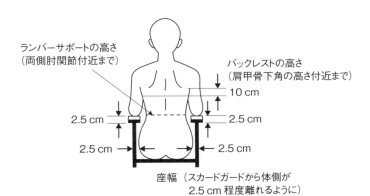

図3-59　車いすの寸法

　車いすで移動するためには，車いすの大きさと廊下の幅を測定して，無理なく通行できるスペースがあるかどうかを評価する必要がある（図3-60）．一般に，標準型自走式車いすの幅は，62～65cmとされており，80cmの幅があれば通路を直進し，90cmの幅があれば通路を直角に曲がることができる[321]．通路幅を確保で

259

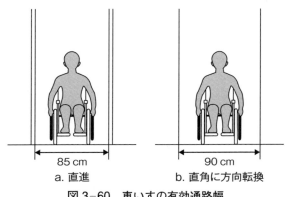

図3-60　車いすの有効通路幅
a. 直進　85 cm
b. 直角に方向転換　90 cm

きない場合には，廊下の出隅部分を除去する（隅切り）ことによって，スペースが狭くても車いすが直角に曲がることができる（図3-61）．また，駆動輪軸が車いすの中心付近に配置されている6輪車いすの場合，通路の幅が狭くても回転が可能になる（図3-62）．さらに，生活用具の高さと車いすの座面の高さが合っていると，図3-63に示すようなトランスファーボードを使用しやすくなるため，ベッド・浴槽・トイレなどの生活用具の高さと車いすの座面の高さを合わせることが推奨されている．トランスファーボードは滑りやすい素材でできているため，移乗の際にはボード上で殿部を滑らせるように移乗することによって移乗が容易になる．トランスファーボードを使用しない場合には，介護用ベッドの昇降機能を利用し，ベッドから車いすへ移乗する際にはベッドを車いすの座面より高くし，反対に車いすからベッドへ移乗する際にはベッドを車いすの座面より低くすると介助量を減らすことができる．

　歩行を補助する杖や歩行器などにも，さまざまな種類がある（図3-64）．対象者にどのようなタイプの補助具を適用するかについては，対象者の運動機能を考慮して補助すべき体重支持の量と移動範囲などをもとに判断する．リハビリテーションでは，対象者が使用する杖または歩行器の適切な長さや高さを調整するとともに，その使用方法について指導する．一点杖や多点杖の握りの高さは，立位時の大腿骨大転子の位置に合わせる．また，ロフストランド杖の前腕支えは，歩行する際に肘関節の動きを妨げない高さに設定する．杖を使用する際には，非麻痺側の手で杖を把持する．歩行は，①最初に杖を前方に出す→②杖と反対側の下肢（麻痺側下肢）を一歩踏み出す→③杖と同じ側の下肢（非麻痺側下肢）を1歩踏み出す3動作歩行（図3-65）と，杖を前に出すと同時に反対側の下肢を前に出す2動作歩行がある（図

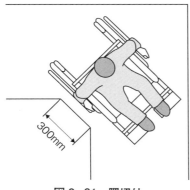

図3-61　隅切り

図3-62　6輪車いす

隅切りを 300 mm つければ廊下幅員 800 mm でも直角に回転できる

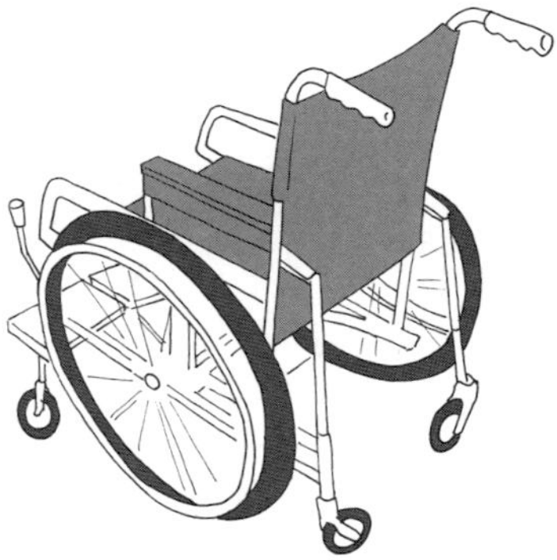

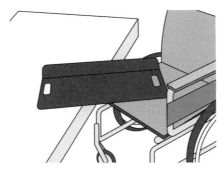

図3-63　トランスファーボード

3-66).また，杖を用いる際には，80 cm の通路幅を確保することが望ましいとされている（図3-67）[321]．

歩行器には，フレームに可動部がない固定式歩行器，可動部がある交互式歩行器，車輪のついている車輪つき歩行器がある．固定式歩行器を使用した歩行では，①歩行器を前方に出す→②麻痺側下肢を一歩踏み出す→③非麻痺側下肢を一歩踏み出すというように，3動作歩行で歩行器を持ち上げながら移動する（図3-68）．交互式歩行器を使用した歩行では，①片側のフレームを前方に出す→②反対側のフレームを前方に出す→③麻痺側下肢を一歩踏み出す→④非麻痺側下肢を一歩踏み出すという4動作歩行，あるいは片側のフレームを前方に出すと同時に反対側の下肢（麻痺側下肢）を一歩踏み出す2動作歩行を行いながら移動する．歩行車は4つの車輪の

第Ⅲ章 ● 予後予測に基づく総合的アプローチのポイント──効果のある総合的な支援

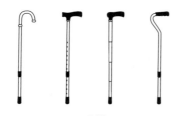

**一本杖**
左からC字型，T字型，L字型，オフセット型

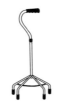

**多点杖**
杖の先端が4方向に分かれて安定性が高められている．手を離しても倒れないため，手を使うときに便利である

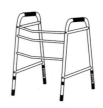

**歩行器**
可動部分のない固定式では一歩ずつ歩行器を持ち上げて前進する．可動部分のある交互式歩行器で交互に左右の支えを前に出して前進する．車輪つきの歩行器もある

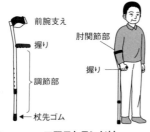

**ロフストランド杖**
一本杖の一種で手だけでなく前腕部を支持に使用する

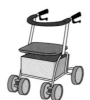

**歩行車**
杖に比べてより体重を支持できる反面，床面の形状に影響を受けやすい．前部のシートに座ることもできる

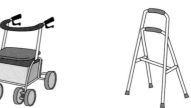

**サイドウオーカー**
歩行器に比べて小さく，片手で使用することができる

**図3-64 杖と歩行器**

ついた手押し車で，前部のシートに腰かけることができる．歩行器や歩行車は，杖よりも体重を支持できる反面，床面の形状に影響を受けやすいとされている．サイドウォーカーは歩行器よりも小さく，片手で使用することができる．サイドウォーカーの高さは杖と同様に，立位時の大腿骨大転子の位置に合わせる．

また，歩行補助具の使用に加えて，装具を使用することによって歩行の際の安定性が増すことが知られている[322]．運動麻痺の重症度によって，両側金属支柱付長下肢装具，両側金属支柱付き短下肢装具，プラスチック短下肢装具，底屈制限ベルト，足関節固定ベルトなどの装具が使用される（**図3-69**）．さらに，靴は**図3-70**に示すように，足指の先に余裕寸法を設ける．つま先が甲高幅広の場合には5～10 mmの余裕寸法を設け，靴のつま先が細い場合にはより大きな値が必要とされている．また，腰革の上縁と内果および外果の下縁，踵と月形にもゆとりを設ける必要がある．

歩行補助具を用いた練習は，①平行棒内歩行→②歩行器歩行→③4点杖歩行→④

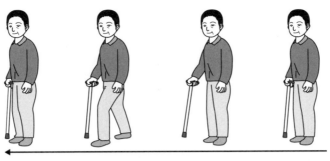

図 3-65　3 動作歩行

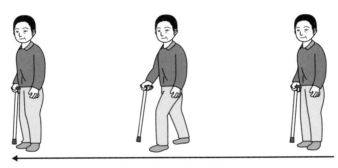

図 3-66　2 動作歩行

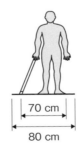

図 3-67　杖歩行の通路有効幅

T 字杖歩行→⑤監視歩行→⑥独歩の順に進めるのがよいとされている．また，1 日 30 分の起居および歩行練習を行うことにより，歩行能力や日常生活の自立度が向上することが知られている[287]．

　対象者が自宅復帰する際には，家屋環境の調整が必要な場合がある．その際，対

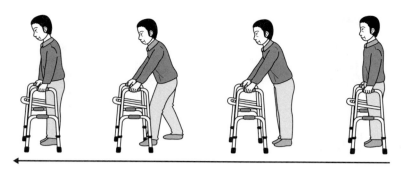

図 3-68　固定式歩行器を用いた歩行

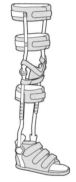
a. 長下肢装具

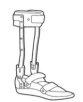
b. 金属支柱付き短下肢装具

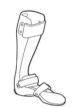
c. プラスチック短下肢装具

図 3-69　下肢装具の例

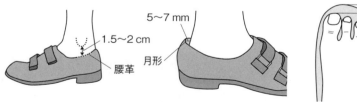
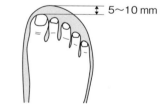

- 腰革の上縁と内果および外果の下縁との距離は 2 cm 程度
- 踵と月形との隙間は 5〜7 mm 程度
- つま先と靴の先端とのゆとりは 5〜10 mm 程度

図 3-70　くつの大きさ

第2節 ● リハビリテーション計画に基づく総合的な支援

**表 3-27　手すりを設置する際の検討事項**

・生活動作の不便，不自由を十分に考慮したうえで手すりの必要性を認めたか
・手すり取り付けによる効果を十分に確かめたか
・取り付け場所を，動作内容，周辺のスペース，身長などを考慮して決定したか（手すりを水平か垂直のどちらにつけるのか，それとも両方か，あるいは斜めに付けるのがよいのか）
・手すりの取り付け高さを，障害や姿勢を踏まえて決定したか
・手すりの長さは決めたか
・手すりは固定するのか，それとも可動の必要性があるのか
・手すりの断面形状は円型か上部平坦か，円型の場合の直径はどれくらいか
・手すりの材質は木製か金属性か，それともビニールコーティングとするか
・手すりは壁に取り付けるのか，それとも床面か
・取り付け下地に応じた加工方法を検討したか

象者や家族からの聞き取りに加えて，家屋の見取り図や写真，段差の高さやドアの間口の幅などの家屋に関する情報を収集する．

　玄関の上がり框の段差が 15 cm 以下であれば，台や椅子を置き，それ以上の段差であれば踏み台を設けて 7.5 〜 15 cm の高さにするとよいとされている．また，和室と洋室の段差を解消する場合には，洋室の床をかさ上げしたり，小さいスロープを設置したりすることによって畳の面が洋室の床面とそろうようにする．

　屋外と玄関の段差を解消するためにスロープを設置する場合は，勾配を 1/12 以下にして始点と終点に踊り場を設ける必要がある．また，スロープを設置することが困難な場合には段差解消機を設置し，その高さは最大 1 m を超えないように設置する．その際，①段差解消機が雨にぬれないような位置に設置する，②昇降の際に段差ができないようにする，③操作ボタンを手の届きやすい位置に設置するといった配慮が必要である．

　手すりは，起居移動動作を補助し，転倒を防ぐために有効である．手すりを設置する際には，**表 3-27** に示すように必要性や方法を十分に検討するようにする．また，手すりを設置する壁は，木板，ベニヤ，石こうボード，タイル，コンクリートなどのさまざまな素材があり，壁をたたいてみると中が空洞の構造になっていることもある．そのため，取り付け場所を十分に検討するとともに，必要に応じて補強が必要になる．なお，手すりを設置する際には床から 75 cm 程度もしくは対象者の大転子の高さに合わせるようにする．

　階段は，家屋の中で転倒による骨折リスクの高い場所であるが，勾配を緩やかにしたり，位置を移動させるとった改修が難しい場所でもある．特に階段は，昇るよりも降りる動作が難しいとされているため，対象者の昇降動作を事前に確認するようにする．階段を使用する場合には，つまずいたり足元が滑ったりしないように，

265

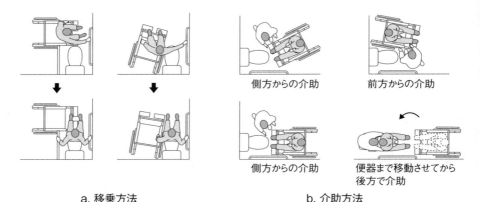

図 3-71　トイレへの移乗

①目立つ色の滑り止めを段鼻に設置する，②手すりを連続して設置する，③けこみ板を設置するなどの工夫が必要である．また，階段昇降が不安定な対象者の場合には，踏面に殿部をついて後ろ向きに昇降する動作方法や，階段昇降機を設置することが有効である．

　トイレの広さや形を検討する際には，移乗方法や介助方法を考慮する（図3-71）．その際，便座と車いすの座面，手すりと車いすのアームレストの高さを合わせるように配慮する．また，開き戸は引き戸よりも多くのスペースを必要とするため，通路と戸の幅を考慮する必要がある．

　浴槽への出入りの際には，バスボードやシャワーチェアーなどを図 3-72 のように設置して，座位の状態で非麻痺側から行うことが有効である．また，浴槽の大きさは，脚を伸ばした時につま先が浴槽の前方壁につく程度の長さにすることが推奨されている．

　立位が困難な対象者の場合，リフターの吊り具に対象者を乗せて移乗することにより介護負担を減少することができる．リフターには，床走行式，据置式，天井走行式がある．床走行式は，対象者を吊り上げた状態で介助者がリフトを目的の場所まで移動させる．据置式はリフトのアーム部分が回転・伸縮する仕組みになっており，アームが回転する範囲で移動が可能である．天井走行式は，天井に設置したレールに沿ってリフトが走行し移動できる．リフターは，座位になった時の殿部の位置の垂直上方をレールが通過するよう配慮する．

　食事・更衣・入浴などの身辺動作を行う際には，図 3-73 に示すような福祉用具が有用である．また，調理を行う対象者の場合，調理場の安全性に配慮するととも

第 2 節 ● リハビリテーション計画に基づく総合的な支援

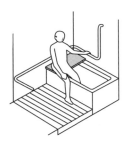
a. バスボードを浴槽の上に
渡して腰かけをつくる

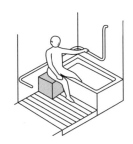
b. シャワーチェアーを
浴槽の横に置く

c. バスボードを浴室に
設置する

図 3-72　浴槽への出入り
図は右片麻痺の対象者を示している

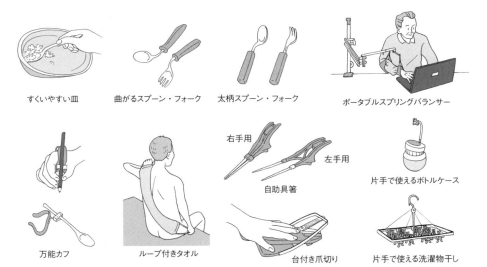

図 3-73　身辺処理に関する福祉用具の例

に，調理台，流し台，調理器具の棚，引き出し，食器類の配置など，調理順序と物の配置を考慮して作業の能率化を図る必要がある．立位で流し台やカウンターを使用する際の高さは 75 ～ 85 cm に設定し，リーチ範囲内に作業スペースを設けるよう配慮する．また，鍋などの重い物を移動する際は，キャスター付きのワゴンを利用するとよいとされている．車いすで調理を行う場合には，調理場に 150 cm 程度の幅を確保し，車いすが回転できるようにする．その際，作業台の下部に車いすの前部を入れられるようにする．

第Ⅲ章 ● 予後予測に基づく総合的アプローチのポイント——効果のある総合的な支援

## 8. 介護者への支援により介護負担を軽減する

　家屋環境を調整する際には，本人の能力のみならず介護者の介護力も確認し，身体的な介助量に加えて介護時間についても検討する必要がある．また，若年の対象者の場合には，職業への復帰が重要な問題になりうる．ここでは，介護者への支援や職業復帰について考えてみたい．

---

**Clinical Points**

① 家屋環境を調整する際には，介護者の介護力，身体的な介助量，介護時間について検討する必要がある

② 介護者による介助が必要な場合には，適切な介助方法を介護者に指導する

③ 介護者には，試験外泊によって1日をどのように過ごすかを経験して介護のイメージを抱いてもらう

④ 介護者に対してストレスマネジメントの教育，介護上の問題に対する対応技術の指導，カウンセリング，ショート・ミドルステイを利用した休養などを行うことによって負担軽減を図る

⑤ 職業復帰を目指す対象者の場合，元の職務に戻れるのか，職務内容の変更が可能か，新しい職場を探さなくてはならないのかについて検討する

⑥ 歩行能力，電車・バスなどの公共交通機関の利用，エスカレーターやエレベーターの使用などの通勤能力を確認し，通勤の経路についても検討する

---

　介護者による介助が必要な場合には，表3-28 ～ 31 に示すような介助に関するポイントを介護者に指導し，適切な介助方法を練習する．また，自宅の準備が整って退院が現実的となったら試験外泊を実施する．介護者には，実際に1日をどのように過ごすかを経験して介護するイメージを抱いてもらう．また，セラピストは試験外泊を実施して困ったことなどがなかったかを試験外泊から戻った対象者や介護者から情報収集し，その後，介護者への指導を行うとともに必要な福祉サービスの詳細を検討する．

　脳血管障害により日常生活に障害をきたした対象者の介護や血管性認知症を有す

268

第2節 ● リハビリテーション計画に基づく総合的な支援

### 表3-28　立ち上がりの介助方法

・殿部を前方に移動する
・膝を曲げる
・介助者はしっかりとかがみ，対象者の腰のあたりを支える
・体幹を前屈して立ち上がる

### 表3-29　移乗の介助方法

・車いすをベッドに斜めにつける（非麻痺側がベッド側）
・殿部を前方にずらす
・膝を曲げる
・介助者はしっかりとかがみ，対象者の腰のあたりを支える
・体幹を十分に前屈して移乗する

### 表3-30　杖歩行の介助方法

・杖は非麻痺側で持つ
・介助者は，杖を持っていない側（麻痺側）に立ち，腰のあたりを支える
・最初に杖を前方に出す
・杖と反対側の足を1歩踏み出す
・杖と同じ側の足を1歩踏み出す

### 表3-31　階段昇降の介助方法

介助者は，杖を持っていない側（麻痺側）に立ち，腰のあたりを支える
【昇り】
・最初に非麻痺側を上段に上げる
・次に麻痺側を非麻痺側と同じ段に上げる

【降り】
・最初に麻痺側を下段に下げる
・次に非麻痺側を麻痺側と同じ段に上げる

る対象者の記憶障害やBPSDへの対応は，介護者にとって大きな負担になる．そのため，介護者に対してストレスマネジメントの教育，介護上の問題に対する対応技術の指導，カウンセリング，ショート・ミドルステイを利用した休養などが行われている．これらの介護者に対する心理社会的な支援は，介護者の心理的な疲労，うつ症状，介護知識を改善するとともに，対象者の施設入所までの期間を延長することが示されている[185]．

　職業復帰を目指す対象者の場合，元の職務に戻れるか，職務内容の変更が可能か，新しい職場を探さなくてはならないかについて検討する必要がある．一般就労が難

第Ⅲ章●予後予測に基づく総合的アプローチのポイント──効果のある総合的な支援

しい場合には，授産施設なども検討するようにする．また，歩行能力，電車・バスなどの公共交通機関の利用，エスカレーターやエレベーターの使用などの通勤能力を確認し，通勤の経路についても検討する．復帰予定の仕事内容がわかる場合には，仕事に必要な作業姿勢・作業量・作業時間・作業工程などに合わせて練習を実施する．元の職業に戻れない場合は，職業安定所を通じて障害者職業能力開発校で職業訓練を受け，新しい技能を習得することで再就職につなげるという選択肢もある．

## 第3節
# リハビリテーション効果の検証

リハビリテーションを行う際に，支援の条件を一定のルールに則って組み立て，測定結果の推移を観察することによって，その効果を検証できるようになる．ここでは，支援効果の検証方法について考えてみたい．

### Clinical Points

① 支援の条件を一定のルールに則って組み立て，測定結果の推移を観察することで，その効果を検証できるようになる
② 支援条件を組み立てるルールには，ABAB デザイン，操作交代デザイン，多層ベースラインデザインなどがある
③ 中央分割法を使用することによって，データの傾向を把握することができる
④ 二項検定を使用することによって，各期のデータを統計学的に比較することができる

## 1. 支援条件を組み立てる方法

支援条件を組み立てるルールには，ABAB デザイン，操作交代デザイン，多層ベースラインデザインなどがある．ABAB デザインは，ベースライン期と支援期を交互に反復するデザインである（図3-74）．例えば，ベースライン期に風邪をひいていたのが支援期によくなったというような，支援に直接的に関連する因子以外の因

第3節 ● リハビリテーション効果の検証

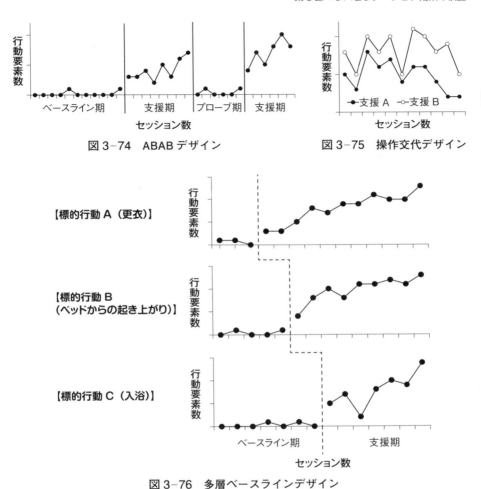

図3-74 ABABデザイン

図3-75 操作交代デザイン

図3-76 多層ベースラインデザイン

子（交絡因子）が混入する可能性を，ベースライン期と支援期を交互に反復することによって除外することが可能になる．具体的には，箸による食材移動回数[237,238]，問題行動の出現数[246]，トレーニングにおける重錘挙上回数[73]，外出の際に道に迷った回数[241]といった行動頻度を標的行動として測定する場面を想像してみる．ベースライン期において通常の行動練習を実施し，支援期において新しい行動練習を実施したとすると，図3-74のようにベースライン期に横ばいの傾向を示した行動頻度が支援期で増加し，プローブ期（支援を撤回し，ベースラインと同じ手続きで練習を行った期間）で再び横ばい，再び支援期で増加という，新しい行動練習の開始・

271

第Ⅲ章 ● 予後予測に基づく総合的アプローチのポイント——効果のある総合的な支援

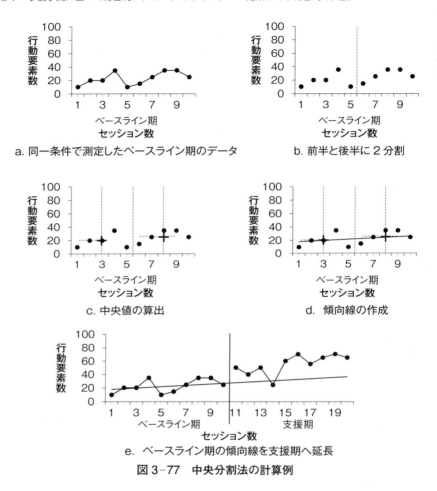

図3-77 中央分割法の計算例

中止に対応したデータの傾向が認められた場合、支援が有効であったと考えられる.

操作交代デザインは、複数の支援条件を同時期にランダムな順序で実施するデザインである（図3-75）. このデザインは、短期間で支援効果の検証が可能であるという利点があるが、レジスタンストレーニングなどのように支援から効果発現までの期間が遅延する場合には適用することができない. 例えば、背臥位からの立ち上がり[236]やベッドからの起き上がり[254]といった標的行動を複数の行動要素（目的）に分割して、自力で遂行できた行動要素数（目的の達成数）を測定する場面を想像してみる. 介護者が身体を起こす行動を誘導する方法（支援A）と新しい介助機器を用いて体を起こす行動を誘導する方法（支援B）を同日にランダムな順序で1セッショ

表3-32　二項検定におけるp値の算出方法（文献323) より改変引用）

| n | X | | | | | |
|---|---|---|---|---|---|---|
| | 0 | 1 | 2 | 3 | 4 | 5 |
| 4 | 0.062 | 0.0312 | 0.688 | 0.938 | – | – |
| 5 | 0.031 | 0.188 | 0.500 | 0.812 | 0.969 | – |
| 6 | 0.016 | 0.109 | 0.344 | 0.656 | 0.891 | 0.984 |
| 7 | 0.008 | 0.062 | 0.227 | 0.500 | 0.773 | 0.938 |
| 8 | 0.004 | 0.035 | 0.145 | 0.363 | 0.637 | 0.855 |
| 9 | 0.002 | 0.020 | 0.090 | 0.254 | 0.500 | 0.746 |
| 10 | 0.001 | 0.011 | 0.055 | 0.172 | 0.377 | 0.623 |
| 11 | – | 0.006 | 0.033 | 0.113 | 0.274 | 0.500 |
| 12 | – | 0.003 | 0.019 | 0.073 | 0.194 | 0.387 |
| 13 | – | 0.002 | 0.011 | 0.046 | 0.133 | 0.291 |
| 14 | – | 0.001 | 0.006 | 0.029 | 0.090 | 0.212 |
| 15 | – | – | 0.004 | 0.018 | 0.059 | 0.151 |
| 16 | – | – | 0.002 | 0.011 | 0.038 | 0.105 |
| 17 | – | – | 0.001 | 0.006 | 0.025 | 0.072 |
| 18 | – | – | 0.001 | 0.004 | 0.015 | 0.048 |
| 19 | – | – | – | 0.002 | 0.010 | 0.032 |
| 20 | – | – | – | 0.001 | 0.006 | 0.021 |

ンずつ11日間にわたって実施したとする．図3-75をみると，支援Aよりも支援Bにおいて行動要素数が増加しており，支援Bが有効であったことが示唆される．

　多層ベースラインデザインは，ベースラインの長さを支援の内容ごとに変えるデザインである（図3-76）．このデザインでは，支援の開始に一致したデータの増加（あるいは減少）を認めた場合に支援が有効であったと考えられるため，プローブ期を設けなくてもよいという利点がある．例えば，更衣[52]，ベッドからの起き上がり[243]，入浴[239]に関する行動比率を，それぞれ標的行動A（更衣），標的行動B（ベッドからの起き上がり），標的行動C（入浴）として測定する場面を想像してみる．ベースライン期において通常の行動練習を実施し，支援期において新しい行動練習を実施したとすると，図3-76のように標的行動A，標的行動B，標的行動Cともに，支援の開始に一致して行動要素数が増加しており，支援が有効であったことが示唆される．

第Ⅲ章 ● 予後予測に基づく総合的アプローチのポイント――効果のある総合的な支援

## 2. 測定結果の傾向を把握する方法

　測定されたデータの傾向を客観的にみる方法に中央分割法がある．中央分割法では，まず同一条件で測定を行った各セッションを前半と後半で2分割する．図3-77の場合，10セッション分のデータがあるため，前半（1〜5セッション）と後半（6〜10セッション）で，5データずつに分割する（図3-77b）．次に，前半と後半のセッションにおける5つのデータの中央値をそれぞれ求める．この場合，前半は下の値から3つ目の数値の20が，後半は同じく下の値から3つ目の数値25が中央値になる（図3-77c）．そして次に，各期間の2つの中央値を結ぶ（図3-77d）．

## 3. リハビリテーション効果を分析する方法

　最後に，二項検定を使用して，支援期のデータがベースライン期の傾向線を延長した線の上方あるいは下方にどの程度の確率で存在するかということを検定する（図3-77e）．表3-32は，全データ数（n）と傾向線の上方，下方にあるデータ数（x）から二項検定を用いてp値を簡便に算出できるよう作成されたリストの一部である[323]．図3-77の支援期では，10データ中，1データがベースライン期の傾向線を延長した線の下方にあるため，n＝10，x＝1のところにある0.011がp値になる．つまり，このp値が0.05を下回った場合，ベースライン期のデータより支援期のデータが有意に高かったということを表している．反対にp値が0.05以上だった場合，ベースライン期と支援期のデータに有意差はなかったということになる．

　このように中央分割法により測定結果を分析することで，リハビリテーション効果を検討することができる．

## ● 文 献

1) 青木詩子, 他：慢性期片麻痺患者の非麻痺側膝伸展筋力と歩行能力の関連. 総合リハ　**29**：65-70, 2001

2) Hier DB, et al：Recovery of behavioral abnormalities after right hemisphere stroke. *Neurology* **33**：345-350, 1983

3) Johnston RC, et al：Hip motion measurements for selected activities of daily living. *Clin Orthop Relat Res* **72**：205-215, 1970

4) Jongbloed L：Prediction of function after stroke: a critical review. *Stroke* **17**：765-776, 1986

5) Kwakkel G, et al：Predicting disability in stroke-a critical review of the literature. *Age Ageing* **25**：479-489, 1996

6) Maeda T, et al：Discrimination of Walking Ability Using Knee Joint Extension Muscle Strength in *Stroke* Patients. *J Phys Ther Sci* **13**：87-91, 2001

7) Meijer R, et al：Prognostic factors for ambulation and activities of daily living in the subacute phase after stroke: A systematic review of the literature. *Clin Rehabil* **17**：119-129, 2003

8) 二木　立：機能障害の構造および機能障害・年齢と能力障害との関係の研究. 総合リハ　**11**：557-569, 1983

9）大森圭貢, 他：靴下着脱および足の爪切り遂行能力と股関節可動域の関連─保存的治療中の変形性股関節症患者における検討. 高知リハビリテーション学院紀要　**13**：1-7, 2012

10）Suzuki M, et al：Predicting Recovery of Upper-body Dressing Ability after Stroke. *Arch Phys Med Rehabil*　**87**：1496-1502, 2006

11）Suzuki M, et al：Predicting Recovery of Bilateral Upper Extremity Muscle Strength after Stroke. *J Rehabil Med*　**43**：935-943, 2011

12）Walker MF, et al：Reacquisition of dressing skills after stroke. *Int Disabil Stud*　**12**：41-43, 1990

13）Walker MF, et al：Factors influencing dressing performance after stroke. *J Neurol Neurosurg Psychiatry*　**54**：699-701, 1991

14）山﨑裕司, 他：足関節背屈可動域としゃがみ込み動作の関係. 理療科　**25**：209-212, 2010

15）Buchner DM, et al：Effects of physical activity on health status in older adults II: intervention studies. *Ann Rev Public Health*　**13**：469-488, 1992

16）Nakayama N, et al：Relationship between knee extension strength and gait styles in patients with dementia. *Medicine*　**98**：e14958, 2019

17）Bliss TV, et al：A synaptic model of memory: long-term potentiation in the hippocampus. *Nature*　**361**：31-39, 1993

18）Kullmann DM：Amplitude fluctuations of dual-component EPSCs in hippocampal pyramidal cells: implications for long-term potentiation. *Neuron*　**12**：1111-1120, 1994

19）Murata Y, et al：Effects of motor training on the recovery of manual dexterity after primary motor cortex lesion in macaque monkeys. *J Neurophysiol*　**99**：773-786, 2008

20）Nudo RJ, et al：Neural substrates for the effects of rehabilitative training on motor recovery after ischemic infarct. *Science*　**272**：1791-1794, 1996

21）Liu Y, et al：Mechanisms of recovery of dexterity following unilateral lesion of the sensorimotor cortex in adult monkeys. *Exp Brain Res*　**128**：149-159, 1999

22）Takenobu Y, et al：Motor recovery and microstructural change in rubro-spinal tract in subcortical stroke. *NeuroImage*　**4**：201-208, 2014

23）二木　立：脳卒中の予後予測 歩行自立度を中心に. 理療と作療　**21**：710-715, 1987

24）Bonita R, et al：Recovery of motor function after stroke. *Stroke*　**19**：1497-1500, 1988

25）Dam M, et al：The effect of long-term rehabilitation therapy on poststroke hemiplegic patients. *Stroke*　**24**：1186-1191, 1993

26）Nakayama H, et al：Recovery of upper extremity function in stroke patients: the Copenhagen Stroke Study. *Arch Phys Med Rehabil*　**75**：391-398, 1994

27）Duncan PW, et al：Similar motor recovery of upper and lower extremities after stroke. *Stroke*　**25**：1181-1188, 1994

28）Duncan PW, et al：Defining post-stroke recovery: implicatoins for design and interpretation of drug trials. *Neuropharmacology*　**39**：835-841, 2000

29）Beebe JA, et al：Active range of motion predicts upper extremity function 3 months after stroke. *Stroke*　**40**：1772-1779, 2009

30）Prager EM, et al：Predictive ability of 2-day measurement of active range of motion on 3-mo upper-extremity motor function in people with poststroke hemiparesis. *Am J Occup Ther*　**66**：35-41, 2012

31）寺岡史人, 他：脳卒中に伴う嚥下障害の予後予測─経口摂取の可否に影響する因子の検討. リハ医　**41**：421-428, 2004

32）Sarno MT, et al：Recovery in treated aphasia in the first year post-stroke. *Stroke*　**10**：663-670, 1979

33）原　寛美：記憶障害のリハビリテーションの進歩. 老年精神医学雑誌　**13**：1007-1015, 2002

34）石合純夫：半側空間無視のリハビリテーションと長期予後. リハ医　**37**：158-160, 2000

35）Damasio AR, et al：Neglect following damage to frontal lobe or basal ganglia. *Neuropsychologia*　**18**：123-132, 1980

36）Maeshima S, et al：Unilateral spatial neglect I patients with cerebral hemorrhage: the relationship between hematoma volume and prognosis. *J Clin Neurosci*　**9**：544-548, 2002

37）Levine DN, et al：Left spatial neglect: effects of lesion size and premorbid brain atrophy on severity and recovery following right cerebral infarction. *Neurology*　**36**：362-366, 1986

38）Smith DL, et al：Proprioception and spatial neglect after stroke. *Age Aging*　**12**：63-69, 1983

39）Sunderland A, et al：The natural history of visual neglect after stroke: indications from two methods of assessment. *Int Disabil Stud*　**9**：55-59, 1987

40）石合純夫：半側空間無視の代償と回復. 失語症研究　**16**：134-141, 1996

41）Koyama T, et al：A new method for predicting functional recovery of stroke patients with hemipledia: logarithmic modelling. *Clin Rehabil*　**19**：779-789, 2005

42）Jørgensen HS, et al：Outcome and time course of recovery in stroke. Part II: Time course of recovery. The Copenhagen Stroke Study. *Arch Phys Med Rehabil.*　**76**：406-412, 1995

43）二木　立：脳卒中リハビリテーション患者の早期自立度予測. リハ医　**19**：201-223, 1982

44) Feigin L, et al : Sitting equilibrium 2 weeks after a stroke can predict the walking ability after 6 months. *Gerontology* **42** : 348–353, 1996
45) 石神重信, 他 : 我々が用いている脳卒中の予後予測（V）. 臨床リハ **10** : 326–330, 2001
46) Henley S, et al : Who goes home? Predictive factors in stroke recovery. *J Neurol Neurosurg Psychiatry* **48** : 1–6, 1985
47) 植松海雲, 他 : 高齢脳卒中患者が自宅退院するための条件—Classification and regression trees（CART）による解析. リハ医 **39** : 396–402, 2002
48) Falconer JA, et al : Predicting stroke inpatient rehabilitation outcome using a classification tree approach. *Arch Phys Med Rehabil* **75** : 619–625, 1994
49) Nguyen TA, et al : Social determinants of discharge destination for patients after stroke with low admission FIM instrument scores. *Arch Phys Med Rehabil* **88** : 740–744, 2007
50) 伊藤郁乃, 他 : リハビリテーション後の転帰と在院日数に影響を与える社会的要因の検討. *Jpn J Rehabil Med* **48** : 561–565, 2011
51) Suzuki M, et al : Predicting recovery of cognitive function soon after ischemic stroke: differential modeling with logarithmic and linear regression. *PLoS One* **8** : e53488, 2013
52) Suzuki M, et al : Development of the Upper-Body Dressing Scale for a buttoned shirt: preliminary correlational study. *Am J Phys Med Rehabil* **87** : 740–749, 2008
53) Ouellette MM, et al : High-intensity resistance training improves muscle strength, self-reported function, and disability in long-term stroke survivors. *Stroke* **35** : 1404–1409, 2004
54) Seynnes O, et al : Physiological and functional responses to low-moderate versus high-intensity progressive resistance training in frail elders. *J Gerontol A Biol Sci Med Sci* **59** : 503–509, 2004
55) Cramp MC, et al : Low intensity strength training for ambulatory stroke patients. *Disabil Rehabil* **28** : 993–889, 2006
56) Bohannon RW : Muscle strength and muscle training after stroke. *J Rehabil Med* **39** : 14–20, 2007
57) Ada L, et al : Strengthening interventions increase strength and improve activity after stroke: a systematic review. *Aust J Physiother* **52** : 241–248, 2006
58) Harvey L, et al : Does stretching induce lasting increases in joint ROM?: a systematic review. *Physiother Res Int* **7** : 1–13, 2002
59) Weldon SM, et al : The efficacy of stretching for prevention of exercise-relaled injury: a systematic review of the literature. *Man Ther* **8** : 141–150, 2003
60) Michloviiz SL : Therapy interventions for improving joint range of motion: a systematic review. *Hand Ther* **17** : 118–131, 2004
61) Pin T, et al : The effectiveness of passive stretching in children with cerebral palsy. *Developtnental Med Child Neurology* **48** : 855–862, 2006
62) 板場英行 : 関節可動域. 内山　靖（編）: エビデンスに基づく理学療法—活用と臨床思考過程の実際. 医歯薬出版, 2008, pp 409–417
63) Yeh CY, et al : Effects of prolonged muscle stretching with constant torque or constant angle on hypertonic calf muscles. *Arch Phys Med Rehabil* **86** : 235–241, 2005
64) Nuyens GE, et al : Reduction of spastic hypertonia during repeated passive knee movements in stroke patients. *Arch Phys Med Rehabil* **83** : 930–935, 2002
65) Whitall J, et al : Repetitive bilateral arm training with rhythmic auditory cueing improves motor function in chronic hemiparetic stroke. *Stroke* **38** : e22, 2000
66) Luft AR, et al : Repetitive bilateral arm training and motor cortex activation in chronic stroke: a randomized controlled trial. *JAMA* **292** : 1853–1861, 2004
67) Shaughnessy M, et al : Testing a model of post-stroke exercise behavior. *Rehabil Nurs* **31** : 15–21, 2006
68) Lenze EJ, et al : Significance of poor patient participation in physical and occupational therapy for functional outcome and length of stay. *Arch Phys Med Rehabil* **85** : 1599–1601, 2004
69) Forkan R, et al : Exercise adherence following physical therapy intervention in older adults with impaired balance. *Phys Ther* **86** : 401–410, 2006
70) 山﨑裕司, 他 : 等尺性膝伸展筋力と移動動作の関連—運動器疾患のない高齢患者を対象として. 総合リハ **30** : 747–752, 2002
71) Hunter GR, et al : The effects of strength conditioning on older women's ability to perform daily tasks. *J Am Geriatr Soc* **43** : 756–760, 1995
72) 田中宏太佳, 他 : 健常中高年者の日常生活の活動性と下肢筋力・筋横断面積 脳卒中片麻痺患者の廃用性筋萎縮予防に関する研究. リハ医 **27** : 459–463, 1990
73) 鈴木　誠, 他 : 重度失語および重度痴呆患者における注目・称賛の有効性. 作業療法 **23** : 198–205, 2004
74) Gandevia SC : Spinal and supraspinal factors in human muscle fatigue. *Physiol Rev* **81** : 1725–1789, 2001

文 献

75）野坂和則：筋損傷と再生．吉岡利忠，他（編）：筋力をデザインする．杏林書院，2003，pp151-168

76）川﨑仁史，他：脳卒中片麻痺者における非麻痺側膝伸展1 repetition maximumの推定．理療科 **31**：485-488，2016

77）Ploutz LL, et al：Effect of resistance training on muscle use during exercise. *J Appl Physiol* **76**：1675-1681, 1994

78）横山仁志，他：下肢筋群における1 Repetition Maximumの測定―その再現性と加齢変化について．PTジャーナル **32**：875-878，1998

79）平野康之，他：膝伸展1 Repetition Maximumと膝伸展ピークトルクの関連．総合リハ **29**：651-654，2001

80）Phillips SM, et al：Mixed muscle protein synthesis and breakdown after resistance exercise in humans. *Am J Physiol* **273**：E99-107, 1997

81）Higbie EJ, et al：Effects of concentric and eccentric training on muscle strength, cross-sectional area, and neural activation. *J Appl Physiol* **81**：2173-2181, 1996

82）Hortobágyi T, et al：Greater initial adaptations to submaximal muscle lengthening than maximal shortening. *J Appl Physiol* **81**：1677-1682, 1996

83）Dean CM, et al：Task-related circuit training improves performance of locomotor tasks in chronic stroke: a randomized, controlled pilot trial. *Arch Phys Med Rehabil* **81**：409-417, 2000

84）大森圭貢：高齢患者における等尺性膝伸展筋力と立ち上がり能力の関連．理学療法学 **31**：106-112，2004

85）Yasuda K, et al：Exercise after anterior cruciate ligament reconstruction. *Clinical Orthopedics and Related Research* **220**：275-283, 1987

86）Beasley WC：Quantitative muscle testing: principles and applications to research and clinical services. *Arch Phys Med Rehabil* **42**：398-425, 1961

87）Dvir Z：Grade 4 in manual muscle testing: the problem with submaximal strength assessment. *Clin Rehabil* **11**：36-41, 1997

88）Asberg KH：Orthostatic tolerance training of stroke patients in general medical wards. An experimental study. *Scand J Rehabil Med* **21**：179-185, 1989

89）Sharp SA, et al：Isokinetic strength training of the hemiparetic knee: effects on function and spasticity. *Arch Phys med Rehabil* **78**：1231-1236, 1997

90）Teixeira-Salmela LF, et al：Muscle strengthening and physical conditioning to reduce impairment and disability in chronic stroke survivors. *Arch Phys Med Rehabil* **80**：1211-2118, 1999

91）Weiss A, et al：High intensity strength training improves strength and functional performance after stroke. *Am J Phys Med Rehabil* **79**：369-376, 2000

92）Kim CM, et al：Effects of isokinetic strength training on walking in persons with stroke: a doubleblind controlled pilot study. *J Stroke Cerebrovasc Dis* **10**：265-273, 2001

93）Badics E, et al：Systematic muscle building exercises in rehabilitation of stroke patients. *NeuroRehabilitation* **17**：211-214, 2002

94）Monger C, et al：Evaluation of a home-based exercise and training programme to improve sit-to-stand in patients with chronic stroke. *Clin Rehabil* **16**：361-367, 2002

95）Barreca S, et al：Effects of extra training on the ability of stroke survivors to perform an independent sit-to-stand: a randomized controlled trial. *J Geriatr Phys Ther* **27**：59-64, 2004

96）Winstein CJ, et al：A randomized controlled comparison of upper-extremity rehabilitation strategies in acute stroke: A pilot study of immediate and long-term outcomes. *Arch Phys Med Rehabil* **85**：620-628, 2004

97）Cramp MC, et al：Low intensity strength training for ambulatory stroke patients. *Disabil Rehabil* **28**：993-889, 2006

98）Flansbjer UB, et al：Progressive resistance training after stroke: effects on muscle strength, muscle tone, gait performance and perceived participation. *J Rehabil Med* **40**：42-48, 2008

99）大西秀明：動作筋電図．内山　靖，他（編）：計測法入門―計り方，計る意味．協同医書出版社，2001，pp42-56

100）古屋かおる：筋収縮力の調節機構．体育の科学 **38**：419-425，1988

101）Kraemer WJ, et al：Strength and power training: physiological mechanism of adaptation. *Exerc Sports Sci Rev* **24**：363-397, 1996

102）Moritani T, et al：Neural factors versus muscle hypertrophy in the time course of muscle strength gain. *Am J Phys Med* **58**：115-130, 1979

103）吉岡利忠，他（著）：骨格筋のあらまし．吉岡利忠，他（編）：筋力をデザインする．杏林書院，2003，pp3-20

104）笠原美千代，他：高齢患者における片脚立位時間と膝伸展筋力の関係．体力科学 **50**：369-374，2001

105）Walker C, et al：Use of visual feedback in retraining balance following acute stroke. *Phys Ther* **80**：886-895, 2000

106）Chen IC, et al：Effects of balance training on hemiplegic stroke patients. *Chang Gung Med J* **25**：583-590, 2002

107）Geiger RA, et al：Balance and mobility following stroke: effects of physical therapy interventions with and with-

第Ⅲ章 ● 予後予測に基づく総合的アプローチのポイント——効果のある総合的な支援

out biofeedback/forceplate training. *Phys Ther* **81** : 995–1005, 2001

108) Bonan IV, et al : Reliance on visual information after stroke. Part II: Effectiveness of a balance rehabilitation program with visual cue deprivation after stroke: a randomized controlled trial. *Arch Phys Med Rehabil* **85** : 274–278, 2004

109) Marigold DS, et al : Exercise leads to faster postural reflexes, improved balance and mobility, and fewer falls in older persons with chronic stroke. *J Am Geriatr Soc* **53** : 416–423, 2005

110) Eser F, et al : The effect of balance training on motor recovery and ambulation after stroke: a randomized controlled trial. *Eur J Phys Rehabil Med* **44** : 19–25, 2008

111) Rajaratnam BS, et al : Does the Inclusion of Virtual Reality Games within Conventional Rehabilitation Enhance Balance Retraining after a Recent Episode of Stroke? *Rehabil Res Pract* **2013** : 649561, 2013

112) Okita M, et al : Effects of short duration stretching on disuse muscle atrophy in immobilized rat soleus muscles. *J Jpn Phys Ther Assoc* **4** : 1–5, 2001

113) Zöllner AM, et al : Stretching skeletal muscle: chronic muscle lengthening through sarcomerogenesis. *PLoS One* **7** : e45661, 2012

114) Pizzi A, et al : Application of a volar static splint in poststroke spasticity of the upper limb. *Arch Phys Med Rehabil* **86** : 1855–1859, 2005

115) DeMeyer L, et al : Effectiveness of a night positioning programme on ankle range of motion in patients after hemiparesis: a prospective randomized controlled pilot study. *J Rehabil Med* **47** : 873–877, 2015

116) Jeon HJ, et al : The effect of Monkey Chair and Band exercise system on shoulder range of motion and pain in post-stroke patients with hemiplegia. *J Phys Ther Sci* **28** : 2232–2237, 2016

117) Chan SP, et al : Flexibility and passive resistance of the hamstrings of young adults using two different static stretching protocols. *Scand J Med Sci Sports* **11** : 81–86, 2001

118) Willy RW, et al : Effect of cessation and resumption of static hamstring muscle stretching on joint range of motion. *J Orthop Sports Phys Ther* **31** : 138–144, 2001

119) Youdas JW, et al : The effect of static stretching of the calf muscle-tendon unit on active ankle dorsiflexion range of motion. *J Orthop Sports Phys Ther* **33** : 408–417, 2003

120) Peres SE, et al : Pulsed Shortwave Diathermy and Prolonged Long-Duration Stretching Increase Dorsiflexion Range of Motion More Than Identical Stretching Without Diathermy. *J Athl Train* **37** : 43–50, 2002

121) Knight CA, et al : Effect of superficial heat, deep heat, and active exercise warm-up on the extensibility of the plantar flexors. *Phys Ther* **81** : 1206–1214, 2001

122) 山本雅庸, 他 : 有酸素運動と無酸素運動. 臨床スポーツ医学 **14**: 187–192, 1997

123) 道場信孝, 他 : Karvonen法の有用性について. 体力科学 **37** : 245–253, 1988

124) Katz-Leurer M, et al : The effect of early aerobic training on independence six months post stroke. *Clin Rehabil* **17** : 735–741, 2003

125) Macko RF, et al : Treadmill exercise rehabilitation improves ambulatory function and cardiovascular fitness in patients with chronic stroke: a randomized, controlled trial. *Stroke* **36** : 2206–2211, 2005

126) Katz-Leurer M, et al : The influence of autonomic impairment on aerobic exercise outcome in stroke patients. *NeuroRehabilitation* **22** : 267–272, 2007

127) Ivey FM, et al : Treadmill aerobic training improves glucose tolerance and indices of insulin sensitivity in disabled stroke survivors: a preliminary report. *Stroke* **38** : 2752–2758, 2007

128) Lennon O, et al : A pilot randomized controlled trial to evaluate the benefit of the cardiac rehabilitation paradigm for the non-acute ischaemic stroke population. *Clin Rehabil* **22** : 125–133, 2008

129) Lee MJ, et al : Comparison of effect of aerobic cycle training and progressive resistance training on walking ability after stroke: a randomized sham exercise-controlled study. *J Am Geriatr Soc* **56** : 976–985, 2008

130) Quaney BM, et al : Aerobic exercise improves cognition and motor function poststroke. *Neurorehabil Neural Repair* **23** : 879–885, 2009

131) Rimmer JH, et al : A preliminary study to examine the effects of aerobic and therapeutic (nonaerobic) exercise on cardiorespiratory fitness and coronary risk reduction in stroke survivors. *Arch Phys Med Rehabil* **90** : 407–412, 2009

132) Ivey FM, et al : Impaired leg vasodilatory function after stroke: adaptations with treadmill exercise training. *Stroke* **41** : 2913–2917, 2010

133) Globas C, et al : Chronic stroke survivors benefit from high-intensity aerobic treadmill exercise: a randomized control trial. *Neurorehabil Neural Repair* **26** : 85–95, 2012

134) Platz T, et al : Arm ability training for stroke and traumatic brain injury patietnts with mild arm paresis: a single-blind, randomized, controlled trial. *Arch Phys Med Rehabil* **82** : 961–968, 2001

135) Wolf SL, et al : EXCITE Investigators. Effect of constraint-induced movement therapy on upper extremity function 3 to 9 months after stroke: the EXCITE randomized clinical trial. *JAMA* **296** : 2095–2104, 2006

# 文　献

136) Wu CY, et al : A randomized controlled trial of modified constraint-induced movement therapy for elderly stroke survivors: changes in motor impairment, daily functioning, and quality of life. *Arch Phys Med Rehabil* **88** : 273-238, 2007

137) Takebayashi T, et al : A 6-month follow-up after constraint-induced movement therapy with and without transfer package for patients with hemiparesis after stroke: a pilot quasi-randomized controlled trial. *Clin Rehabil* **27** : 418-426, 2013

138) Chae J, et al : Neuromuscular stimulation for upper extremity motor and functional recovery in acute hemiplegia. *Stroke* **29** : 975-979, 1998

139) Powell J, et al : Electrical stimulation of wrist extensors in poststroke hemiplegia. *Stroke* **30** : 1384-1389, 1999

140) Francisco G, et al : Electromyogram-triggered neuromuscular stimulation for improving the arm function of acute stroke survivors: a randomized pilot study. *Arch Phys Med Rehabil* **79** : 570-575, 1998

141) Hsu SS, et al : Dose-response relation between neuromuscular electrical stimulation and upper-extremity function in patients with stroke. *Stroke* **41** : 821-824, 2010

142) Invernizzi M, et al : The value of adding mirror therapy for upper limb motor recovery of subacute stroke patients: a randomized controlled trial. *Eur J Phys Rehabil Med* **49** : 311-317, 2013

143) Yavuzer G, et al : Mirror therapy improves hand function in subacute stroke: a randomized controlled trial. *Arch Phys Med Rehabil* **89** : 393-398, 2008

144) Etoh S, et al : Effects of repetitive trascranial magnetic stimulation on repetitive facilitation exercises of the hemiplegic hand in chronic stroke patients. *J Rehabil Med* **45** : 843-847, 2013

145) Lindenberg R, et al : Bihemispheric brain stimulation facilitates motor recovery in chronic stroke patients. *Neurology* **75** : 2176-2184, 2010

146) Ochi M, et al : Effects of anodal and cathodal transcranial direct current stimulation combined with robotic therapy on severely affected arms in chronic stroke patients. *J Rehabil Med* **45** : 137-140, 2013

147) Lo AC, et al : Robot-assisted therapy for long-term upper-limb impairment after stroke. *N Engl J Med* **362** : 1772-1783, 2010

148) Volpe BT, et al : Intensive sensorimotor arm training mediated by therapist or robot improves hemiparesis in patients with chronic stroke. *Neurorehabil Neural Repair* **22** : 305-310, 2008

149) Koyama T, et al : Effective targets for constraint-induced movement therapy for patients with upper-extremity impairment after stroke. *NeuroRehabilitation* **22** : 287-293, 2007

150) 竹林　崇 : CI療法の実際. 道免和久（編）: ニューロリハビリテーション. 医学書院, 2015, pp 119-135

151) Winstein CJ, et al : Methods for a multisite randomized trial to investigate the effect of constraint-induced movement therapy in improving upper extremity function among adults recovering from a cerebrovascular stroke. *Neurorehabil Neural Repair* **17** : 137-152, 2003

152) Morris DM, et al : Constraint-induced movement therapy: characterizing the intervention protocol. *Eura Medicophys* **42** : 257-268, 2006

153) Huang SC, et al : Effects of neuromuscular electrical stimulation on arterial hemodynamic properties and body composition in paretic upper extremities of patients with subacute stroke. *Biomed J* **37** : 205-210, 2014

154) Cauraugh JH, et al : Bilateral movement training and stroke motor recovery progress: a structured review and meta-analysis. *Hum Mov Sci* **29** : 853-870, 2010

155) Hsu WY, et al : Effects of repetitive transcranial magnetic stimulation on motor functions in patients with stroke: a meta-analysis. *Stroke* **43** : 1849-1857, 2012

156) Lefaucheur JP, et al : Evidence-based guidelines on the therapeutic use of repetitive transcranial magnetic stimulation（反復TMS）. *Clin Neurophysiol* **125** : 2150-2206, 2014

157) 角田　亘, 他 : 反復性経頭蓋磁気刺激を用いた脳卒中後上肢麻痺に対するIntensive neurorehabilitation. *Jpn J Rehabil Med* **50** : 271-276, 2013

158) 角田　亘, 他 : 脳卒中後遺症に対する治療的反復性経頭蓋磁気刺激（反復TMS）リハビリテーションとの併用療法. *Jpn J Rehabil Med* **50** : 732-737, 2013

159) Ranieri F, et al : Modulation of LTP at rat hippocampal CA3-CA1 synapses by direct current stimulation. *J Neurophysiol* **107** : 1868-1880, 2012

160) 田中悟志 : 経頭蓋直流電気刺激の基礎と実際. 総合リハ **43** : 43-48, 2015

161) Fisher S, et al : Robot-assisted gait training for patients with hemiparesis due to stroke. *Top Stroke Rehabil* **18** : 269-276, 2011

162) McCollough GH, et al : Effects of Mendelsohn maneuver on measures of swallowing duration post stroke. *Top Stroke Rehabil* **19** : 234-243, 2012

163) Shaker R, et al : Rehabilitation of swallowing by exercise in tube-fed patients with pharyngeal dysphagia secondary to abnormal UES opening. *Gastroenterology* **122** : 1314-1321, 2002

164) Lim KB, et al : Neuromuscular electrical and thermal-tactile stimulation for dysphagia caused by stroke: a ran-

第Ⅲ章 ● 予後予測に基づく総合的アプローチのポイント——効果のある総合的な支援

domized controlled trial. *J Rehabil Med* **41** : 174-178, 2009

165) Lee JH, et al : Effect of Repetitive Transcranial Magnetic Stimulation According to the Stimulation Site in Stroke Patients With Dysphagia. *Ann Rehabil Med* **39** : 432-439, 2015

166) Poorjavad M, et al : Surface electrical stimulation for treating swallowing disorders after stroke: a review of the stimulation intensity levels and the electrode placements. *Stroke Res Treat* **2014** : 918057, 2014

167) Michou E, et al : Repetitive Transcranial Magnetic Stimulation: a Novel Approach for Treating Oropharyngeal Dysphagia. *Curr Gastroenterol Rep* **18** : 10, 2016

168) Kumar S, et al : Noninvasive brain stimulation may improve stroke-related dysphagia: a pilot study. *Stroke* **42** : 1035-1040, 2011

169) DePippo KL, et al : Dysphagia therapy following stroke: a controlled trial. *Neurology* **44** : 1655-1660, 1994

170) Doggett DL, et al : Prevention of pneumonia in elderly stroke patients by systematic diagnosis and treatment of dysphagia: an evidence-based comprehensive analysis of the literature. *Dysphagia* **16** : 279-295, 2001

171) Rabadi MH, et al : Intensive nutritional supplements can improve outcomes in stroke rehabilitation. *Neurology* **71** : 1856-1861, 2008

172) 梅安秀樹, 他 : 要介護高齢者への口腔ケア用ジェルを使用した口腔ケアの報告. 老年歯科医学 **25** : 375-381, 2010

173) 日本摂食嚥下リハビリテーション学会医療検討委員会 : 訓練法のまとめ (2014年版). 日摂食嚥下リハ会誌 **18** : 55-89, 2014

174) 才藤栄一, 他 : 嚥下障害のリハビリテーションにおけるvideofluorographyの応用. リハ医 **23** : 121-124, 1986

175) Rasley A, et al : Prevention of barium aspiration during videofluoroscopic swallowing studies: value of change in posture. *AJR* **160** : 1005-1009, 1993

176) Terré R, et al : Effectiveness of chin-down posture to prevent tracheal aspiration in dysphagia secondary to acquired brain injury. A videofluoroscopy study. *Neurogastroenterol Motil* **24** : 414-419, 2012

177) Ohmae Y, et al : Effects of two breath-holding maneuvers on oropharyngeal swallow. *Ann Otol Rhinol Laryngol* **105** : 123-131, 1996

178) Baines S, et al : Reality orientation and reminiscence therapy. A controlled cross-over study of elderly confused people. *Br J Psychiatry* **151** : 222-231, 1987

179) Goldwasser AN, et al : Cognitive, affective, and behavioral effects of reminiscence group therapy on demented elderly. *Int J Aging Hum Dev* **25** : 209-222, 1987

180) Lai CK, et al : A randomized controlled trial of a specific reminiscence approach to promote the well-being of nursing home residents with dementia. *Int Psychogeriatr* **16** : 33-49, 2004

181) Laurin D, et al : Physical activity and risk of cognitive impairment and dementia in elderly persons. *Arch Neurol* **58** : 498-504, 2001

182) Woods B, et al : Reminiscence therapy for dementia. Cochrane Database Syst Rev CD001120, 2005

183) Livingston G, et al : Old Age Task Force of the World Federation of Biological Psychiatry. Systematic review of psychological approaches to the management of neuropsychiatric symptoms of dementia. *Am J Psychiatry* **162** : 1996-2021, 2005

184) Teri L, et al : Exercise plus behavioral management in patients with Alzheimer disease: a randomized controlled trial. *JAMA* **290** : 2015-2022, 2003

185) Brodaty H, et al : Meta-analysis of psychosocial interventions for caregivers of people with dementia. *J Am Geriatr Soc* **51** : 657-664, 2003

186) de Aguiar V, et al : Can tDCS enhance item-specific effects and generalization after linguistically motivated aphasia therapy for verbs? *Front Behav Neurosci* **9** : 190, 2015

187) Chen W, et al : Mirror neuron system based therapy for aphasia rehabilitation. *Front Psychol* **6** : 1665, 2015

188) Cortese MD, et al : Rehabilitation of aphasia: application of melodic-rhythmic therapy to Italian language. *Front Hum Neurosci* **9** : 520, 2015

189) 日本認知機能障害学会 (編) : 標準失語症検査マニュアル. 新興医学出版社, 2004

190) Glisky EL, et al : Acquisitin of domain-specific knowledge in organic amnesia: training for computer-related work. *Neuropsychologia* **25** : 893-906, 1987

191) Baddeley A, et al : When implicit learning fails: amnesia and the problem of error elimination. *Neuropsychologia* **32** : 53-68, 1994

192) Kessels RP, et al : Implicit learning in memory rehabilitation:a meta-analysis on errorless learning and vanishing cues methods. *J Clin Exp Neuropsychol* **25** : 805-814, 2003

193) Cho HY, et al : Effects of computer assisted cognitive rehabilitation on brain wave, memory and attention of stroke patients: a randomized control trial. *J Phys Ther Sci* **27** : 1029-1032, 2015

194) Jeon SY, et al : Improvement of the working memory and naming by transcranial direct current stimulation. *Ann Rehabil Med* **36** : 585-595, 2012

195) Chen P, et al : Global processing training to improve visuospatial memory deficits after right-brain stroke. *Arch Clin Neuropsychol* **27** : 891-905, 2012

196) Rand D, et al : Feasibility of a 6-month exercise and recreation program to improve executive functioning and memory in individuals with chronic stroke. *Neurorehabil Neural Repair* **24** : 722-729, 2010

197) Sohlberg MM, et al : Training use of compensatory memory books: a three stage behavioral approach. *J Clin Exp Neuropsychol* **11** : 871-891, 1989

198) Kime SK, et al : Use of a comprehensive programme of external cueing to enhance procedural memory in a patient with dense amnesia. *Brain Injury* **10** : 17-25, 1996

199) Beis JM, et al : Eye patching in unilateral spatial neglect: efficacy of two methods. *Arch Phys Med Rehabil* **80** : 71-76, 1999

200) Luaute J, et al : Visuo-spatial neglect: a systematic review of current interventions and their effectiveness. *Neurosci Biobehav Rev* **30** : 961-982, 2006

201) Pierce SR, et al : Treatments of unilateral neglect: a review. *Arch Phys Med Rehabil* **83** : 256-268, 2002

202) Yang NY, et al : Rehabilitation Interventions for Unilateral Neglect after Stroke: A Systematic Review from 1997 through 2012. *Front Hum Neurosci* **7** : 187, 2013

203) Nys GM, et al : Acute neglect rehabilitation using repetitive prism adaptation: a randomized placebo-controlled trial. *Restor Neurol Neurosci* **26** : 1-12, 2008

204) Serino A, et al : Effectiveness of prism adaptation in neglect rehabilitation: a controlled trial study. *Stroke* **40** : 1392-1398, 2009

205) Turton AJ, et al : A single blinded randomised controlled pilot trial of prism adaptation for improving self-care in stroke patients with neglect. *Neuropsychol Rehabil* **20** : 180-196, 2010

206) Mizuno K, et al : Prism adaptation therapy enhances rehabilitation of stroke patients with unilateral spatial neglect: a randomized, controlled trial. *Neurorehabil Neural Repair* **25** : 711-720, 2011

207) Làdavas E, et al : Neglect rehabilitation by prism adaptation: different procedures have different impacts. *Neuropsychologia* **49** : 1136-1145, 2011

208) Luukkainen-Markkula R, et al : Rehabilitation of hemispatial neglect: A randomized study using either arm activation or visual scanning training. *Restor Neurol Neurosci* **27** : 663-672, 2009

209) Fong KN, et al : The effect of voluntary trunk rotation and half-field eye-patching for patients with unilateral neglect in stroke: a randomized controlled trial. *Clin Rehabil* **21** : 729-741, 2007

210) Tsang MH, et al : Occupational therapy treatment with right half-field eye-patching for patients with subacute stroke and unilateral neglect: a randomised controlled trial. *Disabil Rehabil* **31** : 630-637, 2009

211) Harvey M, et al : The effects of visuomotor feedback training on the recovery of hemispatial neglect symptoms: assessment of a 2-week and follow-up intervention. *Neuropsychologia* **41** : 886-893, 2003

212) Koch G, et al : θ-burst stimulation of the left hemisphere accelerates recovery of hemispatial neglect. *Neurology* **78** : 24-30, 2012

213) Ferreira HP, et al : Is visual scanning better than mental practice in hemispatial neglect? Results from a pilot study. *Top Stroke Rehabil* **18** : 155-161, 2011

214) Edmans JA, et al : A comparison of two approaches in the treatment of perceptual problems after stroke. *Clin Rehabil* **14** : 230-243, 2000

215) Kalra L, et al : The influence of visual neglect on stroke rehabilitation. *Stroke* **28** : 1386-1391, 1997

216) 原 寛美, 他：観念失行のリハビリテーション. 臨床リハ **2** : 5, 1993

217) 所小百合, 他：観念失行患者におけるADLの分析とアプローチについて―食事療法を中心に. 作業療法 **9** : 29-36, 1990

218) Goldenberg G, et al : Therapy of activities of daily living in patients with apraxia. *Neuropsychol Rehabil* **8** : 123-141, 1998

219) 佐々木和義：観念失行症患者の系列行為の再学習に対する認知運動療法. 行動療法研究 **14** : 31-37, 1988

220) Bolognini N, et al : Improving ideomotor limb apraxia by electrical stimulation of the left posterior parietal cortex. *Brain* **138** : 428-439, 2015

221) Wu AJ, et al : Improved function after combined physical and mental practice after stroke: a case of hemiparesis and apraxia. *Am J Occup Ther* **65** : 161-168, 2011

222) Gray JM, et al : Microcomputer-based attentional retraining after brain damage: A randomised group controlled trial. *Neuropsychol Rehabil* **2** : 97-115, 1992

223) Robertson IH : Cognitive rehabilitation in neurologic disease. *Curr Opin Neurol* **6** : 756-760, 1993

224) Cappa SF, et al : EFNS guidelines on cognitive rehabilitation:report of an EFNS task force. *Eur J Neurol* **12** : 665-680, 2005

225) Nair RD, et al : Cognitive rehabilitation for memory deficits following stroke. Cochrane Database Syst Rev CD002293, 2007

226） Westerberg H, et al : Computerized working memory training after stroke–a pilot study. *Brain Inj* **21** : 21-29, 2007

227） Barker-Collo SL, et al : Reducing attention deficits after stroke using attention process training: a randomized controlled trial. *Stroke* **40** : 3293-3298, 2009

228） Cicerone KD, et al : Evidence-based cognitive rehabilitation: recommendations for clinical practice. *Arch Phys Med Rehabil* **81** : 1596-1615, 2000

229） McKinney M, et al : Evaluation of cognitive assessment in stroke rehabilitation. *Clin Rehabil* **16** : 129-136, 2002

230） Andersen G, et al : Effective treatment of poststroke depression with the selective serotonin reuptake inhibitor citalopram. *Stroke* **25** : 1099-1104, 1994

231） Dam M, et al : Effects of fluoxetine and maprotiline on functional recovery in poststroke hemiplegic patients undergoing rehabilitation therapy. *Stroke* **27** : 1211-1214, 1996

232） Robinson RG, et al : Nortriptyline versus fluoxetine in the treatment of depression and in short-term recovery after stroke: a placebo-controlled, double-blind study. *Am J Psychiatry* **157** : 351-359, 2000

233） Wiart L, et al : Fluoxetine in early poststroke depression: a double-blind placebo-controlled study. *Stroke* **31** : 1829-1832, 2000

234） Mead GE, et al : Selective serotonin reuptake inhibitors for stroke recovery. *JAMA* **310** : 1066-1067, 2013

235） Rogers JC, et al:Improving morning care routines of nursing home residents with dementia. *J Am Geriatr Soc* **47** : 1049-1057, 1999

236） Adams JMG, et al : The effectiveness of physiotherapy to enable an elderly person to get up from the floor. *Physiotherapy* **86** : 185-189, 2000

237） 山崎裕司, 他：身体的ガイドとフェイディング法を用いた左手箸操作の練習方法. 総合リハ **33** : 859-864, 2005

238） 鈴木　誠, 他：箸操作訓練における身体的ガイドの有効性. 総合リハ **34** : 585-591, 2006

239） 宮本真明, 他：応用行動分析学に基づく入浴動作練習法の検討―認知機能障害を有する脳血管障害患者に対する介入効果. PTジャーナル **41** : 941-945, 2007

240） 下田志摩, 他：認知症患者の身体活動量におけるグラフによる目標提示の試み. 理学療法―技術と研究 **35** : 38-40, 2007

241） 鈴木　誠, 他：地理的障害に対する道順訓練の有効性. 行動分析学研究 **22** : 68-79, 2008

242） 千葉直之, 他：認知症に対する口頭指示と文字教示を用いたトイレ時のナースコール指導. リハと応行動分析 **1** : 12-15, 2010

243） 中山智晴, 他：応用行動分析的技法を使用した座位訓練の効果―認知機能障害を合併した重症脳血管障害患者における検討. 高知リハビリテーション学院紀要 **11** : 41-46, 2010

244） 鈴木　誠, 他：重度の認知障害と重度の右片麻痺を呈した対象者に対する日常生活動作練習の効果. 行動分析学研究 **24** : 2-12, 2010

245） 上村　賢, 他：プロンプト・フェイディング法による立ち上がり動作練習―認知症患者での検討. リハと応行動分析 **1** : 8-11, 2010

246） Baker JC, et al : Assessment and treatment of hoarding in an individual with dementia. *Behav Ther* **42** : 135-142, 2011

247） 中村恵理, 他：デジェリーヌ症候群を有した対象者に対する日常生活動作練習. リハと応行動分析 **2** : 7-11, 2011

248） 中山智晴, 他：逆方向連鎖化の技法を用いた片麻痺者の起き上がり訓練. リハと応行動分析 **2** : 12-15, 2011

249） 佐々木祥太郎, 他：従命困難な重度高次脳機能障害患者に対する教示方法の検討. リハと応行動分析 **2** : 16-19, 2011

250） 上村　賢, 他：着座動作訓練に対する傾斜計の有効性. リハと応行動分析 **2** : 20-24, 2011

251） 永井美帆, 他：多様な強化刺激を用いた起き上がり動作訓練―時間計測による行動内在型強化の出現. リハと応行動分析 **3** : 14-18, 2012

252） 打田小春, 他：認知機能面と動作学習効果について―動作を引き出す刺激. リハと応行動分析 **3** : 5-8, 2012

253） 上村　賢, 他：セラピストに対するチェックシートによる指導方法の検討. リハと応行動分析 **3** : 9-13, 2012

254） 遠藤有紗, 他：進行性核上性麻痺患者に対する逆方向連鎖法を用いた起き上がり動作練習. 行動リハ **2** : 31-37, 2013

255） 松井　剛, 他：全失語によって指示理解不可能でコンプライアンスが著しく低い症例に対するトイレ動作練習―難易度調整を併用した行動連鎖法による介入. 行動リハ **2** : 18-24, 2013

256） 二丹田裕介, 他：認知症患者に対する視覚教示と聴覚教示を併用した移乗動作練習の効果. リハと応行動分析 **4** : 6-10, 2013

257） 田辺　尚, 他：傾斜計を用いた重度片麻痺患者様に対する端座位練習の効果. リハと応行動分析 **4** : 1-5, 2013

258） 矢作　満：運動障害性構音障害患者に対する身体接触の有効性―失声状態と拒否の言動に対するアプローチ. 行動リハ **2** : 38-42, 2013

259） Heinicke MR, et al : Applied behavior analysis in acquired nrain injury rehabilitation: a meta-analysis of single-

文　献

case design interbention research. Behav. *Intervent* **29** : 77-105, 2014

260) 中島秀太, 他 : 重度片麻痺と全失語を呈した症例に対するプロンプトフェイディング法と時間遅延法を併用したトイレ動作練習の効果についての検討. 行動リハ **3** : 62-66, 2014

261) 岡田一馬, 他 : 逆行性連鎖化の技法を用いた起居動作練習の効果—認知症を合併した重度片麻痺者における検討. 行動リハ **3** : 37-42, 2014

262) 岡庭千恵, 他 : 起立・歩行練習のコンプライアンスが著しく低下していた認知症患者に対する介入. 行動リハ **3** : 67-73, 2014

263) 矢作　満 : 維持期の失語症者に対する音読訓練. 行動リハ **3** : 58-61, 2014

264) 吉村正美, 他 : 視覚障害・認知症を有する患者に対する触覚と称賛による立ち上がり動作練習—応用行動分析学的介入を用いた1症例. 行動リハ **3** : 49-52, 2014

265) Endo A, et al : Reliability and validity of the Upper-Body Dressing Scale in patients with vascular dementia with hemiparesis. *Occup Ther Int* **22** : 10-18, 2015

266) 遠藤有紗, 他 : 重度の認知症を有した対象者対するシェイピングの有効性—車いす操作を獲得した症例を経験して. リハと応行動分析 **3** : 22-26, 2015

267) 井尾いず美, 他 : 絵カード呼称練習における文字教示と称賛の効果—重度の運動性失語患者を対象として. 行動リハ **4** : 32-37, 2015

268) 川口沙織, 他 : Pusher症状を呈した重度右片麻痺患者に対する立位練習—下腿クッションを用いた健側下肢外転の防止. 行動リハ **4** : 21-25, 2015

269) 中島秀太, 他 : 段階的な難易度調整と称賛を用いた介入が重度認知症患者の立位保持時間に及ぼす影響. リハと応行動分析 **5** : 34-38, 2015

270) 松井　剛, 他 : 全失語によって指示理解不可能でコンプライアンスが著しく低い症例に対するトイレ動作練習—強化刺激としての身体接触の有効性. 行動リハ **4** : 2-7, 2015

271) 田辺　尚, 他 : 新たな行動随伴性形成による適切な立ち上がり動作獲得の試み—病棟生活で不適切な立ち上がり動作が習慣化している患者様を対象に. リハと応行動分析 **5** : 27-33, 2015

272) 富田　駿, 他 : 失語を有する片麻痺患者に対する応用行動分析学的技法を用いた起居・移乗動作練習. 行動リハ **4** : 26-31, 2015

273) 上村朋美, 他 : 理学療法拒否を続けていた患者に対する介入—環境調整の影響. 行動リハ **4** : 14-20, 2015

274) 山本祐太, 他 : 認知症患者の病棟車いす移動の自立に向けて. リハと応行動分析 **5** : 12-16, 2015

275) 矢作　満 : 生活期の高次脳機能障害者に対する宿題の定着化に向けたアプローチ. 行動リハ **4** : 8-13, 2015

276) 矢作　満 : 食形態が認知症による摂食嚥下障害を呈した患者の摂食量に与える影響. 行動リハ **5** : 7-12, 2016

277) 高橋一将 : 段階的な難易度設定を用いた起立練習—失敗と拒否的な発言数に着目して. 行動リハ **5** : 43-47, 2016

278) 森下史子, 他 : 半側空間無視と全般性注意障害を有した事例の下衣着脱動作に対する応用行動分析学的アプローチの効果. 作業療法 **36** : 215-222, 2017

279) 鈴木　誠 : 日常生活動作訓練について考える. 行動リハ **1** : 2-15, 2012

280) 鈴木　誠 : 行動リハビリテーション. OTジャーナル **51** : 744-749, 2013

281) Tyson SF, et al : The effect of a hinged ankle foot orthosis on hemiplegic gait: objective measures and users' opinions. *Clin Rehabil* **15** : 53-58, 2001

282) Wang RY, et al : Effects of an ankle-foot orthosis on balance performance in patients with hemiparesis of different durations. *Clin Rehabil* **19** : 37-44, 2005

283) Sheffler LR, et al : Peroneal nerve stimulation versus an ankle foot orthosis for correction of footdrop in stroke:impact on functional ambulation. *Neurorehabil Neural Repair* **20** : 355-360, 2006

284) 鈴木　誠, 他 : ルール制御理論に基づく座位バランス訓練の有効性. 総合リハ **29** : 837-842, 2001

285) 鈴木　誠, 他 : Pacing障害における着衣動作訓練の有効性—トークンシステムによるアプローチ. 作業療法 **20** : 563-569, 2001

286) 中原裕之 : 報酬の予測と獲得のための強化学習. 分子精神医学 **8** : 307-313, 2008

287) Yagishita S, et al : A critical time window for dopamine actions on the structural plasticity of dendritic spines. *Science* **345** : 1616-1620, 2014

288) 鈴木　誠, 他 : 重度の認知障害と重度の右片麻痺を呈した対象者に対する日常生活動作訓練の効果. 行動分析学研究 **24** : 2-12, 2009

289) Kwakkel G, et al : Intensity of leg and arm training after primary middle-cerebral-artery stroke: a randomised trial. *Lancet* **354** : 191-196, 1999

290) Kosak MC, et al : Comparison of partial body weight-supported treadmill gait training versus aggressive bracing assisted walking post stroke. *Neurorehabil Neural Repair* **14** : 13-19, 2000

291) Laufer Y, et al : The effect of treadmill training on the ambulation of stroke survivors in the early stages of rehabilitation: a randomized study. *J Rehabil Res Dev* **38** : 69-78, 2001

292) Ada L, et al : A treadmill and overground walking program improves walking in persons residing in the com-

第Ⅲ章 ● 予後予測に基づく総合的アプローチのポイント——効果のある総合的な支援

munity after stroke: a placebocontrolled, randomized trial. *Arch Phys Med Rehabil* **84** : 1486-1491, 2003

293) Barbeau H, et al : Optimal outcomes obtained with body-weight support combined with treadmill training in stroke subjects. *Arch Phys Med Rehabil* **84** : 1458-1465, 2003

294) Eich HJ, et al : Aerobic treadmill plus Bobath walking training improves walking in subacute stroke:a randomized controlled trial. *Clin Rehabil* **18** : 640-651, 2004

295) Mehrholz J, et al : Electromechanical-assisted training for walking after stroke. Cochrane Database Syst Rev CD006185, 2007

296) 杉山尚子, 他 : 行動分析学入門 第2版. 産業図書, 1999, pp116-131

297) Schultz W, et al : A Neural Substrate of Prediction and Reward. *Science* **275** : 1593-1599, 1997

298) 福岡泰子, 他 : 軽症脳梗塞患者の再発予防における自己管理の実態と臨床指標との関連. 広島大学保健学ジャーナル **11** : 1-9, 2012

299) Kono Y, et al : Secondary prevention of new vascular events with lifestyle intervention in patients with noncardioembolic mild ischemic stroke: a single-center randomized controlled trial. *Cerebrovasc Dis* **36** : 88-97, 2013

300) Foley NC, et al : Which reported estimate of the prevalence of malnutrition after stroke is valid? *Stroke* **40** : e66-74, 2009

301) Anderson JW, et al : Carbohydrate and fiber recommendations for individuals with diabetes: a quantitative assessment and meta-analysis of the evidence. *J Am Coll Nutr* **23** : 5-17, 2004

302) Nordmann AJ, et al : Effects of low-carbohydrate vs low-fat diets on weight loss and cardiovascular risk factors: a meta-analysis of randomized controlled trials. *Arch Intern Med* **166** : 285-293, 2006

303) Raal FJ, et al : Effect of moderate dietary protein restriction on the progression of overt diabetic nephropathy: a 6-mo prospective study. *Am J Clin Nutr* **60** : 579-585, 1994

304) Fung TT, et al : Low-carbohydrate diets and all-cause and cause-specific mortality: two cohort studies. *Ann Intern Med* **153** : 289-298, 2010

305) 前田真治 :主な老人性疾患のリハビリテーション. 福井圀彦 (監) : 老人のリハビリテーション 第5版. 医学書院, 1999, pp 14-245

306) Chan J, et al : Water, other fluids, and fatal coronary heart disease: the Adventist Health Study. *Am J Epidemiol* **155** : 827-833, 2002

307) 三原千惠 : 脳卒中後の嚥下リハビリテーションの栄養管理. 静脈経腸栄養 **26** : 1371-1378, 2011

308) Cano NJ, et al : ESPEN. ESPEN Guidelines on Parenteral Nutrition: adult renal failure. *Clin Nutr* **28** : 401-414, 2009

309) 日本腎臓学会 (編著) : エビデンスに基づくCKD診療ガイドライン2013. 東京医学社, 2013, pp3-5

310) 三木誓雄, 他 : 腎疾患における栄養サポート. 静脈経腸栄養 **28** : 739-764, 2013

311) 日本循環器学会等合同研究班 : 慢性心不全治療ガイドライン (2010年改訂版). (http://www.j-circ.or.jp/guideline/pdf/JCS2010_matsuzaki_h.pdf) 2019年1月7日閲覧

312) 武市尚也, 他 : 第Ⅱ章 循環器疾患. 聖マリアンナ医科大学リハビリテーション部 (編) : 疾患別リハビリテーションリスク管理マニュアル. ヒューマン・プレス, 2018, pp100-231

313) 日本糖尿病学会 : 科学的根拠に基づく糖尿病診療ガイドライン2013. (http://www.jds.or.jp/modules/publication/?content_id=4) 2019年1月7日閲覧

314) 今井佐恵子, 他 : 食品の摂取順序を重視した糖尿病栄養指導の血糖コントロール改善効果. 糖尿病 **55** : 1-5, 2012

315) Bornet FR, et al : Glycaemic response to foods: impact on satiety and long-term weight regulation. *Appetite* **49** : 535-553, 2007

316) 吉田俊秀 : 肥満診療の秘訣テーラーメイド栄養—指導とストレスマネージメント. *Adiposcience* **2** : 198-199, 2005

317) United Kingdom Prospective Diabetes study (UKPDS) Group : UK Prospective Diabetes Study 7: response of fasting plasma glucose to diet therapy in newly presenting type Ⅱ diabetic patients, UKPDS Group. *Metabolism* **39** : 905-912, 1990

318) 浅田恵子 : 褥瘡発生予防ケア. 昭和学会誌 **74** : 115-119, 2014

319) 田中芳明, 他 : 褥瘡. 静脈経腸栄養 **27** : 703-710, 2012

320) テクノエイド協会 : 高齢者のための車いすフィッティングマニュアル. (http://www.techno-aids.or.jp/research/vol18.pdf) 2019年1月7日閲覧

321) 野村 歓 : 高齢者・障害者の住まいの改造とくふう. 保健同人社, 1996, pp 56-168

322) Hesse S, et al : Non-velocity-related effects of a rigid double-stopped ankle-foot orthosis on gait and lower limb muscle activity of hemiparetic subjects with an equinovarus deformity. *Stroke* **30** : 1855-1861, 1999

323) Portney LG, et al : Foundation of clinical research 3rd editions. Prentice Hall Health, Upper Saddle River, 2000, p 819

# 索 引

## A

adenosine triphosphate(ATP) 3
Aid for Decision-making in Occupation Choice(ADOC) 159
anaerobicthreshold(AT) 203
antecedent stimulus 189
apparent diffusion coefficient image (ADC) 72
arterial sclerosis 8
artery to artery embolism 12
arthrogryposis 61
ascending reticular activation system (ARAS) 16
atherothrombotic infarction 11
automatic nerve 27

## B

Barthel Index 152
basal energy expenditure(BEE) 93
behavioral and psychological symptoms of dementia(BPSD) 159, 219
behavioral repertorie 149
Behavioural Inattention Test(BIT) 142
Berg Balance Scale(BBS) 123
body mass index(BMI) 92
brain hemorrhage 2
brain infarction 2
brain natriuretic peptide(BNP) 88
Brunnstrom Stage 109

## C

Canadian Occupational Performance Measure(COPM) 158
cardioembolic infarction 11
cerebrovascular disease 2
chronic kidney disease 63
Clinical Assessment for Attention (CAT) 143
Communicative Abilities in Daily Living(CADL) 162
consequent stimulus 189
creatinine clearance 70

## D

deep vein thrombosis 61
delirium 47
Dementia Behavior Disturbance Scale (DBDS) 159
differential reinforcement 237
diffusion weighted image(DWI) 72
disuse muscle atrophy 60
dorsal trigeminothelamic tract 30
double vision 26
dysarthria 31

## E

estimated glomerular filtration rate(eGFR) 91
excitatory postsynaptic potential(EPSP) 5

## F

fluid attenuated inversion recovery (FRAIR) 72
Four Square Step Test(FSST) 123
FRT 123
FSST 124

索 引

Fugl-Meyer Assessment 109
Functional Independence Measure
(FIM) 152
Functional Reach Test(FRT) 123

## G

Glasgow Coma Scale(GCS) 96
glomerular filtration rate(GFR) 68

## H

hand held dynamometer(HHD) 110
hematoma 8
hemianopia 24
hemorrhage 3
high density area 71
high density lipoprotein(HDL) 65

## I

Instrumental Activities of Daily Living
(IADL) Scale 156
ischemia 3

## L

lacunar infarction 11
lateral corticospinaltract 22
long-term potentiation(LTP) 180
loss of body weight(%LBW) 93
low density area 71
low density lipoprotein(LDL) 63

## M

manual muscle testing(MMT) 120
Mini-Mental State Examination 139
Modified Ashworth Scale 120
Modified NIH Stroke Scale 109

Modified Rankin Scale 152

## N

negative predictive value 185
negative reinforcement 189

## P

partial pressure arterial oxygen(PaO$_2$)
87
peak $\dot{V}O_2$ 130
percutaneous oxygen saturation(SaO$_2$)
87
Performance Oriented Mobility Assess-
ment(POMA) 123
plasma glucose 90
positive predictive value 185
positive reinforcement 189
primary motor area 74

## R

Rating Scale of Attentional Behavior
(RSAB) 143
renin-angiotensin-aldosterone system
(RAAS) 70
Repetitive Saliva Swallowing Test
(RSST) 136
respondent conditioning 247
Rivermead Behavioural Memory Test
(RBMT) 141

## S

Scale for the Assessment and Rating of
Ataxia(SARA) 123
Scandinavian Stroke Scale 110
self-management behavior 252
Self-Rating Depression Scale(SDS) 144

286

shaping 237
St. Thomas's Risk Assessment Tools in Failing Elderly Inpatients(STRATIFY) 156
Standard Processing Test of Action (SPTA) 142
stretch reflex 19
Stroke Impairment Assessment Set 109
subarachnoid hemorrhage 2
synamic streching 199

task-oriented approach 210
three-term contingency 232
Timed Up and Go Test(TUG) 123
total energy expenditure(TEE) 93
transcranial direct current stimulation (tDCS) 213
transcranial magnetic stimulation (TMS) 212
transfer package 211

■ V

vascular dementia 50
vascular parkinsonism 50
ventral crticospinal tract 20
ventral trigeminothelamic tract 30
videoendoscopic evaluation of swallowing(VE) 136
videofluoroscopic examination of swallowing(VF) 136
Visual Perception Test for Agnosia (VPTA) 143

■ W

watershed infarction 14

Wecheler Memory Scale-Reviced (WMSR) 141

■ あ

アイパッチ 223
アデノシン三リン酸 3
アテローム血栓性梗塞 11

■ い

息こらえ嚥下法 219
意識障害 16, 82, 104
一次運動野 74
一次体性感覚野 75
陰性適中率 185
咽頭電気刺激 216

■ う

ウェクスラー記憶検査 141
うつ性自己評価尺度 144
運動失調 47, 82, 123
運動耐容能 129
運動麻痺 16, 74, 81, 82, 109

■ え

エアーマットレス 256
栄養指導 254
嚥下造影検査 136

■ お

オペラント行動 232
温痛覚 21, 75, 80, 122

■ か

回想法 219

外側脊髄視床路　22
回避行動　246, 248
拡散係数像　72
課題指向型訓練　210
滑車神経　28
カナダ作業遂行測定　158
感覚障害　81
眼球運動障害　81
眼球共同偏倚　44
間欠強化スケジュール　251
眼瞼下垂　26, 81
間接嚥下訓練　215
関節拘縮　61, 62
観念運動失行　45, 75, 142
観念失行　46, 75, 142
顔面神経　30

## き

記憶訓練　221
記憶障害　39, 81, 140
偽性球麻痺　34, 37
基礎エネルギー消費量　93
企図振戦　55
機能訓練　178, 188
機能的自立度評価法　152
逆行連鎖法　244
嗅神経　23
球麻痺　34, 37
強化刺激　236
強化スケジュール　251
起立性低血圧　106

## く

くも膜下出血　2, 57
クレアチニン・クリアランス　70, 91

## け

痙縮　18
経頭蓋磁気刺激　212
経頭蓋直流電流刺激　213
経皮的電気刺激　212
経皮的動脈血酸素飽和度　107
血管拡張反応　85
血管原性塞栓　12
血管性認知症　50, 139
血管性パーキンソニズム　50, 80
嫌気性代謝閾値　203
言語訓練　220
言語プロンプト　234

## こ

構音障害　31, 37, 81, 82
交感神経系　27
交感神経刺激症状　90
高血圧性腎症　64
高血圧性網膜症　64
高血糖　66
交互嚥下　218
行動異常および心理症状　159
行動性無視検査　142
行動内在的強化刺激　245
行動レパートリー　149, 178, 233
行動連鎖　233
行動練習　179, 227
高比重リポタンパク　65
興奮性シナプス後電位　5

## さ

最高酸素摂取量　130
最大酸素摂取量　129
嗄声　37
三項随伴性　232
酸素摂取量　86

索 引

## し

CI療法　206
シェイピング　237
自覚症状　104
視覚性失認　46, 75
視覚走査訓練　223
視覚的消去現象　141
視覚的プロンプト　234
時間遅延（time delay）法　235
糸球体流過量　68
脂質異常症　65
失語　40, 79, 139
実用コミュニケーション能力検査　162
自動調節能　84
シャキア体操　215
出血性脳梗塞　72
上行性網様体賦活系　16
小脳出血　55
睫毛徴候　31, 135
触圧覚　20, 75, 80, 82, 122
褥瘡　61, 62, 255
自律神経　27
心原性脳塞栓症　11, 40
身体的ガイダンス　234
伸張性収縮　110
伸張反射　19
心拍数　86, 107
深部覚　20, 80, 82, 122
深部覚障害　75
深部静脈血栓症　61, 62
心不全　88, 104
心房細動　43, 67

## す

推算糸球体濾過量　91
水頭症　59
水抑制像　72
ストローピペット法　218

## せ

静的ストレッチング　199
生得性強化刺激　238
舌咽神経　33
舌下神経　37
舌偏倚　37
セルフマネジメント行動　252
全エネルギー消費量　93
前脊髄視床路　20
穿通枝動脈　50
前庭動眼反射　80

## そ

総課題提示法　244
操作交代デザイン　272
側副血行路　14

## た

体格指数　92
対光反射　27, 81
体重減少率　93
体循環　41
多層ベースラインデザイン　273
脱水　87, 94, 105
短縮性収縮　110
タンデム歩行　123, 126

## ち

注意障害　143
中央分割法　274
聴覚障害　33
長期増強　180
直接嚥下訓練　216

索 引

## て

低栄養　91
低血糖　90, 105
低比重リポタンパク　63
定比率強化スケジュール　251

## と

動眼神経　24
等尺性収縮　110
動静脈血酸素較差　86
等張力性収縮　110
頭頂連合野　75
動的ストレッチング　199
動脈血酸素含有量　87
動脈血中酸素分圧　87
動脈血中酸素飽和度　87
動脈硬化　8, 63
同名半盲　24, 80
徒手筋力検査　110, 120
トランスファーパッケージ　211
トランスファーボード　260

## の

脳虚血症状　85, 104
脳出血　2, 52
脳神経　22, 131
脳性ナトリウム利尿ペプチド　88
脳卒中うつスケール　144
脳底動脈先端症候群　47
脳動脈奇形　52
脳動脈瘤　53

## は

パーキンソン症候群　50
肺循環　41
背側三叉神経視床路　30

## 排尿障害　56

排尿障害　56
廃用性筋萎縮　60, 61
発動性障害　47
バランストレーニング　198
半側空間無視　38, 75
反復嚥下　218
反復唾液嚥下テスト　136

## ひ

被殻出血　54
皮質延髄路　25
皮質脊髄路　16
ビデオ内視鏡検査　136
標準高次視知覚検査　143
標準高次動作性検査　142
標準失語症検査　139
標準注意検査法　143
貧血　87, 91
頻脈　87, 91

## ふ

フェイディング（fading）法　235
副交感神経系　27
複視　26
副神経　37
腹側三叉神経視床路　30
プリズム順応法　223
プロンプト　234
分化強化　232, 237
分時心拍出量　86
分水界梗塞　14

## へ

平均血圧　84
平衡覚障害　81
平衡感覚　33
ペナンブラ　85

ヘモグロビン濃度　87
ベル現象　31, 135
変化率強化スケジュール　251
片脚立位時間　123, 126

## み

味覚障害　31
水飲み検査　136
ミラーセラピー　213

## む

無酸素運動　202
無条件反応　247

## め

迷走神経　36
メンタルプラクティス　223
メンデルゾーン手技　215

## も

目標指向型運動　206
モデリング　234

## よ

陽性適中率　185
予測報酬誤差　238

## り

リバーミード行動記憶検査　141

## れ

レジスタンストレーニング　192
レスポンデント条件づけ　247
レニン・アンジオテンシン・アルドステ
　ロン系　70
連続強化スケジュール　251

## ろ

ロボットアシスト訓練　213
ロンベルク徴候　136

## わ

ワレンベルグ症候群　47

## 脳卒中の教科書〜やさしく理解できるリハビリテーション

発　行　2019 年 9 月 2 日　第 1 版第 1 刷 ©
著　者　鈴木　誠
発行者　濱田亮宏
発行所　株式会社ヒューマン・プレス
　　　　〒 244-0805　横浜市戸塚区川上町 167-1
　　　　TEL 045-410-8792　FAX 045-410-8793
　　　　https://www.human-press.jp/
装　丁　宗利淳一
印刷所　株式会社双文社印刷

本書の無断複写・複製・転載は，著作権・出版権の侵害となることが
ありますのでご注意ください.

ISBN 978-4-908933-23-3　C 3047

JCOPY ＜出版者著作権管理機構　委託出版物＞

本書の無断複製は著作権法上での例外を除き禁じられています.
複写される場合は，そのつど事前に，出版者著作権管理機構
（電話 03-5244-5088，FAX 03-5244-5089，e-mail：info@jcopy.
or.jp）の許諾を得てください.